Integrative Modelle in Psychotherapie, Supervision und Beratung

Reihe herausgegeben von

Hilarion G. Petzold, EAG – FPI, Hückeswagen, Nordrhein-Westfalen, Deutschland

Ute Antonia Lammel, Abteilung Aachen, KatHO NRW, Aachen, Nordrhein-Westfalen, Deutschland

Anton Leitner, Fakultät für Gesundheit und Medizin, Donau-Universität Krems, Krems, Österreich

Sylvie Petitjean, Ewachsenenpsychiatrie, Universitärische Psychiatrischen Klinike, Basel, Schweiz

Psychotherapie, Beratung und Supervision sind Formen moderner, „biopsychosozialer“ Hilfeleistung, aber auch ressourcen- und potentialorientierter Entwicklungsförderung in komplexen und oft risikoreichen Lebenswelten. Letztere erfordern heute interdisziplinäre Ansätze und integrative Modelle, die Schuldenken überschreiten und neues Wissen in das Feld der Praxis transportieren. Die rasanten Fortschritte in der Psychologie und den klinischen Sozial- und Neurowissenschaften zeigen, dass der Polylog – der Austausch zwischen den Disziplinen und zwischen Praktikern, Th eoretikern, Forschern und Klienten bzw. Patienten – gefördert werden muss. Nur so wird eff ektive, nachhaltige und menschengerechte Hilfe und eine exzellente Professionalität möglich. Die Reihe sieht sich diesen Zielsetzungen und dem „neuen Integrationsparadigma“ in Psychotherapie, Beratung und Supervision verpfl ichtet. Herausgegeben von Prof. Dr. mult. Hilarion G. Petzold, Europäische Akademie for biopsychosoziale Gesundheit, Hückeswagen, Deutschland. Prof. Dr. Antonia Lammel, Katholische FH NRW, Aachen, Deutschland. Prof. Dr. Anton Leitner, Donau-Universität Krems, Krems, Österreich Dr. phil. Sylvie Petitjean Universitäre Psychiatrische Kliniken Basel, Basel, Schweiz.

Brigitte Schigl

Psychotherapie von Essstörungen

Ein gendersensibles, integratives Behandlungsmodell

Springer

Brigitte Schigl
Karl Landsteiner Privatuniversität für
Gesundheitswissenschaften,

Universität für Weiterbildung Krems (URK),
Krems, Österreich

ISSN 2626-1340 ISSN 2626-1359 (electronic)
Integrative Modelle in Psychotherapie, Supervision und Beratung
ISBN 978-3-658-45305-3 ISBN 978-3-658-45306-0 (eBook)
https://doi.org/10.1007/978-3-658-45306-0

Die Deutsche Nationalbibliothek verzeichnet diese Publikation in der Deutschen Nationalbibliografie; detaillierte bibliografische Daten sind im Internet über https://portal.dnb.de abrufbar.

Planung/Lektorat: Eva Brechtel-Wahl
Springer ist ein Imprint der eingetragenen Gesellschaft Springer Fachmedien Wiesbaden GmbH und ist ein Teil von Springer Nature.
Die Anschrift der Gesellschaft ist: Abraham-Lincoln-Str. 46, 65189 Wiesbaden, Germany

Geleitwort von Verena Vogelbach-Woerner

Mit großem Interesse und Freude habe ich das neue Buch meiner langjährigen Kollegin gelesen. Gerne nahm ich ihre Bitte, das Geleitwort zu diesem Buch zu schreiben, an.

Als langjährige Leiterin des Frankfurter Zentrums für Essstörungen (neben Barbara Krebs) konnte ich viele Erfahrungen in der Behandlung essgestörter Frauen und Mädchen sammeln. In 30 Jahren Fortbildung zum Thema Essstörung verfolgte ich die gesellschaftliche und theoretische Entwicklung der Thematik.

Aus diesem Grund empfehle ich dieses komplexe Lehrbuch vor allem angehenden Psychotherapeut*innen. Es geht in diesem Lehrbuch in erster Linie um eine Haltung der Therapeutinnen und Therapeuten zur (essgestörten) Patientin und erst in zweiter Hinsicht um die Vermittlung von Theorie.

Vor die Methodik der psychotherapeutischen Behandlung der essgestörten Patient*innen setzt die Autorin die Analyse der gesellschaftlichen Verhältnisse. Humanistisch-existentielle und systemische Ideen sind der Hintergrund der dargestellten feministischen Grundannahmen, die in der Behandlung und Theorie von Essstörungen mit der Stellung der Frau in der konsumorientierten, kapitalistischen Gesellschaft aufs Engste verbunden sind.

Dieser Ansatz unterscheidet sich von den derzeit gelehrten Ansätzen, die eher individuumzentriert sind und auf einer intrapsychischen Pathogenese gründen. Neoliberale Ansprüche an eine Selbstoptimierung des Körpers, der Ernährung, der Gestaltung der Person werden in diesem Ansatz kritisch hinterfragt.

Ins Zentrum der Theorie der Essstörungen, ihrer Genese, Erscheinungen und Behandlung stellt die Autorin psychoanalytische und feministische Ansätze der „ersten“ Generation der Frauenbewegung wie Susie Orbach, Nancy Chodorow,

Jessica Benjamin und andere. Diese sahen in den 80er-Jahren des letzten Jahrhunderts in der Essstörung einen Aufschrei von Frauen und Betroffenen gegen die Reduzierung von Frauen auf ihre Körper. Essstörungen wurden als Strategien zur Erlangung von Selbstidentität gesehen.

In den letzten 40 Jahren der Theorie und Behandlung von Essstörungen haben sich viele neue Ansätze und Veränderungen aufgetan. Moderne gendersensible und genderkompetente Analysen der Stellung von Frauen, Krankheit und Diagnosen haben sich in Wissenschaft und Ausbildung etabliert und werden in diesem Buch eingehend erläutert.

Es ist das Verdienst von Dr.^{in} Schigl, diese Entwicklungen nachzuzeichnen und die Leser*in/Psychotherapeut*innen für ein komplexes Verständnis der Essstörungen zu sensibilisieren.

Zentral scheint mir hier der nichthierarchische Ansatz der gendersensiblen Psychotherapie. Der Blick von kompetenten Fachfrauen auf die Essstörung ist wertschätzend und nicht wertend. Es wird eine wahrnehmende Haltung gegenüber den Problemen der Patientin praktiziert. Die Therapeutin, Supervisorin, Lehrerin sieht sich als Teil derselben gesellschaftlichen Verhältnisse, in der das Problem Essstörung auftritt.

Dieser solidarische und gendersensible Ansatz scheint mir heute kaum noch gelehrt zu werden.

Sowohl im theoretischen als auch später im praktischen Teil, in dem die Betroffenen selbst zu Wort kommen, hört man in diesem Buch die großen Frauen der Essstörungstherapie und -theorie der Anfangszeit förmlich sprechen.

Susie Orbach sagte: „Eating disorder is a feminist issue“, und Nancy Chodorow beschreibt in „Das Erbe der Mütter“ Frauen, die selbst von Essstörungen und einem fremdbestimmten Körperbild betroffen sind. Sie geben das verunsicherte oder beschädigte Selbstbild, Körperbild und Essverhalten an ihre Kinder weiter.

Heute sind wir noch weit durchdringenderen und universelleren Fremdbestimmungen durch die Sozialen Medien und die Machbarkeit der Medizintechnik und Pharmakologie ausgesetzt. In dem vorliegenden Werk gelingt es Dr.^{in} Schigl, durch die Aufarbeitung der komplexen Theorie zur Sozialisation des weiblichen Körpers einen aktuellen Bezug herzustellen. Anschaulich sind die praktischen Beispiele aus dem reichhaltigen therapeutischen Erfahrungsschatz der Autorin zur Essstörung und die praktischen Anleitungen für Psychotherapeut*innen für die Arbeit im Einzel-, aber auch Gruppensetting, für die Arbeit mit Angehörigen und anderen Einrichtungen in der Behandlung von Essgestörten. Dies gelingt ihr auf eindrückliche und spannende Art und Weise.

Für die Arbeit der Zusammenfassung der 40-jährigen Theoriebildung und die Schilderung der langen Erfahrung der Autorin in der Behandlung von Essstörungen sei ihr hier großer Dank ausgesprochen.

Gelnhausen
4.2.2024

Dr.in Verena Vogelbach-Woerner

Vorwort: Aufbau und Zielrichtung des Buchs

Dieses Buch entspringt dem Verfahren der Integrativen Therapie[1] und ist nach dem Ordnungssystem des dort maßgeblichen Tree of Science aufgebaut (Petzold 2007/2018). Es ist nicht nur für Integrative Psychotherapeut*innen gedacht, sondern kann allen Therapeut*innen und Berater*innen, die mit von Essstörungen Betroffenen arbeiten, hilfreich sein.

Die Ordnung nach dem Tree of Science bedeutet, dass die Wissensbestände, die hier vermittelt werden sollen, nach ihrer Allgemeingültigkeit und Breite dargestellt werden; beginnend mit den Large Range Theories, werden hier die Grundlagen des Menschenbildes vorgestellt, nach denen die ambulante Psychotherapie mit Menschen mit Essstörungen in einem integrativen gendersensiblen Modell abläuft. Hier geht es um die Grundannahmen, auf denen psychotherapeutische Arbeit aufbaut.

Auf der zweiten Ebene, den Middle Range Theories, finden wir Theorien mittlerer Reichweite, die für das Verständnis von Patient*innen mit Essstörungen wichtig sind, wie Aspekte weiblicher Entwicklung, eine gendersensible Analyse der gesellschaftlichen Bedingungen von Frauenleben sowie die Themen Nahrung und Essen bzw. Körper und Schönheitsideal(e).

Im Bereich der Small Range Theories geht es explizit um Essstörungen (alles bisher Gesagte ist zwar zum Verständnis wichtig, gilt aber gleichermaßen für Menschen, die nicht von Essstörungen betroffen sind). Hier werden wir einen

[1] Einen recht umfassenden Einblick in die Integrative Therapie gewährt der Artikel „Integrative Therapie kompakt“ https://www.fpi-publikation.de/polyloge/01-2011-petzold-h-g-upd-2011e-integrative-therapie-kompakt-2011-definitionen-und-kondensate/ (Petzold 2011).

Blick auf die Entwicklung dieser Diagnosen werfen, auf Gemeinsamkeiten aller Untergruppen von Essstörungen und eine gendersensible, frauenspezifische Sicht herausarbeiten, bevor es konkret zur Beschreibung der einzelnen Subkategorien von Essstörungen (hier noch nach der ICD-10[2] geordnet) kommt. Der Schwerpunkt liegt dabei nicht auf den diagnostischen Kriterien alleine, sondern auf den Dynamiken, die die jeweilige Störung kennzeichnen. Auch diese werden wieder mit Blick auf die Herausforderungen beschrieben, denen Frauen in Gesellschaften begegnen, in denen Essstörungen verbreitet sind. Da dieses Buch einen Schwerpunkt auf eine gendersensible Perspektive legt und den Zusammenhang zwischen Frausein und Essstörung in den Blick nimmt, ist hier ein Abschnitt speziell Männern und Essstörungen gewidmet, die sonst im Buch nicht im Zentrum stehen.

Schließlich, und das ist der umfangreichste Teil, geht es auf der Ebene der Praxeologien um konkrete psychotherapeutische Interventionen für die Behandlung von Essstörungen, geordnet nach den jeweiligen Störungsbildern und mit einer Überschau von Techniken aus der Integrativen Therapie, die sich für Interventionen im Prozess bewährt haben. Ein Kapitel widmet sich der Behandlung von jungen Mädchen, das meine Kollegin Sonja Pasch verfasst hat. Ein weiteres gibt Erfahrungen mit der Gruppentherapie von (erwachsenen) Frauen mit Essstörungen oder der Arbeit mit Angehörigen von Essstörungs-Betroffenen wieder. Schließlich werden die Schwierigkeiten, denen Therapeut*innen in der Behandlung von Essstörungen gegenüberstehen, aufgezeigt und Lösungswege angedacht.

Drei Textstellen haben ehemalige Patientinnen eingebracht, denen ich hiermit herzlich dafür danke. Alle haben ihre Psychotherapie seit Jahren abgeschlossen und steuern aus ihrer Innen-Perspektive zum Verständnis von Essstörungen bei.

Jedes Kapitel funktioniert im Grund genommen für sich. Es kann daher sein, dass Inhalte mehrfach bzw. aus verschiedenen Perspektiven betrachtet werden und sich dabei wiederholen. Man möge mir das nachsehen und vielleicht ist es auch nützlich für den Gedankenfluss und die Verankerung des Gesagten. Jedenfalls gibt es in den Kapiteln immer wieder Hinweise auf andere Abschnitte, die zum Verständnis des Gesagten auch nützlich sind oder auf denen aufgebaut wird.

---

[2] Der ICD-Code ist ein von der WHO akkreditiertes weltweites System, mit dem medizinische Diagnosen einheitlich benannt werden. ICD ist die Abkürzung für International Statistical Classification of Diseases and Related Health Problems. Im Januar 2022 ist die neue Version, die ICD- 11, herausgekommen. Diese liegt zurzeit nur in Englisch vor und für die Einführung in deutschsprachigen Ländern ist eine längere Übergangsfrist (mind. 5–7 Jahre) vorgesehen. Siehe Abschn. 3.10.

In diesem Buch verdichten sich meine Erfahrungen von 30 Jahren ambulanter Psychotherapie mit vielen unterschiedlichen Frauen (und wenigen Männern) mit Essstörungen. Ich hoffe, dass diese für die Leser*innen nützlich sind.

Wien
im Feber 2024

Brigitte Schigl

Zur Schreibweise. *Um der Vielfalt möglicher Gender gerecht zu werden, verwende ich in der Regel die Bezeichnung Patient*innen – wobei immer zu bedenken ist, dass die Mehrzahl der Betroffenen weiblich sind.*

Danksagung

Mein Dank gilt all meinen Patient*innen, die mir geholfen haben, sie zu verstehen.

Inhaltsverzeichnis

Tabellenverzeichnis

1 Large Range Theories zum Verständnis des Menschen

In diesem Abschnitt sollen die Grundannahmen zum Menschen, aus denen die später erläuterten psychotherapeutischen Interventionen der Integrativen Therapie erwachsen, dargelegt werden[1].

Integrative Therapie ist ein Psychotherapieverfahren aus der Reihe der Integrativen Ansätze[2] die von Hilarion Petzold, Ilse Orth und Johanna Sieper entwickelt wurden. Die Wurzeln dieser Therapiemethode sind v. a. tiefenpsychologischer Natur in Verbindung mit Integrativer Gestalttherapie und Psychodrama. In Österreich ist Integrative Therapie eines der vom Bundesministerium für Gesundheit akkreditierten psychotherapeutischen Behandlungsverfahren und wird dem humanistischen Cluster zugerechnet. Integrative Therapie hat ein hochelaboriertes Wissenschafts- und Methodikverständnis mit einer differenzierten Gesundheits- und Krankheitslehre sowie Theorie der Persönlichkeit (Petzold 1994).

Wir verstehen Menschen als *bio-psycho-soziale Subjekte,* die ökologisch eingebettet sind; das bedeutet, dass sowohl biologische als auch psychologische wie soziale Faktoren und unsere Umwelt unser Menschsein bestimmen.

Wir ruhen in unserer leiblichen Existenz auf einer biologischen Grundlage, ohne die wir nicht in der Welt wären. Dies ist besonders im Zusammenhang mit Essstörungen wichtig zu betonen, da sich Manipulationen beim Essen direkt biologisch, physiologisch, körperlich-leiblich auswirken (was viele Patient*innen nicht zur Kenntnis nehmen wollen).

---

[1] Ausführlich werden diese Konzepte in Petzold (1994) und Leitner & Höfner (2021) vorgestellt. Der Gender betreffende Teil ist in Schigl (2018a) nachzulesen.

[2] Weitere Anwendungen sind Integrative Suchttherapie, Integrative Leib- und Bewegungstherapie, Integrative Supervision, Integrative Biblio- und Poesietherapie etc.

B. Schigl, *Psychotherapie von Essstörungen,* Integrative Modelle in Psychotherapie, Supervision und Beratung,
https://doi.org/10.1007/978-3-658-45306-0_1

Wir sind beseelte Wesen, die Emotionen, Motivationen und Volitionen sowie Kognitionen entwickeln und diese in Handlungen umsetzen. Wir glauben, dass Menschen als biografische Wesen in einer lebenslangen Entwicklung begriffen sind, die Leib, Seele und Geist einschließt.

Und schließlich sind wir soziale Wesen. Die uns umgebenden Gruppen, Netzwerke, *social worlds* und Gesellschaften prägen uns und bestimmen unsere Weltsicht vom ersten Moment unseres In-der-Welt-Seins. Auch diese Perspektive ist für das Verständnis und die Behandlung von Essstörungen von Bedeutung – Essstörungen entwickeln sich nur in bestimmten Gesellschaften: In den hochindustrialisierten Ländern des globalen Nordens sind sie häufig vertreten, in Ländern, in denen die Versorgungssituation mit Nahrung anders ist, finden wir kaum derartige Symptome. Unterschiedliche Essstörungen sind in unterschiedlichen Bevölkerungsgruppen gehäuft – Mädchen und junge Frauen stellen 90–95 % der Betroffenen dar (S3 Leitlinie Essstörungen).

Alle drei Dimensionen, bio-psycho-sozial, sind bei Essstörungen betroffen und müssen bei der Behandlung in den Blick genommen und beachtet werden.

Weiters seien Menschen als *Leibsubjekt* gesehen, was bedeutet, dass wir Leib sind, eine beseelte, biologisch gegründete und in unseren Kontext und unsere historische Zeit eingebettete Entität. Dies spiegelt sich im bio-psycho-sozialen Ansatz wieder und betont mit dem Begriff der *Leiblichkeit* die Untrennbarkeit von seelischen und körperlichen Vorgängen. Auch hierbei sind wir mitten in der Thematik von Essstörungen, die sich um *Leib sein* und *Körper haben,* um die Doppelgesichtigkeit unserer leiblichen Existenz drehen.

Diese unsere Leiblichkeit ist enkulturierte Natur, eine biologiegegründete Vergesellschaftung in einer persönlichen, einmaligen Form. Der Körper des Menschen ist immer ein kulturell überformter, in den sich Werte und Normen der jeweiligen social world eingeschrieben haben. Denn die Natur des Menschen ist seine Kultur. Auch dieser Aspekt ist für das Verständnis von Essstörungen unumgänglich. Kollektive mentale Repräsentationen, einer Gesellschaft eigene Denkmuster und Narrative, spiegeln sich in deren individuellen Ausformungen als subjektive mentale Repräsentationen. „Denn die subjektive Interpretation der eigenen Leiblichkeit als Mann und Frau […] ist von den kultur-, schicht-, ideologiebestimmten Einflüssen unabtrennbar.“ (Petzold 2002/2017, S. 1).

Eine besondere Dimension dieser kulturellen Vermitteltheit stellt Gender dar: Unsere Geschlechtszugehörigkeit, wie sie (zumeist) bei der Geburt festgestellt wird, ist eines der wichtigsten Diversity-Merkmale und bestimmt qua sozialer Einordnung Entwicklungsstränge der/des Einzelnen. Auch wenn durch die Errungenschaften der Frauenbewegung (in vielen Staaten) eine rechtliche Gleichstellung von Frauen und Männern gesetzlich verankert ist, sind Unterschiede in der Lebensplanung, gesundheitlichen Aspekten und Lebenserwartung, der Verteilung von Erwerbs- und Familienarbeit mit allen damit zusammenhängenden Konsequenzen noch immer gegeben. Die Dimension Gender ist als eine menschliche Grundkonstante in die Gesellschaft(en) eingeschrieben und wird als *Struktur* und *Prozess* wirksam (Becker und Kortendiek 2010). Gender als Struktur bedeutet, dass eine Vielzahl unserer Lebensbereiche durch Gender bestimmt bzw. segregiert ist. Vom Spielzeug der Kinder (Barbies versus Baukästen und Monstertrucks) über die Kleidung, die Wahl von Sport- und Freizeitaktivitäten (Ballett oder Jazz Dance versus Motorradfahren) hin zur Berufswahl und der Planung von Elternschaft – für viele Bereiche stellt uns die Gesellschaft für die jeweilige *social world* (den Mikrokosmus unseres Umfelds, unserer Schicht) zu Gender passende Schablonen als haltgebende Strukturen bereit. Diese füllen wir dann mit unserer individuellen Ausgestaltung und reproduzieren Geschlechtlichkeit im Prozess unseres *Doing Gender* (West und Zimmerman 1987) miteinander.

In einer Zusammenführung von Genderforschung und integrativer Therapietheorie definiert sich Gender als ein unmittelbares, d. h. spontanes, permanent ablaufendes, prozesshaftes, leibgegründetes und leibexpressives Narrativ, das sich aus kollektiven und individuellen mentalen Repräsentationen speist.

Somit sind bio-psycho-soziale Perspektiven sowohl in Bezug auf den Menschen generell als auch besonders auf Essstörungs-Problematiken, die immer alle drei Bereiche von bio-psycho-sozial umfassen, anzuwenden.

Zum methodischen und praxeologischen Herangehen in der Integrativen Therapie sei auf die Abschn. 4.2.2 und 4.4.1 verwiesen.

Middle Range Theories zum Hintergrund von Essstörungen

2

Nach diesen allgemeinen Grundlagen des Menschseins, die wir bis in die konkreten Interventionen mit Patient*innen mit Essstörungen wiederfinden (Teil 4), kommen wir zur nächsten Ebene von Theorien, die uns das Verständnis dieser Krankheitsbilder und ihrer Entstehung ermöglichen. Es handelt sich hierbei um Erkenntnisse zu Bedingungen, die für alle (in unserer Kultur) Bedeutung haben, und nicht nur Menschen mit Essstörungen betreffen. Dennoch sind diese Dimensionen wichtig für das Verständnis von Menschen mit Essstörungen und es wird daran klar, wie sehr wir alle von diesen Dynamiken betroffen sind.

Ich lade Sie ein, beim Lesen auch immer wieder innezuhalten und nachzudenken bzw. nachzuspüren, wie es mit der jeweils beschriebenen Thematik in Ihrer Entwicklung, Ihrem Leben war bzw. ist. Denn alle hier angeschnittenen Themen sind für alle Frauen (in unterschiedlichem Ausmaß) wesentlich und berühren somit auch unsere eigene private Person, in unserem Verhältnis zu Essen und Nahrung, unserer Entwicklung und ihren Herausforderungen.

2.1 Bedeutung von Nahrung und Essen[1]

Damit Essstörungen überhaupt entstehen können, bedarf es einiger gesellschaftlicher Bedingungen. Eine davon ist ein gewisser Überfluss an Nahrung: In Ländern, in denen Nahrung knapp und kostbar ist, kommt es zu keinen Essstörungen,

[1] Unter „Nahrung“ verstehe ich hier biologisch bestimmte Gruppen oder Bestandteile von „Nahrungsmitteln“, wie etwa Eiweiße, Kohlehydrate, Ballaststoffe, Vitamine etc. Sie ist der Gegenstand, mit dem sich die Ernährungslehre beschäftigt. Davon unterscheidet sich

B. Schigl, *Psychotherapie von Essstörungen,* Integrative Modelle in Psychotherapie, Supervision und Beratung,
https://doi.org/10.1007/978-3-658-45306-0_2

in hochindustrialisierten Ländern hingegen schon. Die Überflussgesellschaften der Länder des globalen Nordens stellen rund um die Uhr relativ billige, hochkalorische Nahrungsmittel zur Verfügung, die für jede*n relativ leicht erreich- und konsumierbar sind.

Seit dem Ende des Zweiten Weltkriegs und den darauffolgenden Wohlstandsjahren ab 1960 haben sich Nahrungsmittel, unsere Beziehung zu Essen und unser Umgang damit gewandelt:

- Es gibt generell ein viel größeres Angebot und eine reiche Auswahl an Nahrungsmitteln.
- Viele, früher sehr exklusive und teure Nahrungsmittel (z. B. Lachs, exotische Früchte, Öle ...) sind durch industrialisierte Herstellung und Globalisierung alltäglich und für (fast) alle bezahlbar geworden.
- Viele Nahrungsmittel sind denaturiert: Sie werden in hochspezialisierten Prozessen haltbarer und wohlschmeckender gemacht und enthalten Zusätze.
- Es gibt viele sog. Convenience-Produkte, die leicht und schnell zubereitet (warm gemacht) werden können und die Küchenarbeit auf ein Minimum reduzieren; oder sog. Snacks, die gleich, schnell und überall verzehrt werden können.
- Nahrungsmittel sind überall leicht verfügbar. Die Öffnungszeiten von Supermärken werden länger, viele Tankstellen haben Shops, in denen man sich auch nachts oder am Sonntag mit Lebensmitteln eindecken kann.
- Kochsendungen, Kochtipps und Kochvideos sind überaus häufig konsumierte Inhalte im Internet, sog. Food-Blogger lassen uns an ihren Koch- und Essgewohnheiten detailreich teilhaben.
- Die Verunsicherung, welche Art von Essen und Nahrungsmitteln denn jetzt wirklich gesund und bekömmlich sind, nimmt zu – viele, einander oft widersprechende Ernährungsempfehlungen werden – manchmal sehr offensiv – vermittelt.

„Essen“ als psychologisch besetzte Nahrung. Als Verb gebraucht, ist es etwas anderes als Nahrungsaufnahme und Sich-Ernähren – hier schwingen Gefühle und Überzeugungen, Lust und Verbot mit. Auch dieser Unterschied ist für das Verständnis von Essstörungen bedeutsam. Essstörungen sind keine Ernährungsstörungen!

Während in den letzten Jahrtausenden Essen erst aufwendig zubereitet werden musste, ist es heute sehr einfach, innerhalb von wenigen Minuten eine Mahlzeit konsumieren zu können. Viele Rituale des gemeinsamen Essens sind in den Hintergrund getreten bzw. werden nur mehr am Wochenende praktiziert. Man isst oft schnell und zwischendurch, was gerade erreichbar ist. Doch dazu gibt es auch eine Gegenbewegung: Essen, sich gesund ernähren bzw. die Auswahl der konsumierten Nahrungsmittel sind wichtige Themen über viele social worlds hinweg. Auch wenn sie sie nicht befolgen, beschäftigen sich viele Menschen mit Ernährungsfragen.

Essen gehört einerseits zu unseren täglichen Verrichtungen. Wie wir essen, was wir essen, mit wem wir essen, drückt jedoch auch ein Lebensgefühl aus und ist zugleich Teil davon. Menschen verschiedener Kulturen und social worlds essen verschieden und Verschiedenes. Der Wert, der dem Essen beigemessen wird, ist in unterschiedlichen Kulturen und in unterschiedlichen soziokulturellen Milieus verschieden (Engel und Scholz 2008). Die Bandbereite ist dabei sehr groß: von einer schnell gekauften und ebenso schnell konsumierten Tiefkühlpizza aus der Mikrowelle bis zu einem aufwändig zubereiteten, zelebrierten Mahl mit mehreren Gängen, die in sorgfältiger Suche nach dem besten Bio-Fleisch oder naturbelassensten Gemüse eingekauft wurden.

Immer mehr Menschen beschäftigen sich intensiv mit dem Thema Essen, jenseits der Frage „Wie mache ich meine Familie möglichst einfach und kostengünstig satt?“. Sogenannte „Food-Hunter“ ziehen aus, um rare Spezialitäten aufzuspüren, es gibt „Food-Porn“ als Foto-Studien von exquisit zubereiteten, oft opulenten Mahlzeiten und schließlich Essen als Bekenntnis und Statement: vegetarisch, vegan, flexitarisch, Keto- oder Paleo-Ernährung, gluten- oder/und laktosefrei, eiweißdominiert, biodynamisch oder zumindest biologisch produzierte Nahrung, sog. „Superfoods“ meist exotischer Herkunft mit angeblichen besonderen gesundheitlichen Benefits heißen die neuen Glaubensbekenntnisse. Neben den Diäten, um Gewicht zu verlieren, gibt es einen unüberschaubaren Markt an (sich zum Teil diametral widersprechenden) Versprechungen, die bestimmte Ernährungsweisen oder Nahrungsmittel einlösen sollen: „Sag mir was Du isst, und ich sage Dir, wer Du bist!“ Die Art, wie und was wir essen, hat für viele eine ideologische Bedeutung angenommen und ist Teil der Identität, der persönlichen Einmaligkeit und des Lebenssinns geworden (Nutrition Hub 2022).

Zugleich steigt die Unsicherheit in Bezug auf Essen und Nahrung bei weiten Teilen der Bevölkerung: Probleme rund um Nahrungsmittel (Bestrahlung von Lebensmitteln zur Haltbarmachung, gentechnisch veränderte Produkte, hormonelle Rückstände im Fleisch und Zuchtfisch etc.) lassen uns wachsamer werden, was Nahrungsmittel betrifft. Auch die Vielzahl der auf dem Markt befindlichen Diäten und Ernährungsprogramme tragen zur Verunsicherung bei, wonach man sich denn jetzt beim Essen richten sollte. Viele Menschen versuchen ihre Nahrung auch nach politischen/ethischen Gesichtspunkten auszurichten, etwa durch Bevorzugung regionaler, saisonaler Lebensmittel oder dem Verzicht auf Fleisch. Eine Zunahme an Unverträglichkeiten und Allergien auf bestimmte Inhaltsstoffe wird verzeichnet, allerdings sind viele Menschen auch ohne medizinische Abklärung der Überzeugung, bestimmte Stoffe (Lactose, Gluten etc.) nicht zu vertragen, und verzichten darauf. Dies wird umso leichter, als der Markt eine Vielzahl von Produkten generiert hat, die frei von diesen Inhaltsstoffen sind und offensiv beworben werden. Essen ist zu einer Ideologiefrage geworden, vieles gibt es zu beachten, will man sich „richtig" ernähren (Nutrition Hub 2022; Wember und Rückert-John 2022).

Gesellschaftlich gesehen ist Essen ein Teil jeder Feier, vom Taufmahl bis zum Leichenschmaus. Alle wichtigen Übergänge im Leben, die mit Festen begangen werden, enthalten eine gemeinsame Mahlzeit. In allen Kulturen werden Feiern auch immer mit Essen und oft dem Verzehr bestimmter Nahrungsmittel begangen. Wir kennen typische Gerichte für verschiedene religiöse Feste, wie Ostern, Weihnachten, Jom Kippur, Rosch Haschana, Eid ul-Adha, Ramadan etc. Der christliche Gottesdienst ist als Feier der Eucharistie einem Mahl nachempfunden, Christen verzehren symbolisch den Leib Christi, um sich mit ihm zu vereinigen. Essen und Sozietät, Essen und individuelle Entwicklung sind zutiefst miteinander verbunden: „Kulturgeschichte ohne Essen und Trinken ist daher genauso wenig denkbar wie der Mensch ohne Essen und Trinken." (Nipperdey und Reinholdt 2016, S. 13)

Wir sehen: Essen ist mehr als Nahrungsaufnahme und mehr als ein Mittel, sich fit und gesund zu erhalten: Essen ist stets mit Gefühlen verknüpft. Schon entwicklungspsychologisch koppeln sich Lust und Nahrungsaufnahme, Sattsein beruhigt – nicht umsonst heißt es im Deutschen, ein Kind zu „stillen". Wir verbinden mit Essen glückliche, manchmal auch (v. a. Menschen mit Essstörungen) furchtbare Momente. Essen passiert oft in Gesellschaft und die Atmosphäre dieser prägt die Erinnerung an gelungene Mahlzeiten oder verkrampfte Zusammenkünfte.

Zugleich ist Essen in den letzten 80 Jahren etwas geworden, vor dem man sich in Acht nehmen muss. Es gilt ja, einen schlanken, gesunden Körper zu erhalten, der mit Konsum von zu viel bzw. dem „falschen" Essen nicht kompatibel ist. Nicht zufällig sagen viele Menschen, wenn sie zu viel von etwas gegessen haben, „ich habe gesündigt" (Abschn. 2.4 und 3.3).

Essen ist etwa:

- Belohnung nach einem anstrengenden Arbeitstag
- Eine Möglichkeit, um zur Ruhe zu kommen und sich zu entspannen
- Füllstoff für Langeweile, Zeitvertreib
- Zuneigung und Liebe, wenn etwa für jemanden sorgfältig gekocht wird
- Zusammenhalt und Verbindung derer, die gemeinsam essen
- Erziehungsmittel, wenn es gewährt oder vorenthalten wird
- Trost, wenn alles hoffnungslos ist
- Halt, wenn es sonst nicht viel gibt, was dem Leben Sinn und Struktur gibt
- Ersehnter Höhepunkt des Tages, des Festes
- Strafe, wenn etwas gegessen werden muss, obwohl man nicht will
- Ekelerregend in Geschmack, Konsistenz oder Aussehen
- Teil der Selbstbestimmung: Ich suche mir selbst aus, was ich will! Ich nehme mir selbst, so viel ich will!
- Trotz und Verweigerung: Nein, deine Suppe ess' ich nicht!
- Erinnerung (an Omas Vanillekipferl, an den Geschmack der Äpfel des Baumes im Garten des Elternhauses, an Urlaubsorte, an angenehme oder unangenehme Situationen …)
- Tradition und mit bestimmten Ritualen haltgebend
- Angstmachend, weil es Gelüste wachruft, die schwer zu begrenzen sind

Jeder Mensch verbindet mit unterschiedlichen Essenssituationen Gefühle von Glück und Geborgenheit über Freude bis hin zu Abgrenzung, Behauptung oder Leid und Ablehnung. Viele dieser Gefühle sind entwicklungspsychologisch eher früh entstanden, verleiblicht und werden beim Gedanken, Anblick, Geruch oder Verzehr bestimmten Essens wach. Umgekehrt kann Essen auch Gefühle manipulieren, etwa Sorge und Trauer versüßen, Ärger hinunterschlucken helfen etc.

Diese Atmosphären, die im Hintergrund von so scheinbar einfachen Dingen wie „Iss, bis Du satt bist", wirken, haben Anteil an der Entwicklung der individuellen Bedeutung von Essen – für Menschen ohne und mit Essstörungen. Sie sind nicht allein ausschlaggebend für die Entwicklung von Essproblemen, müssen aber mitbedacht werden, wenn wir mit Menschen mit derartigen Symptomen arbeiten wollen.

Im Abschn. 4.7.1 wird auf den symbolischen Gehalt von Essstörungs-Symptomen am Beispiel der Gruppenpsychotherapie noch eingegangen.

2.2 Entwicklungspsychologie

Um Essstörungen aus einer gendersensiblen Sicht zu verstehen, müssen wir einen Blick auf die Entwicklungsprozesse von Kindern, im Speziellen von Mädchen werfen[2].

Als Erstes sei festgehalten: Gemäß den in den Large Range Theories vorgestellten Grundlagen betrachten wir Entwicklungsprozesse immer im Kontext von Umfeld und Gesellschaft. Jenseits maßgeblicher Prozesse, die hormonell gesteuert sind, ist die Ausformung der besonderen Art, wie ein Individuum seine Geschlechtlichkeit letztlich entwickelt und interpretiert, nicht biologisch erklärbar. Wie etwa eine Gesellschaft auf Mädchen oder Jungen reagiert, welche Freiräume und Beschränkungen, Role Models und Verbote sie bereithält, formt die erwachsene Identität (mit).

Einschränkend sei vorausgeschickt, dass es eine klar umrissene, einheitliche geschlechtsspezifische Sozialisation für Mädchen oder Jungen im eigentlichen Sinne nicht (mehr?) gibt, die Entwicklungswege von Kindern sind je nach social world unterschiedlich. Die Sozialisationsstränge beider Geschlechter sind auch nicht klar voneinander abgegrenzt, weisen aber doch unterschiedliche Schwerpunktsetzungen auf.

Schon bevor ein Kind das Licht der Welt erblickt, haben die Eltern zumeist das Geschlecht des Kindes durch die Ultraschall-Untersuchungen erfahren. In dem Moment, in dem das Geschlecht veröffentlicht wird, setzt bereits ein indirekter Sozialisationsprozess ein: In den Köpfen der Eltern, Verwandten und Freund*innen entstehen Bilder und Phantasien, wie es sein wird, eine Tochter/einen Sohn, eine Schwester/einen Bruder, eine Nichte/einen Neffen zu bekommen, und wie das neue Menschenwesen als Mädchen bzw. Junge sein wird. Daran knüpfen sich Pläne, was mit dem Kind dann besonders gut möglich wäre, was man gerade besonders oder eben genau nicht in der Erziehung tun will – und diese Vorstellungen der Caregivers sind geschlechtsspezifisch. Schon in der Interaktion mit drei- bis zwölfmonatigen Babys interagieren Erwachsene unterschiedlich, je nachdem, ob sie erwarten, dass das Kind ein Mädchen oder ein Junge sei (vgl. sog. Baby X Studien, z. B. Stern und Karraker 1989). Die Unterschiede bilden sich augenscheinlich in jedem Spielwarengeschäft ab, wenn schon sehr früh Spielzeug für Kinder in Mädchen- oder Jungenabteilungen getrennt wird: hier eine rosarote Barbie-Welt, dort camouflage-farbene Bau- und Abenteuerangebote.

[2] Ein umfangreiches allgemeines Werk zur Entwicklungspsychologie bis zur Adoleszenz bietet Siegler et al. (2022).

Unsere Leiblichkeit, ein für Essstörungen zentraler Aspekt, entsteht in der Art, wie Babys getragen, gefüttert werden, wie man mit Mädchen oder Jungen spricht, kuschelt, sich mit ihnen beschäftigt. Sie werden vermittelt durch ein Set von leiblichen Praktiken, die Caregivers, Mütter und Väter, Kinderfrauen und Großeltern selbst als Kinder absorbiert haben und jetzt weitergeben. Sie sind entscheidend dafür, wie ein Kind seinen Leib erlebt. Es gibt eine gesamtleibliche Sozialisation, die wie die Artikulation in einer bestimmten Sprache erlernt wird, die dazu nötige Muskulatur formt und andere Laute schwierig macht bzw. mit einem Akzent verfärbt. Auch die Ausbildung der Bewegungen wird durch Bilder und Nachahmung bzw. Übung entwickelt. Wir sehen, wie andere sich bewegen, noch bevor wir uns selbst in der Art bewegen können, so werden in unserem Gehirn schon bestimmte Abläufe vorbereitet. Menschen erlernen Bewegung durch Beobachtung, noch bevor sie sie selbst ausführen können. So spiegelt die Leiblichkeit der Kinder die Körper von Müttern, Vätern, Geschwistern und Peers wieder (Orbach 2010).

Obwohl in den letzten Jahrzehnten gerade im Bereich des Umgangs mit Töchtern/Mädchen viel in Richtung Gleichbehandlung geschehen ist, existieren immer noch Vorurteile, wie etwa die Minderbegabung von Mädchen in den MINT[3]-Fächern zugunsten einer mehr sprachlich-künstlerischen Begabung. Wir wissen auch, dass Mädchen etwa ihre Computer/Bildschirmzeit anders nutzen als Jungen: Sie bewegen sich viel mehr in sozialen Netzwerken und machen ihren Wert in einem höheren Maße als Jungen von den dort ablaufenden Kommunikationen abhängig.

Eine für Essstörungen besonders vulnerable Zeit ist jene der Pubertät und Adoleszenz. In diesem Lebensabschnitt verändern sich nicht nur körperliche Parameter, es entwickelt sich ein neues Bild von sich selbst. Alle Säulen der Identität (Petzold 2012a) sind im Wandel begriffen: Die Leiblichkeit erfährt die größte, von außen klar sichtbare Wandlung, das soziale Netz baut sich um, es stellen sich Fragen von Werten und Normen, in diesen Jahren werden Entscheidungen zu beruflicher Ausbildung gelegt und oft neue Freizeitaktivitäten entdeckt. Manche Jugendliche treten auch schon früh in den Arbeitsprozess ein und sind den Anforderungen der erwachsenen Berufswelt als Praktikant*innen, Azubis und Lehrlinge ausgesetzt. Einerseits ist es wunderbar, kein Kind mehr zu sein, andererseits macht die Idee, nun eine Frau/ein Mann zu werden, auch Angst und ist oft nicht so erwünscht. Vor allem Töchter sehen bei ihren Müttern, dass es nicht immer ein Honiglecken ist, eine erwachsene Frau zu sein. Die größte und

[3] Mathematik, Informatik, Naturwissenschaften, Technik.

für Mädchen heftigste Veränderung ist jene des Leibes, die hochambivalent und oft dramatisch erlebt wird. Die Schwierigkeit liegt nicht nur darin, sich selbst mit den wandelnden Körperformen anzufreunden. Vielmehr ist ein wesentlicher Teil der Herausforderung, die Blicke, Kommentare und Bemerkungen, oft Bewertungen anderer über ihren sich so verändernden Körper zu integrieren oder zurückzuweisen. Mädchen erfahren oft eine nicht mit ihrem eigenen Empfinden übereinstimmende Sexualisierung, was besonders bei früh einsetzender Pubertät (etwa schon mit zehn Jahren) sehr schwierig für die Mädchen ist. Was sie für andere darstellt, hat meist keinen Bezug zu dem, was sie selbst fühlt oder tut, Fremd- und Selbstattributionen klaffen auseinander. Später einsetzende Pubertät ist hier von Vorteil, weil sie mehr Raum für Entwicklung gibt. Carol Hagemann-White (2003) argumentiert aufgrund ihrer Studien, dass selbstbewusste Mädchen mit dem Eintritt in die Pubertät ihr bisheriges Selbst verlieren und die Jugendphase meist damit verbringen, dem Wunschbild ihres sozialen Umfelds entsprechen zu wollen, um wieder Sicherheit zu erlangen.

Auch die sog. Menopause ist für die weibliche Entwicklung eine Phase neuer Unsicherheit. Dieses Konstrukt der Wechseljahre, mit all den eher negativen Konnotationen gibt es nur in westlichen Kulturkreisen. Überall dort, wo Alter mit mehr Achtung, Respekt und Anerkennung verbunden ist, wird Älterwerden und Nachlassen sexueller Attraktivität in den Augen der anderen weniger problematisiert (Kosack 2002) (Abschn. 2.4.2).

2.2.1 Ideen zur psychosexuellen Entwicklung von Mädchen/Frauen

Ein tiefenpsychologischer Blick auf die Entwicklung, wie er von feministischen Psychotherapeutinnen mit psychoanalytischem Hintergrund in den 1980er-Jahren konzipiert und in unterschiedlichen Facetten beschrieben wurde, ist zum Hintergrundverständnis nützlich: Diese Aspekte können Hilfe zum Verständnis der individuellen Psychodynamik von Mädchen und Frauen mit Essstörungen bieten. Für die gesellschaftlichen Aspekte und Herausforderungen siehe Abschn. 2.3.

Mit dem Aufkommen der zweiten Frauenbewegung in den 1970er- und 1980er-Jahren nahm die Theorieentwicklung der Frauen- und Geschlechterforschung Fahrt auf. Die Diskurse der Frauen- und Geschlechterforschung hatten und haben einen Einfluss auf das psychosoziale Feld, und maßgebliche Theoretikerinnen kamen aus der Psychologie bzw. Psychotherapie (Schigl 2011b, 2018a). Vor allem Psychotherapeutinnen aus dem Umfeld der Psychoanalyse beschäftigten sich neu mit der Entwicklung von Mädchen und entwarfen

Gegenbilder zur Psychologie Freuds, der Weiblichkeit tendenziell minderwertig und dem Männlichen unterlegen konzipierte (Mitscherlich-Nielsen 1978). Jessica Benjamin (1993) etwa sieht ein grundlegendes Problem in der Polarisierung der Geschlechter in vielen Gesellschaften, die erst ein „Unbehagen der Kultur" (so der Titel einer wesentlichen Veröffentlichung Freuds 1930) entstehen ließe. Diese Polarisierung von Weiblich und Männlich im Patriarchat vernichte Qualitäten von Empathie und Verbundenheit zugunsten der Betonung von Autonomie, Selbstkontrolle und Leistung im alltäglichen Umgang von Frauen und Männern miteinander.

Die im Folgenden kurz skizzierten Konzepte haben wichtige Bausteine zu einer neuen Sicht auf die Geschlechterverhältnisse gelegt und sollen hier im Zusammenhang mit Überlegungen der Entwicklungsbedingungen von Mädchen umrissen werden.

So entwarf Nancy Chodorow (1978) eine neue Sicht auf die unterschiedlichen Herausforderungen in der psychosexuellen Entwicklung von Mädchen und Jungen: Der Anfang des Lebens ist für die meisten Kinder von Frauen als Caregivers dominiert, die Baby- und Kleinkindererziehung ist nach wie vor mehrheitlich weiblich geprägt. Neben der Mutter, deren Mutter oder Schwestern und Tanten als Hilfe in der Babybetreuung sind die fast ausschließlich weiblichen Elementarpädagoginnen, Grundschullehrerinnen, Hortbetreuerinnen und Babysitterinnen die wichtigsten alltäglichen Bezugspersonen unserer Kinder[4]. So erleben kleine Mädchen ein Gefühl der Ähnlichkeit mit den (meisten) Betreuungspersonen, kleine Jungen ein Gefühl der Andersartigkeit (Kinder können mit einem Jahr schon verschiedene Menschen einem Geschlecht zuordnen). Ein kleiner Junge muss sich aus der Identifikation mit der Mutter bzw. diesen weiblichen Caregivers lösen, um zu einem (männlichen) Individuum zu werden. Männliche Bezugspersonen sind in der Kleinkinderwelt jedoch nicht so häufig vorhanden, so wird für viele kleine Jungen männlich zu einem „nicht-weiblich", ihre Identität entsteht aus Abgrenzung und Andersartigkeit. Kleine Mädchen hingegen müssen keine so strikte Grenze ziehen, um ihre Identität zu finden. Sie bewegen sich in einem Feld, in dem die meisten Menschen weiblich sind, wie sie. Weibliche Kinder können daher im Vergleich zu männlichen durchlässigere Ich-Grenzen entwickeln, ihr Erleben ist von Gefühlen der Bezogenheit, der Ähnlichkeit,

[4] Es gibt selbstverständlich die Väter, die sich mehr und mehr auch in die Betreuung von Babys und Kleinkindern einbringen; auch die männlichen Elementarpädagogen und sonstigen Betreuer – allerdings machen sie noch immer nur eine (wichtige, aber) sehr kleine Minderheit an *caring masculinity* (Eliot 2016) aus.

Vertrautheit bestimmt. Sie bleiben länger in einer „präödipalen Verbundenheit" mit den Müttern, die bis in die Pubertät reicht. Weibliche Identität ist eine über die Beziehung zu anderen, gleichartigen Individuen geprägte Identität, so Chodorow. Mütter geben dieses „Muttern" („*mothering*") an ihre Töchter weiter, es wird von Frauen reproduziert und im Gefüge der Generationenkette immer neu interpretiert, ausgeübt und weitergegeben. Catherine Steiner-Adair (2003) folgert weiter, dass Ablösung von bisherigen Bezugspersonen und Individuation als Entwicklungsaufgabe von Jungen und Mädchen in der Pubertät unterschiedlich empfunden wird. Für junge Männer kann Ablösung die Stärkung ihrer Identität heißen. Junge Frauen hingegen brauchen besonders stabile Bindungen und Beziehungen für die Ausformung ihrer weiblichen Identität.

Christiane Olivier (1989) geht von ähnlichen Beobachtungen über die feminisierte Welt von Kleinkindern aus: Je jünger Babys sind, desto eher tragen Frauen (fast immer Mütter) die Hauptverantwortung für die Obsorge um die Kinder. So erleben Jungen und Mädchen im Umgang mit der Person, mit der sie die erste/meiste Zeit verbringen, Verschiedenes: Ein kleiner Junge wird von einer Frau, einem gegengeschlechtlichen Gegenüber aufgezogen. Diese Qualität der Beziehung ist ein Anderssein, in der Psychoanalyse als „Begehren" bezeichnet. Sie unterscheidet sich von der des Gleichseins, in der Psychoanalyse „geliebt werden", mit der Mütter kleiner Mädchen mit ihren Töchtern umgehen[5]. Kleine Mädchen sind laut Olivier „Noch-nicht-Frauen", kleine Buben sind von Anfang an „kleine Männer" in den Augen ihrer Mütter, die sie beobachten: Das weibliche Genital ist meist namenlos. Kleine Mädchen können so früh ein Ungenügen (ihres Körpers, der noch nicht wie der einer Frau ist) erleben. Sie glauben eher, in einer anderen Art „besonders" sein zu müssen, um zu gefallen und geliebt zu werden. Olivier argumentiert, dass Jungen um ihrer selbst und (später) ihrer Taten willen geliebt werden, Mädchen ihrer Eigenschaften wegen. Diese glauben daher, in einer bestimmten Art und Weise „sein" zu müssen, um geliebt zu werden, die (manchmal) nicht ihren natürlichen Wünschen und ihrem Temperament entspricht.

Carol Gilligan (1984), eine Assistentin Lawrence Kohlbergs, legte mit ihrem Konzept einer weiblichen Moral eine andere Sicht auf die von Kohlberg postulierte Unterlegenheit von Mädchen/Frauen in der moralischen Entwicklung vor. Sie argumentiert aus differenztheoretischer Perspektive, dass Frauen aufgrund

[5] Die feministische Kritik an Oliviers Konzept bemängelt, dass Olivier homoerotische Qualitäten nicht beachtet.

ihrer Sozialisation eine eher flexibel an Fürsorge und Verantwortung orientierte Handlungsgrundlage verträten, Männer hingegen eine stärker eine an immer gleichen Gerechtigkeits-Grundsätzen orientierte. Frauen würden eher Mitgefühl und Fürsorge in ihre moralischen Überlegungen einbeziehen als Männer und weniger an starren Regeln hängen. Gilligans Ansätze wurden zuerst begeistert aufgenommen, dann aber – auch aus feministischer Sicht – auch sehr kritisch gesehen (Flaake 2005) und ihre mangelnde empirische Fundierung beanstandet.

Wichtig für das Verständnis weiblicher Entwicklung ist die Pubertäts- bzw. Adoleszenzphase. Denn oft geschieht erst hier die eigentliche Ablösung aus der (tiefenpsychologisch gesprochen: präödipalen) mütterlichen Verbundenheit – was sowohl für Töchter als auch ihre Mütter dramatisch sein kann. Dieser Entwicklungsabschnitt ist eine Zeit der Chance, in der manche Fehlentwicklungen verändert werden können, in der viel Neues von außen aufgenommen wird und wert- und identitätsbildend wirkt. In dieser spannungsreichen Lebensphase geht es darum, sich abzunabeln und eine eigene Persönlichkeit (in und mit einem erwachsenen Frauen-Körper) zu werden. Diese herannahenden bzw. stattfindenden Veränderungen verunsichern Mädchen und können psychisch instabil machen. Vor allem Karin Flaake (2002, 2012) hat viel empirisches Material aus gendersensibler Sicht zu dieser Lebensphase bereitgestellt: Sie legt den Schwerpunkt ihrer Untersuchungen auf die Entwicklung von Leiblichkeit, Sexualität und weiblichem Begehren, vor dem Hintergrund der Interaktionen in der Familie und dem sozialen Netzwerk des Mädchens/der jungen Frau. Sie entwickelt auch eine andere Sicht auf weibliche Homosexualität, in der in ihrer Sicht nachgeholt werden kann, was in der frühen Mutter-Tochter-Beziehung oft misslang: eine positive Besetzung des Frauenkörpers. Denn zumeist ist die Beziehung von Mädchen und Frauen zu ihren Körpern hochambivalent. Zwar sind in den letzten 30 Jahren viele Normierungen durchlässiger geworden und es haben sich Experimentierräume in Bezug auf Sexualität und Identität aufgetan. Zugleich aber sind neue Normative entstanden, und nach wie vor wirkt die Zurechtrichtung als Objekt des männlichen Begehrens. Dies erfahren Mädchen oft, bevor sie selbst in ihrem eigenen Körper sicher geworden sind und ihn selbst positiv besetzen und quasi in Besitz nehmen. Durch die neuen Medien ist die Sexualisierung des Blicks auf (junge) Mädchen noch befördert worden. Väter, Onkel, Brüder etc. konsumieren dort oft sexualisierte, pornografische Bilder, und dies kann die Wahrnehmung der Tochter, Nichte, Schwester beeinflussen. Es muss noch kein physischer sexueller Übergriff passieren, die Blicke und Bemerkungen, denen junge Mädchen auch in engen sozialen Umfeld und durch männliche Peers ausgesetzt sind, sind schon schwierig genug zu verarbeiten. Derartige subtile sexualisierte Gewalt wird von vielen Mädchen und Frauen aber nicht als solche wahrgenommen. Es bleibt vielmehr ein unspezifisches Unbehagen, das Mädchen dann oft in Form von Kritik gegen sich selbst und gegen die eigene Leiblichkeit richten. Diese alltägliche sexualisierte Gewalt, beruhend auf den nach wie vor herrschenden patriarchalen gesellschaftlichen Machtverhältnissen, hat ihren äußersten Gipfel im sexuellen Missbrauch in der Familie und dem engeren sozialen Umfeld, von dem Mädchen weit häufiger betroffen sind (Andresen et al. 2021).

In der Adoleszenz soll dieser Übergang vom Mädchen in den Status einer (begehrenswerten) Frau gelingen: Junge Frauen bemühen sich daher sehr, einem Idealbild zu entsprechen, das Anerkennung und damit die klare geschlechtliche Identität bringt. Sie haben extrem hohe Ansprüche an sich und ihre Leiblichkeit und unterwerfen sich verschiedenen Moden und Ritualen – mit dem Ziel, eine begehrenswerte, körperlich (endlich) vollwertige Frau zu sein.

Wenn sich diese Zeit dem Ende zuneigt, beginnt für Frauen ein neuer heraufordernder Lebensabschnitt: Altern und alt sein – und das beginnt für Frauen schon im fünften Lebensjahrzehnt – kann oftmals als besonders schwierig empfunden werden. Diese Zeit ist mit der Transition vergleichbar, muss doch Identität angepasst und neu ausgerichtet werden. In einer Gesellschaft, in der der jugendliche, leistungsfähige Körper (siehe Abschn. 2.4) das absolute Schönheitsideal darstellt, sind Veränderungen an der eigenen Leiblichkeit von Frauen oft schwierig zu akzeptieren. Das – nimmt man diese Ideale als Maßstab – nachlassende eigene erotische Potenzial kann je nach Identität und Biografie als eine Erleichterung oder ein tragischer unwiederbringlicher Verlust gesehen werden. Die Lebenszufriedenheit von Frauen nimmt in diesem Alter durchschnittlich mehr ab als die von Männern (Inglehart 2016).

2.2.2 Mütter und Töchter

Eine Frau gebiert eine andere Frau – was das für deren Beziehung bedeuten kann, damit setzt sich der gendersensible Ansatz in der Beratung und Psychotherapie von essgestörten Mädchen und Frauen besonders auseinander. Die Dynamiken in weiblichen Dyaden, schwerpunktmäßig die Beziehung zwischen Müttern und Töchtern, sowie die zwischen Freundinnen, Schwestern – also in Frauen-Beziehungen – sind in der Behandlung von Essstörungen oft zentral und können sich auch in der Beziehung zwischen Therapeutin und Patientin spiegeln (Abschn. 4.2.4 und 4.9). Grundlage für die Überlegungen sind die Entwicklungen v. a. in der Pubertät und Adoleszenz von Mädchen, die soziokulturellen Konflikte weiblicher Existenz und Identitätsentwicklung sowie der Selbstwert von Frauen und die damit verbundenen Schwierigkeiten (Abschn. 2.5.4).

Eine zentrale Rolle im Leben eines Mädchens stellt die Mutter dar – und umgekehrt. Viele Mütter fühlen sich auf eine besondere Weise mit ihren Töchtern verbunden und haben besondere Erwartungen an sie. Wichtig zu bedenken ist, dass in der psychologischen Literatur Mütter selten als Subjekte wahrgenommen werden – sondern eben nur in ihrer Funktion als Mütter. Im akademischen psychologischen Diskurs ist die Subjekthaftigkeit der Mütter in Bezug auf die eigenen Kinder kaum Thema, neuere Perspektiven aus der Genderforschung bieten wichtige Ergänzungen (Thiessen 2017).

In keiner Beziehung wird die Veränderung des Lebens stärker anschaulich und verhandelt als in der Mutter-Tochter Beziehung – Geburt, Wachstum, Trennung, Verlust, Altern, Tod. Mütter tragen das Bild ihrer Kinder als kleine Kinder in sich und es fällt ihnen oft schwer, diese in der Gegenwart zu sehen. Mütter spiegeln sich in ihren Töchtern und erleben im Aufwachsen dieser neuen kleinen Frau Elemente ihrer eigenen Entwicklung wieder – oder eben nicht. Das gleiche Geschlecht macht es schwierig, nicht ständig Vergleiche zu ziehen und sich nicht in der Tochter zu sehen. Es erschwert eine gute Distanz, die für eine gelingende Beziehung, v. a. in späteren Jahren, wichtig ist. Denn Töchter wollen ihr eigenes Leben in die Hand nehmen und sollen das in den Augen der Mütter prinzipiell ja auch. Wenn sie es dann tun, ist dies jedoch für beide Seiten oft schwer zu ertragen. Mütter wollen natürlich nicht, dass ihr Kind in Gefahr oder „schlechte Gesellschaft" gerät und sind bei Töchtern, was das betrifft, oft ängstlicher als bei einem Sohn. Die körperlichen Veränderungen von Mädchen, die auch immer früher beginnen[6], befördern (berechtigte?) Sorgen um sexuelle Übergriffe mehr als bei Söhnen, die als weniger gefährdet angesehen werden. Diese Sorge und Begrenzung ist gerade in der Zeit, in der es um Aufweitung und das Kennenlernen neuer Lebens- und Verhaltensbereiche geht, eine Herausforderung für beide. So kommt es, dass Mütter oft widersprüchliche Botschaften senden, dass Gesagtes, Getanes und Gefühltes auseinanderklaffen und die Töchter so verwirren. Nancy Friday (1994) beschreibt, wie Töchter verzweifelt versuchen, diesen unterschiedlichen, einander oft widersprechenden Botschaften gerecht zu werden. Sie gehen dabei schiefe Kompromisse ein, um ihre Mütter nicht zu verletzen, deren unterschiedliche Anforderungen zu erfüllen und dabei noch irgendwie ihre eigenen Wünsche zu verwirklichen. Egal, was sie tun, nie scheint es das Richtige zu sein. Irgendwie fühlt sich die Tochter daher der Mutter gegenüber schuldig und weiß

[6] Akzeleration als Beschleunigung der körperlichen Entwicklung von Kindern im Generationenvergleich – wie Größenwachstum oder Einsetzen der Menarche

nicht wirklich, warum. Schuldgefühle auf beiden Seiten prägen die Dynamik von Müttern und ihren Töchtern.

Die Beziehung, die oft über lange Zeit recht harmonisch sein bzw. scheinen konnte und in der Mütter und Töchter sich sehr verbunden erlebten, kann in der Pubertät und oft auch erst später radikal infrage gestellt werden. Es ist eine wichtige Entwicklungsaufgabe für Töchter wie Mütter, diese Phase gut zu bewältigen und einander loszulassen, um zu einer neuen Balance in der Beziehung zu finden. Viele Töchter (und ihre Mütter) geraten da in eine Ambivalenz von Liebe und Hass, Nähe und Autonomie und werden zwischen Gefühlen der Affiliation und Reaktanz hin- und hergerissen. Diese Entwicklung ist durchaus häufig und soll und darf nicht per se pathologisiert werden. Gelingt eine Weiterentwicklung jedoch nicht, so kann daraus der psychologische Hintergrund von Essstörungen erwachsen (siehe Abschn. 3.2.1, 3.4 und 3.5). In späteren Jahren kehrt sich die Dynamik oft um: Es sind noch immer mehrheitlich die Töchter, die für alte Eltern die Verantwortung/Pflege übernehmen. Die Beziehungsverhandlungen gehen dann darum, wie viel Umsorgt-Werden die Mutter zulässt oder einfordert.

Viele und insbesondere Mütter sitzen häufig dem Mythos der grenzenlosen, bedingungslosen allumfassenden Mutterliebe auf und vergessen sich und ihre Bedürfnisse. Je mehr dies der Fall ist, umso wichtiger ist es für sie, dass die Kinder – oft eben v. a. die Tochter – eine im Sinne der Mutter adäquate Entwicklung nehmen. Denn das gelingende Leben der Tochter ist zugleich der Beweis dafür, dass die Mutter „alles richtig gemacht hat". Oft soll die Tochter es „besser machen" – wobei jedes Besser-Machen ja auch ein Licht auf das wirft, was im Leben der Mutter nicht gelungen ist. Diese unausgesprochene Ambivalenz von „Sei wie ich" und „Mach es besser als ich" spüren Töchter und müssen oft radikale Schritte gehen, um sich daraus zu lösen. Friday (1994) beschreibt in ihrem Werk zu Müttern und Töchtern anschaulich die Schritte dieser Entwicklung bis hin zu dem Phänomen, dass Töchter, wenn sie selbst Kinder bekommen, bzw. alternde Töchter in sich ihre Mutter wiederentdecken und viele Ähnlichkeiten erst dann annehmen können. Sie macht klar, wie sehr das Beziehungsverhalten von Frauen vom Vorbild der Beziehung zur Mutter geprägt ist und sich in Partnerschaften oft Dynamiken aus der Beziehung zur Mutter wiederholen.

Die Beziehung zur Mutter war bis vor wenigen Jahren auch maßgeblich für die Beziehung der Tochter zu ihrem eigenen (Frauen-)Körper, die Mütter waren und sind z. T. noch Role Model und erste, wichtigste Auskunftsperson. Dies mag sich in den letzten Jahren etwas abgeschwächt haben, denn die Flut von Bildern aus den sozialen Medien stellt andere Vergleiche, Modelle und Informationen zur Verfügung (Abschn. 2.4).

Relativ neu ist die Diskussion um andere Seiten von Mütterlichkeit; etwa das Phänomen von *regretting motherhood* (Donath 2015). Dass es Frauen gibt, die es bereuen, ein Kind in die Welt gesetzt zu haben und ihr früheres, vor-mütterliches Leben zurückwollen, ist in der bisherigen psychologischen Literatur ein Tabu.

Die Reproduktionsmedizin macht es Frauen möglich, immer später im Leben noch ein Kind zu gebären – das Alter von Erstgebärenden verschiebt sich seit vielen Jahren immer weiter nach hinten. Diese „späten" Mütter werden einerseits als entspannter beschrieben, da sie etwa schon Karriere gemacht haben oder beruflich zumindest halbwegs etabliert sind (Zondervan-Zwijnenburg et al. 2019). Andererseits bewirken der Aufwand und die oft gesundheitlich beeinträchtigenden Maßnahmen von In-vitro-Fertilisation v. a. dann, wenn mehrere Versuche nötig sind, bis ein Embryo sich einnistet, eine besondere Konzentration und Wertschätzung für dieses eine, doch noch mögliche Baby. Die Erwartungen an dieses Kind können dann besonders gesteigert sein und die Ansprüche der Mütter an sich noch höher, was die Erziehung und Förderung dieses kostbaren Kindes betreffen (Abschn. 2.3).

2.2.3 Väter und Töchter

In der wissenschaftlichen Literatur zu Essstörungen liegt der Schwerpunkt der Betrachtung auf der Mutter-Tochter-Beziehung, wohingegen Väter in Forschungs- und Therapieprozesse weniger einbezogen werden. Die Vater-Tochter-Beziehung wird meist außer Acht gelassen (Hillege et al., 2006).

Im Moment sind das Bild und die Rolle von Vätern einem Wandel unterworfen, ganz unterschiedliche Konzepte von Vater-Sein existieren nebeneinander und spiegeln sich in Art und Ausmaß der Interaktion mit den Kindern. Vaterbilder sind im Rahmen der Neuverhandlung der Geschlechterrollen fluide geworden und es existiert eine breite Range von Rollenauffassungen von sehr traditionell über eher abstinent bis hochengagiert. Vielfach verstehen sich Väter heutzutage nicht mehr nur als berufstätige Familienernährer, sondern wollen aktiv mitgestalten. Insofern haben Väter und männliche Bezugspersonen sehr wohl auch einen moderierenden Einfluss auf das Essverhalten ihrer Kinder (Reich 2015). Wesentlich für die Ausgestaltung der Vaterrolle ist die Situation in der Paarbeziehung: Zwar befürworten viele Partner*innen eine gerechte Arbeitsaufteilung in der Familie und eine prinzipielle Gleichstellung von Frauen und Männern. Sie selbst leben aber im traditionellen Modell des in Vollzeit erwerbstätigen Mannes und der in Teilzeit arbeitenden Mutter, die v. a. für Care- und Familienarbeit zuständig ist (Behnke 2014). In diesen Strukturen sind noch immer viele Mütter bemüht, dass es dem Vater möglich ist, einen ungestörten Alltag zu leben und beruflichen Erfolg zu haben. Interessanterweise sind diese Frauen außerhalb des Familiensystems oft durchaus hochgradig selbstbestimmt und nehmen eigene berufliche Positionen ein. In ihren eigenen Liebesbeziehungen hingegen sind sie tendenziell unterwürfig und stellen sich und ihre Bedürfnisse zugunsten häuslichen Friedens (noch immer) zurück (Kast 2020). Insofern existieren in vielen Familien traditionell-patriarchale Strukturen, wenn auch verwaschen und nicht auf den ersten Blick offensichtlich.

Väter gehen mit ihren Söhnen und Töchtern unterschiedlich um (Seiffge-Krenke 2001). Sie scheinen die Weiblichkeit ihrer Töchter als das andere Geschlecht stark wahrzunehmen und hervorzuheben. Während die Tochter heranwächst, bilden sich immer wieder neue Umgangs- sowie Kommunikationsformen zwischen Vater und Tochter. Väter sind mit ihren fünf- bis achtjährigen Töchtern emotionaler, achtsamer und zärtlicher (Seiffge-Krenke 2016) als mit gleichaltrigen Söhnen. Sie haben häufig eine große Zuneigung zu ihren kleinen Töchtern und sehen sich als deren Beschützer; oft gefallen sie sich in der Rolle des lustigen, großzügigen Papas, der seine kleine Prinzessin verwöhnt und auf sie achtgibt. Bei den Söhnen verlangen Väter mehr Selbstkontrolle – ganz im Sinne eines patriarchalen Männerbildes – auch wenn sie dies nicht offen befürworten. Sie sehen ihre Söhne mehr als ihren Spiegel als Töchter, was einerseits Freiraum gibt, aber auch oft Nähe verhindert. So wie die Mutter-Tochter Dyade von einer Gender-Gleichheit gekennzeichnet ist, steht in der Beziehung zum Vater die Verschiedenheit im Vordergrund (Seiffke-Krenke 2016).

Besonders die Zeit der Pubertät bringt eine Neuorientierung in den Beziehungen der Familienmitglieder: Wenn die Töchter zwischen 13 und 17 Jahre alt sind, erhöht sich das Konfliktpotenzial mit den Vätern (und Müttern). Für ältere Töchter ist der Vater häufig „anwesend-abwesend": Väter verbringen zwar mehr Zeit mit der Familie, als dies die Generationen vor ihnen taten, dennoch ist ihnen ein intimer und vertrauensvoller Austausch von Gedanken und Gefühlen mit ihren Töchtern fremd (Kast 2020). Schon Väter von 5- bis 10-jährigen Mädchen berichten über Schwierigkeiten in der Kommunikation mit ihren Töchtern – v. a. in Bezug auf Themen der Leiblichkeit. Väter fühlen sich bei diesem Thema ihren Töchtern gegenüber hilflos und wenig(er) kompetent (als die Mütter). Das heißt, sie überlassen das Feld der Kommunikation mit den Töchtern eher ihren Partnerinnen (Siegel et al. 2021). In der bürgerlichen Mittelschicht werden Frauen in Bezug auf die Kinderbetreuung aller Gleichstellung zum Trotz nach wie vor als die kompetenteren angesehen (Burkhart 2007). Väter finden sich zumeist in einer passiveren Rolle und zeigen eine geringere Bereitschaft zur Selbstreflexion in Bezug auf ihren eigenen Beitrag zur Kindererziehung. Dadurch stellen sie sich in ihrer Rolle als Vater seltener infrage (Palazzoli et al. 1999, S. 162). Eine von mir betreute qualitative Studie zur Untersuchung der Rolle von Vätern mit anorektischen Töchtern (Proksch 2022) zeigt die Schwierigkeit der Väter, mit ihren Töchtern über Leiblichkeit zu kommunizieren. Besonders in der Pubertät wird dies für Väter laut deren Angaben schwierig. Sie gaben an, dass ihre Ehefrauen einen „weiblich geprägten" Bezug zu ihren Töchtern haben und sich somit fachlich besser auskennen würden. Andererseits gibt es auch Hinweise darauf, dass Väter die Wesensveränderung der Tochter in der Pubertät als altersadäquates Verhalten eher akzeptierten als Mütter. Diese zeigen sich oft mehr verletzt von der Abwendung der Tochter und sind auch von deren Abgrenzungsversuchen viel stärker betroffen (Abschn. 2.2.2).

Töchter wiederum haben ebenso ganz unterschiedlich ausgestaltete Beziehungen zu ihren Vätern. Manche „Vater-Töchter" sind diesen sehr nah und grenzen sich aktiv von ihren Müttern ab; sie identifizieren sich eher mit den männlich konnotierten Lebensbereichen und schätzen Weiblichkeit eher gering. Vater-Töchter neigen in der Pubertät und Adoleszenz dazu, ihren Vater zu idealisieren. Sie empfinden ihre Mütter oft als schwach und bedürftig. Der Weg zu einer guten weiblichen Identitätsfindung kann für diese Mädchen erschwert bis gestört sein (Flaake 2012). Manche Väter fördern dieses enge und idealisierende Verhältnis zu ihnen, indem sie die Tochter als „ihre kleine Frau" behandeln, viel mit ihnen unternehmen und sie ganz offensichtlich bevorzugen. Sie sonnen sich in der Bewunderung ihrer Töchter.

Andere Väter reagieren mit Abwendung auf die Annäherungen ihrer Töchter und wissen nicht viel mit ihnen anzufangen. Das ist für die Mädchen tief verletzend, sie versuchen dann oft umso mehr zu gefallen und erreichen dies häufig über Leistungserbringung. Viele dieser Frauen sind später beruflich sehr erfolgreich, bleiben aber dennoch unzufrieden mit sich selbst – sie funktionieren nach außen hin und fühlen sich innerlich eher leer.

Es gibt auch eine Reihe Töchter, die ihre Väter ablehnen. Dies hat zumeist den Grund in der Paarbeziehung der Eltern, wenn die Mädchen hoch identifiziert mit ihrer Mutter deren problematisches Verhältnis zu ihrem Partner übernehmen. Oft sind es Mütter, die ihren Töchtern intime Details aus der Paarbeziehung erzählen, sich über den Vater beschweren und sich als unglücklich in der Beziehung zeigen. Die Gründe für das Scheitern der Paarbeziehung können subtil sein und auf beiden Seiten liegen; manchmal aber ist eindeutig durch psychisch oder physisch gewalttätige Väter eine Traumatisierung der ganzen Familie gegeben. In diesen Fällen sind die Töchter fast immer aufseiten der Mütter, reden ihnen zu, sich doch zu trennen, und unterstützen diese nach Kräften – was oft völlig überfordernd für sie ist.

2.3 Gesellschaftliche Herausforderungen an Frauen in gendersensibler Perspektive

Die Literatur der Frauen- und Geschlechterforschung hat ihrer Tradition gemäß[7] viele, scheinbar alltägliche Dynamiken und Widrigkeiten, mit denen sich Frauen in (industrialisierten Wohlstands) Gesellschaften auseinandersetzen müssen, ans Tageslicht geholt, beschrieben und systematisch an soziokulturelle Bedingungen des Patriarchats rückgebunden (Becker und Kortendieck 2009). Ständig werden neue Erkenntnisse und Forschungsschwerpunkte etabliert, hier ein Streiflicht auf einige klassische und aktuelle Diskussionsstränge.

Seit den 1970er-Jahren ist im Bereich der Frauenpolitik viel getan worden. Unsere Ideen dazu, wie ein gelingendes Frauenleben aussehen kann/sollte, haben sich diversifiziert und erweitert. Frau ist von einer „Normalbiografie" mit Schulbesuch, genderspezifischer Ausbildung (Lehrerin, Kindergärtnerin, Krankenpflege, Friseurin, Verkäuferin, Sekretärin …) und baldiger Heirat, Familiengründung, Care- Arbeit und damit oft Beendigung oder zumindest lange Unterbrechung beruflicher Tätigkeit, früher Pensionierung und oft Pflege eigener alter Eltern zu einer *„Wahlbiografie"* gelangt (z. B. Hager 2006). Theoretisch zumindest haben Mädchen und Jungen die gleichen Möglichkeiten, ihr Leben zu gestalten, was die Berufswahl betrifft. Mit der Möglichkeit, die eigene Fruchtbarkeit zu regulieren und selbst zu bestimmen, ob, wann und wie viele Kinder eine Frau haben möchte, ist ein gewaltiger Schritt in der Selbstbestimmung getan worden. Das heißt, einem Mädchen steht heutzutage (scheinbar) alles offen, und Mädchen werden zumeist auch dahingehend erzogen. Sie bekommen die Botschaft, dass sie alles erreichen können (wenn sie sich nur anstrengen), dass es z. B. möglich ist, Astronautin zu werden, Feuerwehrfrau, Chirurgin, Model, IT-Fachfrau oder Profisportlerin. Sie kann bestimmen, wie viele Kinder sie haben möchte, und (zumeist) auch, wann das passieren soll – und mit wem sie diese Kinder zeugen und großziehen möchte. Sie kann ihre sexuelle Orientierung offen leben, damit experimentieren und auch andere Genderidentitäten annehmen.

Diese Chance, aus theoretisch unbegrenzten Möglichkeiten zu wählen, stellt eine große Befreiung, aber auch eine ebenso große Verantwortung und Belastung für viele junge Frauen dar. Denn sie werden jetzt an ihrem Erfolg gemessen, an

[7] Stichwort: „Das Private ist politisch", erstmals von Carol Hanisch (1970) verwendet, wurde als Slogan der zweiten Frauenbewegung aus der Arbeit in conciousness-raising groups bekannt (vgl. Schigl 2011b).

dem, was und wie viel sie geleistet haben, wie weit sie es gebracht haben und ob ihr Leben ein geglücktes ist. Diese Wahlbiografie ist eine permanente Herausforderung, die Verantwortung für das eigene Leben zu übernehmen und Rechenschaft abzulegen für das, was frau gemacht oder eben nicht gemacht hat. Denn es gibt (scheinbar) keine gesellschaftlichen Konventionen mehr, die Frauen daran hindern könnten zu tun, was sie für sich für richtig erachten.

Vor allem in bürgerlichen social worlds, in denen Bildung einen hohen Wert darstellt und Mädchen die Möglichkeit haben, weiterführende Ausbildungen und Studien zu machen[8], ist die Gleichstellung der Geschlechter im Sinne gleicher Chancen und Lebensführung verwirklicht. Selbstbewusste junge Frauen und reflektierte junge Männer wollen eine Partnerschaft auf Augenhöhe und teilen sich in gemeinsamen Haushalten Erwerbs- und Hausarbeit gerecht auf (Speck 2022). Dies wird oft bis zu jenem Moment verwirklicht, da ein Paar beschließt, ein Kind zu bekommen und das Baby auf die Welt kommt (Kortendieck et al. 2017). Mit der noch immer extrem ungleichen Verteilung der Inanspruchnahme der Elternkarenz werden traditionelle Muster aus Herkunftsfamilien reproduziert und die Mütter muttern: Die Care-Arbeit ist ab dem Moment, wo es für ein oder mehrere Kinder zu sorgen gilt, unter den Eltern zumeist ungleich verteilt (Dreas 2019). Mütter und Familienfrauen klagen über eine *„mental load“* (Dean et al. 2021), die darin besteht, dass sie das familiäre Management der Freizeit, Haus- und Kinderaktivitäten planen und im Überblick haben, selbst wenn sie nicht alles selbst ausführen müssen, und sich ihre Partner beteiligen. Aber daran zu denken, die Geburtstagsgeschenke für Oma zu besorgen, neue Sneakers für die Tochter zu bestellen, das Geld für das Essen mitzugeben, die Wochenend-Termine zu koordinieren, dass die Karten für die kulturelle Veranstaltung besorgt und der Urlaub gebucht werden müssen, das alles übernehmen Frauen, oft ohne es zu wollen. Sie wissen, wo etwas liegen könnte, wenn es nicht gefunden wurde, ob noch Erdnussbutter für den Sohn zu Hause ist, ob die Winterjacke des Kindes noch passt und dass die Schwägerin kein Gericht mit Sesam verträgt, was für die Menüplanung der Einladung wichtig ist. Diese oft beschriebene Mehrfachbelastung von Frauen hat sich seit den 1980er-Jahren, als sie zum ersten Mal

[8] Die Mehrheit der Studierenden über alle Fächer sind inzwischen Mädchen, wenn es auch weiter eine starke Ungleichverteilung der Studien gibt. Blickt man in der wissenschaftlichen Karriere weiter, so zeigt sich, dass ab dem Post-doc-Niveau männliche Forscher*innen überwiegen und auf Professor*innenebene ist das Verhältnis noch unausgeglichener https://www.gesis.org/cews/portfolio/digitale-angebote/statistiken/thematische-suche/leaky-pipeline (Zugriff 22.01.2023)

thematisiert und erforscht wurde, nicht wesentlich geändert, obwohl einige Bemühungen der politischen Akteure und Akteurinnen in diese Richtung gehen. Besonders deutlich wurde das in der Corona-Krise mit Homeschooling, Homecooking, Homeoffice etc.. Familien-Frauen klagten über eine extremere Belastung als ihre Partner (Fernandez-Lopez und Schönhard 2022).

Die Einbußen in der beruflichen Laufbahn tragen zumeist noch immer die Frauen/Mütter, die zumindest für einige Jahre nur begrenzt verfügbar sind, wenn sie sich entscheiden, ihre Priorität für eine Zeit auf das Familienleben zu setzen. Sie sind länger in Berufskarenz als ihre Partner und nehmen bei ihrer beruflichen Rückkehr eher Teilzeitarbeit an, was sich später in Pensionsansprüchen niederschlägt. Die Möglichkeit des Pensionssplittings wird (ebenso wie die langer Väterkarenz) außer in den skandinavischen Ländern kaum in Anspruch genommen (Bundesministerium für Gesundheit, Soziales, Pflege und Konsumentenschutz 2022). Schließlich geraten Frauen bei einer Trennung, wenn sie die hauptsächliche Verantwortung für die Kinder übernehmen, oft in eine Armutsfalle. 43 % aller alleinerziehenden Mütter sind in Deutschland armutsgefährdet (Bertelsmann Stiftung 2021). Doch auch dort, wo die Paare versuchen, sich die Care-Arbeit „gerecht" aufzuteilen, gibt es Brüche und selbst Frauen, die mehr verdienen als ihre Partner, nehmen dennoch ihren (größeren) Teil der Haus- und Sorgearbeit auf sich (Speck 2022).

Manche Frauen bereuen es, sich für den Weg der Familie entschieden zu haben, es gibt eine wachsende Zahl an Veröffentlichungen zum Thema *regretting motherhood* – etwas, das lange nicht denk- und vorstellbar war: Frauen seien doch qua Natur glücklich darüber, Kinder zu haben und mit einer unerschöpflichen Mutterliebe ausgestattet, die ab dem Moment, in dem das Kind auf der Welt ist, diesem alles unterordnet und sich und eigene Bedürfnisse nicht mehr so wichtig nimmt wie das Wohlergehen des Kindes. Dass dem nicht immer so ist, beschreiben einige Studien (erstmals Donath 2015). Zudem steigt in den industrialisierten Wohlstandsgesellschaften die Zahl von v. a. gut gebildeten Frauen, die sich bewusst dagegen entscheiden, Kinder in die Welt zu setzen (Hager 2006). Manche warten auch im Vertrauen auf die Reproduktionsmedizin zu lange damit und sehen sich dann kinderlos, wenn es im höheren Alter nicht mehr funktioniert mit der dann doch noch herbeigewünschten Mutterschaft.

Wie oben dargestellt, wachsen die meisten Mädchen mit der Botschaft heran, dass ihnen alles offensteht, wenn sie nur tüchtig und selbstbewusst genug sind. Sie lernen, dass sie ihr Leben selbstbestimmt gestalten können und sich nicht unterordnen müssen. Jedoch sind die alten Ideale von „sei hübsch", „sei gefällig", „sei freundlich", „sei bescheiden" etc. nicht außer Kraft gesetzt und wirken – offen oder halboffen – weiter. Mädchen werden immer noch eher in die Betreuung anderer (Geschwister-)Kinder eingesetzt. Sie übernehmen im Haushalt oft mehr/andere Pflichten als ihre Brüder und wollen zumindest bis zur Pubertät zumeist auch Kinder und einmal Mütter werden. Das bedeutet für Mädchen, dass sie den Spagat zwischen zwei Idealen schaffen sollten: der aktiven, durchsetzungsfähigen Frau, aber zugleich auch einer gefälligen, freundlichen und sich im Zweifelsfall zurücknehmenden Person. In dieser Spannung gefangen, versuchen Mädchen und junge Frauen, beiden Idealen gerecht zu werden. Das kann zum latenten Gefühl führen, ungenügend zu sein, denn entweder wird die eine oder die andere Anforderung nicht gut bedient. Diese Doppelbindung belastet Mädchen (und erwachsene Frauen) und steht der Bildung einer stabilen Identität im Wege. Wenn so viele, einander teilweise widersprechende Optionen offen sind und erfüllt werden sollen, ist das verwirrend. Scheinbar schaffen es ja alle anderen – denn es gibt wenige Role Models, die diese Spannung offen aussprechen. Die intensive Nutzung von sozialen Medien bei jungen Mädchen und Frauen verstärkt dieses Unbehagen oft noch: Hier finden sie die Storys, Beiträge und Fotos von scheinbar makellosen, wunderbaren, erfolgreichen Frauen, die ihr eigenes Leben in die Hand nehmen, tun, was ihnen Freude macht und dabei glücklich, geliebt und erfolgreich sind. Denn noch immer macht Frauenglück in der Hauptsache aus, geliebt zu werden – ihr Erfolg ist (auch) die Zuneigung, die man ihnen entgegenbringt. Frauen definieren die Attraktivität ihres Äußeren v. a. über die Rückmeldungen und Beurteilung durch andere Personen. Insofern sind sich als weiblich definierende Personen durch medial vermittelte Bilder „schöner" Körper eher verwundbar als männliche (Simchen 2021) (Abschn. 2.4).

Auch erwachsene Frauen bewegen sich in diesem Spannungsfeld höchst unterschiedlicher Ideale und Erwartungen. Um das anschaulich zu machen, können wir uns eine typische Frauenzeitschrift (egal, für welche Zielgruppe) vor Augen führen: Darin sind oft auf den ersten Seiten die Modefotostrecken zu finden, das, was frau in der kommenden Saison, zu den entsprechenden Gelegenheiten zu tragen hat, wenn sie modisch sein will. Hier sind es nach wie vor die sehr dünnen bis extrem mageren Models, die solche Kleidung tragen und so indirekt zeigen, wie frau auszusehen hätte. Nach diesen Modeseiten kommen oft andere, sich mit Schönheit beschäftigende Themen, v. a. Kosmetik und diverse Praktiken der Körperoptimierung werden vorgezeigt und beschrieben. Oft finden sich hier auch Berichte von sog. „Schönheitsoperationen" der plastischen Chirurgie, die es Frauen (scheinbar) möglich machen können, so auszusehen, wie sie wollen (Abschn. 2.4). Als weitere Rubrik in den Print-Medien für Frauen findet sich eine Kategorie Gesundheit, in der oft Diäten, spezielle Ernährungsformen und Fitnesstipps versammelt sind. Sie sollen es den Leserinnen offenbar möglich machen, so auszusehen wie auf den ersten Seiten der Fashionbeispiele. So weit, so gut. Beim Weiterblättern finden sich jedoch dann auch andere Themen und Ideale. Zum einen gibt es oft Deko-Tipps für die Wohnung und Homestorys, in denen Frauen oder Paare ihre besonderen Anwesen und Wohnungen präsentieren – hier wird das Ideal der guten und kreativen Hausfrau bedient. Ebenso fallen Rezepte für Feste/Festtage oder die jeweilige Saison in diese Kategorie, die oft den zuvor propagierten Diätideen in ihrer Opulenz widersprechen. Auch Reportagen von gelungenen und gescheiterten Beziehungen, Ratgeber für Paar- und Eheprobleme oder Erziehungsratgeber fallen in eher traditionelle Rollenbildkategorien. Und schließlich folgen noch Porträts von berühmten oder halbberühmten erfolgreichen Frauen, die es geschafft haben und beruflich Karriere gemacht haben. Oft finden sich auch diverse Hinweise, wie Frauen ihre Träume verwirklicht haben, was frau „für sich“ tun kann. Dabei können unterschiedliche Ideen wie Meditieren, Kräuter sammeln, ein Musikinstrument oder eine Sprache lernen, reisen, einen Tag Auszeit nehmen, sich kreativ zu betätigen etc., um sich selbst zu finden und entspannt zu sein, vorgeschlagen werden. Ein bunter Mix von gänzlich unterschiedlichen Ansprüchen also, von modisch, mit „guter Figur“, gesund und sportlich fit, erotisch, beruflich erfolgreich und selbstbewusst, in einer gelingenden Partner*innenschaft lebend, die auch sexuell erfüllend ist, Kinder fördernd, einen guten Haushalt führend, kreativ und dabei sich selbst verwirklichend und entspannt zu sein! Und das alles möglichst bis ins hohe Alter. Frauen tendieren dazu, sich diese so unterschiedlichen Anforderungen (siehe oben: Wahlbiografie) zur Aufgabe zu machen und können verzweifeln, wenn es in einigen Kategorien nicht gelingt. Schon Mädchen orientieren sich an solchen Idealbildern und sind von sich enttäuscht, wenn sie merken, dass sie es nicht schaffen, all diesen zu entsprechen.

Frauen sind nach wie vor die Hauptverantwortlichen für die Ernährung. Das beginnt mit dem Stillen der Babys, und wenn diese heranwachsen, machen es sich vor allem die Mütter zur Aufgabe, dass die Kinder gut und gesund essen. Frauen bereiten (zumeist) die Mahlzeiten für Kleinkinder zu (da sie ja hauptverantwortlich für diese sind, weil in Karenz oder Teilzeitarbeit) und machen die alltägliche Menüplanung. Sie haben im Kopf, welche Nahrungsmittel noch vorhanden sind, was wer zum Essen braucht, ob für die Feiertage genug eingekauft wurde bzw. wissen, wer was gerne isst und was nicht verträgt (vgl. oben: mental load). Frauen beschäftigen sich mit den gesundheitlichen Aspekten von Essen und haben oft ein schlechtes Gewissen, wenn Sie „nur schnell etwas machen“ und den Kindern statt einer ausgewogenen und aufwendig frisch zubereiteten Mahlzeit eine aus (Halb-) Fertigprodukten bestehende auftischen[9].

Die Verquickung von Essen und Liebe, die beim Stillen beginnt, ist stark. Es ist für Mütter schwierig, mit Kindern umzugehen, die ihr Essen verweigern, unersättlich sind oder Essen mit ganz speziellen Vorlieben, Bedürfnissen und Ritualen verknüpfen. Mutters Nahrung zu verweigern kann von diesen als persönliche Ablehnung ihrer Liebe und Fürsorge interpretiert werden[10].

Frauen leisten einen Großteil der sog. Beziehungs- oder Emotionsarbeit, d. h., sie kümmern sich um das emotionale Wohlergehen von Partner*innen, Kindern oder sonstigen Angehörigen (Meier-Gräwe 2015), der Kund*innen und oft auch der Kolleg*innen im Job.

Diese Streiflichter auf aktuelle gesellschaftliche Bedingungen machen klar, welche höchst unterschiedlichen Herausforderungen Frauen in ihrem Leben unter einen Hut bringen sollen. Viele Frauen schaffen das auch, arrangieren sich, widerstehen und einige erfüllen diese Anforderungen auch. Psychotherapeut*innen brauchen Kenntnisse und Beachtung dieser Gegebenheiten, wenn sie mit Frauen arbeiten, speziell im Falle von Essstörungen. Denn diese gesellschaftlichen Bedingungen sind zutiefst mit der Entstehung und Aufrechterhaltung dieser psychischen Störungen verwoben (Abschn. 3.1).

2.4 Schöne Körper: Eine mediale Inszenierung

Wie im Kap. 1 skizziert, unterscheiden wir in der Integrativen Anthropologie zwischen dem „Leib“ und dem „Körper“ eines Menschen (Petzold und Sieper 2012).

Dieser Körper ist bei Essstörungen unmittelbar über biologisch-somatische Prozesse involviert (Kap. 1 bio-psycho-sozial): Unser Körpertypus ist weitgehend genetisch festgelegt, Hormone regeln Appetit und Hungergefühle und unser Grundumsatz und Stoffwechsel bestimmen die Nahrungsverwertung. Nahrungsmittel wirken sich unterschiedlich auf unterschiedliche Körper aus und physiologische Mechanismen wie Setpoint und Effekte von Nahrungsrestriktion sind biologisch verankert.

---

[9] Wieder sei darauf hingewiesen, dass dies Durchschnitts- und Mehrheitsphänomene sind. Es gibt immer mehr Männer, die sich nicht nur finanziell für die Ernährung der Familie (mit)verantwortlich fühlen.

[10] Jede*r, die schon für andere Mahlzeiten zubereitet hat, die dann nicht geschätzt oder abgelehnt wurden, kann das sicher gut nachvollziehen.

Neben diesen biologisch-somatischen Gegebenheiten, die zum Begriff Körper gehören, erweitert sich die Betrachtung des Menschen in integrativer Sicht um die Elemente „psycho“ und „sozial“. In Bezug auf Körperlichkeit heißt dies ein Einbeziehen aller drei Dimensionen und wir bezeichnen diese Synergie von Einflüssen und Dimensionen „Leib“. Wir stehen mit dieser Auffassung der Leiblichkeit der Integrativen Therapie in der Tradition der Phänomenologie (Referenzautoren sind Maurice Merleau-Ponty, Hermann Schmitz und in jüngerer Zeit Thomas Fuchs). Wie in Kap. 1 ausgeführt, ist unsere Leiblichkeit die Grundlage unserer Existenz in dieser Welt. Wir sind von Anfang an mit unserer Umwelt verwoben, brauchen ihre Reize, ihre lebenserhaltenden Bedingungen und die sozialen Komponenten zur Entwicklung unseres Mensch-Seins. Diese Verbundenheit des Leibsubjekts Mensch mit der biologisch-physikalischen wie sozialen Umwelt und das schrankenlose Ineinandergreifen von emotionalen Befindlichkeiten und biologischen Prozessen macht uns Menschen aus. Leiblichkeit ist enkulturierte Natur in einer persönlichen, einmaligen Form, d. h., das Leibsubjekt Mensch ist immer nur denkbar in der es umgebenden Kultur. Es gibt keinen „natürlichen“ Leib, da schon mit der Art der Geburt, der Pflege des Babys, der ausgesprochenen und unausgesprochenen soziokulturellen Normen für Haltung Bewegung, Kontaktnahme, Nähe etc. Individuen in die sie umgebende Kultur eingeschrieben werden bzw. diese in deren Leiblichkeit. Dem gegenüber steht in der Phänomenologie der Begriff des Körpers, eines dinghaften Objekts, das der Mensch quasi besitzt und manipulieren kann (Fuchs 2015). Wir bewegen uns in unserer Wahrnehmung ständig zwischen diesen beiden Polen und können als gesunde Menschen beide Standpunkte einnehmen und verstehen. Bei einem Besuch beim Friseur, bei Tätowierungen, beim Training im Fitnessstudio, in der Kosmetik oder bei Handlungen der Körperpflege tun wir etwas für diesen Körper und bemühen uns, ihn zu formen oder zu verschönern oder gut zu erhalten. Wenn uns das Herz im Leibe hüpft vor Freude, wenn wir bleischwere Glieder haben vor Traurigkeit, wenn uns die Angst die Kehle zudrückt und wir kaum Atem holen können oder vor der Schönheit der Welt uns weit und leicht fühlen, dann sind wir eins mit unserem Leib, unseren Emotionen, unserem Sein.

Wie steht nun diese uns umgebende Kultur zum Leib/Körper – und wie beeinflusst sie ihn damit?

Moderne Wohlstandsgesellschaften sind zugleich körperfixiert als auch in einem gewissen Maße leibfeindlich. Dem Körper wird außerordentlich viel Aufmerksamkeit geschenkt. Es gibt unzählige Praktiken, ihn zu pflegen, ihn gesund und fit zu erhalten. Andererseits ist unsere Arbeitsumgebung oft leibfeindlich, im Beruf üben Menschen sitzende Tätigkeiten aus oder sind durch körperlich-eintönige Bewegungen und Anforderungen belastet (langes Stehen, Kunstlicht, Lärmbelästigung …) – dies entspricht nicht der Conditio humana. Damit Menschen damit umgehen können, müssen sie sich etwas von ihrem Leib „entfremden“ (Schmidt 2017) und Unbehagen ausblenden. Das kann sich so verfestigen, dass Menschen den leiblichen Aspekt ihrer Existenz gar nicht mehr wahrnehmen und für sie nur mehr der zu ihrer Verfügung stehende (von ihrem inneren Fühlen abgetrennte) Körper existiert.

2.4.1 Körper und Medien

Und dieser Körper ist wahrhaftig zentral in unserer Kultur (Meuser 2014). Viele Publikationen widmen sich der Körperlichkeit des Menschen: neben Büchern zu Fitness und Training, unzähligen Ernährungs- und Diätratgebern hin zu monatlichen Journalen, die nichts als die Optimierung dieses Körpers beschreiben und verherrlichen (z. B. Men's Health, Women's Health. Fit for Fun, Vital, Sport Aktiv, Shape etc.). Die sozialen Medien sind als bedeutendstes mediengeschichtliches Phänomen der jüngsten Zeit voll von Beiträgen, die sich mit dem Thema Schönheit, Wohlbefinden, Fitness und den Praktiken, diese zu erreichen beschäftigen. Influencer*innen und Blogger*innen erreichen über Follower*innen auf Instagram, Twitter, YouTube, Facebook u. a. eine große Zahl an Menschen. Diese werden durch den Aufbau dieser Kommunikationskanäle dazu verleitet, immer intensiver und mehr davon zu konsumieren, Likes und Kommentare abzugeben – ein suchtartiges Verhalten kann sich etablieren (Evers-Wölk et al. 2019). Die Influencer*innen suggerieren ihrer Community, dass das eigene Glücksgefühl und der persönliche Erfolg von einem sportlichen und schönen Körper abhängen, der mittels richtiger Ernährung und den richtigen Übungen und Praktiken erreicht werden kann. Die Verknüpfung von Körperwissen und Körperpraktiken in sozialen Medien und deren massenhafter Konsum sind ein Phänomen der letzten 10 bis 20 Jahre.

Dieser Trend ist vor dem Hintergrund eines neoliberalen Gesellschaftsmodells zu sehen, in dem der/dem Einzelnen die Verantwortung für ihr/sein Glück, Erfolg und Wohlergehen ganz in die eigenen Hände gelegt wird. Nichts ist in diesen modernen, liberalen westlichen Gesellschaften scheinbar unmöglich, so wird propagiert. Wenn man sich nur genügend anstrengt, nur die richtigen Praktiken anwendet, sich gut in Netzwerken bewegen kann und dem eigenen Weg folgt, dann tritt der Erfolg ein. Glück wird zu einer individuellen Aufgabe – und oft bedeutet Glück, einen sexy, fitten, wohlproportionierten Körper zu haben. Umgekehrt gilt: Ist der eigene Körper einmal in diese Form gebracht, stellt sich Glück, Zufriedenheit und Erfolg ein. Beispiel war etwa die umstrittene Unterhaltungsshow

„Germany's Next Top Model": Nicht Aussehen, Ausstrahlung und Intelligenz sind in der Show gefragt, sondern v. a. das Gewicht. So musste eine Teilnehmerin mit einer Größe von 1,75 m und einem Gewicht von 52 kg die Show verlassen, weil sie in den Augen der Jury zu dick war. Und das, obwohl Expert*innen das Gewicht der Teilnehmerin eher im Gefahrenbereich der Magersucht sahen. Inzwischen gibt sich das Format etwas diverser, dennoch siegen fast immer die mageren, großen Frauen, dickere und ältere Teilnehmer*innen schneiden höchstens mit Anerkennungspreisen ab.

Die Medien sind höchst ambivalent, um nicht zu sagen heuchlerisch: So berichten die sog. Frauenzeitungen immer wieder entsetzt über Essstörungen oder bringen berührende Schilderungen von Betroffenen, bilden auf den Modeseiten aber nach wie vor die untergewichtigen Frauen als Schönheitsideale ab! Auch zahlreiche Werbe-Botschaften arbeiten mit (geschönten) Bildern von mageren Frauen.

Das Alles-ist-erreichbar wird von unzähligen Praktiken der Körperoptimierung unterstützt: Ernährungsregeln und Diäten, Sport und Übungen, Styling und Kleidung, und schließlich gibt es ja, sollte das alles nicht von Erfolg gekrönt sein, die Möglichkeit, sich mithilfe chirurgischer Eingriffe doch noch einen idealen Körper zu verschaffen, zumindest annähernd. Die hohe narzisstische Besetzung des (eigenen) Körpers, die Wichtigkeit seiner Form für eine erfolgreiche Existenz in dieser Gesellschaft münden in einem Imperativ: „Du hast den Körper, den Du verdienst".

Zugleich sind wir – je häufiger wir Print- und soziale Medien nützen, umso mehr – mit einer unerschöpflichen Flut von Bildern makelloser und den jeweils in einer social world vorherrschenden Schönheitsidealen entsprechenden[11] Körpern konfrontiert. Diese so perfekten Körper entstehen nicht allein durch die Ausübung der von den jeweiligen Communities beschriebenen Praktiken, sondern ebenso durch die Bearbeitung der Fotos mittels Photoshop und anderer Software zum Optimieren von Bildern. Dabei kann selbst ein nicht so ganz gelungenes Foto eines nicht so ganz entsprechenden Körpers zu einer perfekten Illusion umgewandelt werden. Wir wissen das zwar alle, fallen aber als Wesen, die hauptsächlich über optische Wahrnehmung ihre Wirklichkeit generieren, dennoch immer darauf herein. Vor allem Kinder und Jugendliche sind in Gefahr, unrealistischen Körperidealen entlang der Geschlechterbilder zu folgen und sich an

[11] Es gibt nicht nur ein Schönheitsideal, die propagierte Idealform ist in unterschiedlichen Communities unterschiedlich und reicht von eher muskulös bis zu sehr mager.

solch illusorischen Vorbildern zu messen (Döring 2023). TikTok bietet eine automatisierte Retuschierung des eigenen Bildes an (Bold Glamour), die als gefährlich für Heranwachsende eingeschätzt wird. Einige Staaten (Israel, Norwegen, Großbritannien) haben deshalb Gesetze erlassen, die es für Influencer*innen verpflichtend machen, retuschierte Fotos zu kennzeichnen.

Der Konsum dieser Medien und Themen führt zu einem permanenten Vergleich, in dem eigene Körperlichkeit an perfekten Bildern gemessen wird. Zahllose Studien beweisen die psychisch belastenden Folgen einer solchen Mediennutzung. Sie geht einher mit einer hohen Zahl an sozialen Vergleichen und diese münden in Gefühle von Ungenügen, Traurigkeit und Enttäuschung, da es unmöglich ist, all den dargestellten Anforderungen zu entsprechen (z. B. Lee 2014; Ozimek und Bierhoff 2019). Besonders (junge) Frauen sind gefährdet, sich in ihrem Aussehen und ihrer Körperlichkeit permanent an anderen zu messen und dysphorische, depressive Gefühle zu entwickeln (Nesi und Prinstein 2015). Frauen und Mädchen stellen sich auch mit anderen Inhalten dar als männliche Instagram-Nutzer. Bei ihnen überwiegen Themen von Lifestyle, Schönsein und Sich-Verschönern, und wenn sie in diesen klischeehaften Darstellungen bleiben, bekommen sie mehr Likes ihrer Follower*innen (MaLisa Stiftung 2019).

2.4.2 Der schöne Körper

Die feministischen und frauenspezifischen Theorien beschäftigen sich zentral und viel mit der Leiblichkeit und den Anforderungen an Körperlichkeit von Frauen (Riegler und Ruck 2011). Ihre Thesen sind in dieses Buch eingeflossen.

Schönheitsideale ändern sich im Laufe der Zeit und sind in unterschiedlichen Kulturen oft unterschiedlich (Penz 2004). Derzeit haben wir durch die oben beschriebene weltweite hohe Nutzung des Internets allerdings den Trend zu verzeichnen, dass das westliche Wohlstands-Schönheitsideal weltweit als Standardmaß genommen wird.

Was ist nun schön? Schön ist oft das, was schwer zu erreichen ist. In Zeiten von Hunger und Nahrungsmittelknappheit galten wohlgenährte, üppige Körper als schön, leistungsfähig und begehrenswert. Als die Mehrzahl der Menschen ihre Arbeit im Freien verrichtete, waren ungebräunte Haut und blasser Teint das Ideal. In den westlichen Wohlstandsgesellschaften steht heute hochkalorische Nahrung im Überfluss, leicht erreichbar und fast rund um die Uhr zur Verfügung. Wir verbringen die meiste Zeit des Tages in Innenräumen, fernab bräunender Sonnenstrahlen und arbeiten immer weniger körperlich. Und siehe da, der ideale schöne Körper ist (leicht) gebräunt, muskulös bzw. schlank bis mager.

Seit den 1920er-Jahren – mit der massenhaften und billigeren Herstellungsmöglichkeit großer Spiegel und dem Aufkommen der Fotografie – rückte der Blick von dem schönen Antlitz zunehmend auf den ganzen Körper (Penz 2004). Nicht mehr allein die Schönheit des Gesichtes war für Mädchen und Frauen wichtig, sondern ihre gesamte Erscheinung und die Perfektion ihrer Körperlichkeit wurden von anderen wie ihnen selbst zunehmend bewertet. Mädchen von heute sind mit ihren Gesichtern zufriedener und haben den Fokus ihrer Bemühungen um Schönheit – bedeutet Schlankheit – auf den gesamten Körper ausgedehnt. Waltraud Posch (2009) ist in ihrer hervorragenden Analyse zu Schönheitsidealen zu dem Schluss gekommen, dass in Abwandlung eines alten Bonmots nicht mehr die Kleider, sondern die Körper „Leute machen"; ein schöner Körper ist ein Statussymbol, heißt „ich gehöre zu den Schönen, Erfolgreichen". Seit den 1960er-Jahren wandelt sich die Idealvorstellung des weiblichen Körpers von der früher propagierten Üppigkeit von Busen und Hüften: Das erste Magermodel Twiggy verkörpert in den 1960er-Jahren erstmals einen gänzlich anderen Typus Frau und die Modeindustrie setzte zunehmend auf dünne, anfangs noch kleine, aber jedenfalls jungenhafte Körper. Mit dieser neuen Idealvorstellung von Frauenschönheit wurde es erstrebenswert, als Frau dünn, schlank und anfangs klein, jetzt groß zu sein.

Wir verzeichnen Essstörungen nunmehr schon bei Frauen in der dritten Generation. . Jene Frauen, die sich in den 1960er- und 1970er-Jahren mit dem gewandelten Schönheitsideal westlicher Prägung auseinandersetzen mussten, sind die Mütter oder schon Großmütter der Frauen, die sich heutzutage mit dem Thema Essen herumschlagen. Heutige Mädchen und junge Frauen wachsen mit unerreichbaren Körperbildern in den Medien und dem oft subklinischen bis hin zu offensichtlich gestörten Essverhalten der eigenen Mütter sowie Großmüttern auf (Pauli 2019). Im öffentlichen wie im privaten Bereich ist das Thema Körper permanent präsent. Der derzeitige Diskurs über den Körper führt zu einer Destabilisierung des Bildes des eigenen Körpers und zu einer neuen obsessiven Beschäftigung mit ihm. Beides wird in der Familie und anderen frühen Sozialisationsinstanzen vermittelt, dort, wo Körpergefühl erworben wird (Orbach 2010). Geformt werden diese Bilder über Körperlichkeit durch die früheste Interaktion mit den Bezugspersonen. Sie fungieren als die Träger*innen der Normen und Imperative unserer Kultur, die besagt, wie der Körper auszusehen hat und wie mit ihm umzugehen ist (Abschn. 2.2).

Das propagierte Ideal für Frauenkörper schwankt zwischen mager bis dünn und schlank-muskulös – und ähnelt insgesamt oft eher einem Knabenkörper (Pauli 2018). Beobachtbar ist eine weltweite Vereinheitlichung der Körper-Schönheitsideale im Sinne einer Verwestlichung mit längerer Nase, längeren Beinen, heller Haut, großen Augen. Das Schönheitsideal ist das einer untergewichtigen, übergroßen Frau, mit schmaler Taille, üppiger Oberweite und einem runden Popo. Dass diese Kombination von Natur aus sehr selten zu finden ist, ist offensichtlich und nur ganz wenige Frauen entsprechen diesem Bild; dennoch streben unzählige Frauen danach, sich dem Ideal anzunähern (Orbach 2021).

Über die Verbreitung in den sozialen Medien (vgl. oben) werden immer mehr abstruse „challenges" und Kriterien für Schönheit/Attraktivität kreiert: Der Tigh-Gap etwa ist die Forderung, dass die inneren Oberschenkel einander nicht berühren sollten, wenn eine Frau gerade dasteht. Legging Legs meint dasselbe und bezieht sich auf dünne Beine, die in engen Leggings präsentiert werden und einen deutlichen Abstand zwischen den Oberschenkeln aufweisen[12]. Die Bikini-Bridge bezeichnet den über die Hüftknochen gespannten unteren Teil der Badebekleidung, der nicht am Bauch aufliegen darf, weil dieser im Liegen einfällt. Die Schmalheit der Körpermitte kann mithilfe eines Kopfhörers gemessen werden, der sich um die Taille legen lässt und die Dünnheit des Oberkörpers in der Collarbones Challenge, in der gemessen wird, wie viele Münzen sich auf die hervorstehenden Schlüsselbeine stapeln lassen. Diese abstrusen Messlattem zeigen, dass Frauen in den westlichen Gesellschaften mit einem Schönheitsideal leben, das eindeutig untergewichtig ist. Ein Maß für Schönheit/Schlankheit und „gute Figur" für Frauen ist das sog. Traummaß von „90-60-90" (Brust-Taille-Hüfte in Zentimeter). Wenn man Kleidergrößen-Maßtabellen heranzieht, dann beträgt die Taille eines vierjährigen Kindes 59 cm, jene eines fünfjährigen Kindes 61 cm und der durchschnittliche Taillenumfang von 11-jährigen Mädchen 64,4 cm. Der Idealkörper, der diesem Schönheitsideal entspricht und dem Frauen folgen sollten, hat demnach einen Taillenumfang von viereinhalbjährigen Kindern, einen Hüftumfang von durchschnittlichen 13-jährigen Mädchen und eine Körpergröße eines Mannes (vgl. Posch 2009, 86 ff.). Noch vor 30 Jahren wogen Fotomodelle etwa acht Prozent weniger als die durchschnittliche Frau. Mittlerweile wiegen sie im Durchschnitt um 23 % weniger. In einer vom Karmasin Institut durchgeführten Studie zur Wahrnehmung von Frauenbildern in den Medien (2008) bei Frauen in Österreich wurde festgestellt, dass 57 % der Österreicherinnen Kleidergröße 40 tragen. Die Konfektionsgrößen 32 und 34, die in etwa den sogenannten Modelmaßen entsprechen würden, tragen lediglich 6 % der Befragten.

[12] Diese Forderung bleibt für viele Frauen trotz Abmagerung unerfüllbar, ist sie doch anatomisch von der Breite der Hüften bestimmt.

Dies stellt viele junge dünne Mädchen gerade in den ohnehin schon herausfordernden Zeiten der Pubertät und Adoleszenz in eine extrem schwierige Situation: Während sie als Kinder zumeist noch eher einem propagierten (knabenhaften) Körper entsprachen, kommt nun mit dem Einsetzen der körperlichen Veränderungen quasi ein Abstieg im Schönheitsideal auf sie zu: Die bisher schlanken, oft kaum beachteten Körperformen beginnen sich zu runden und „unkontrollierbar" zu wachsen – auch an Stellen, an denen das gar nicht erwünscht ist, wie an den Beinen, v. a. Oberschenkeln oder Popo und Hüften. Die kritische Betrachtung des eigenen Körpers beginnt oft schon sehr früh. Bereits Kinder beschäftigen sich mit ihrem Aussehen und Gewicht: 61 % der Mädchen haben im Alter zwischen 12 und 14 Jahren begonnen, sich Gedanken über ihr körperliches Erscheinungsbild zu machen. Besonders deutlich wird der Zusammenhang zwischen dem Selbstwertgefühl und dem Gefühl, gut auszusehen, dann bei den 15- bis 17-Jährigen, für die Schönheit ein zentrales Thema ist. Dabei haben die Jugendlichen kein sehr positives Bild von sich selbst: Ein sehr hohes Selbstwertgefühl ist nur bei 10 % der Mädchen in diesem Alter gegeben (Karmasin Motivforschung 2008).

Das Selbstwertgefühl von Mädchen und Frauen ist eng verbunden mit einer Objektivierung des eigenen Selbst: Der Sozialisationsprozess von Frauen bringt diese dazu, eine Objektivierung ihres eigenen Selbst anzuwenden, d. h. sich wie von außen (kritisch) zu betrachten und viel Wert auf die diesbezüglichen Rückmeldungen anderer zu legen (Schutzbach 2021).

Denn dieser weibliche Körper ist von vielerlei „Problemzonen" geplagt – wie die Schönheitsratgeber und Journale jene Körperpartien bezeichnen, die besonders selten den strengen Anforderungen des Ideals gerecht werden. Und deren gibt es viele: von der Problemzone Hals und Dekolletee, den Oberarmen, über den Busen weiter zu Bauch und Taille, den Hüften, dem Gesäß, den Oberschenkeln. Es scheint, als ob der weibliche Körper im Grunde genommen ganz aus Problemzonen bestünde.

Mädchen sind deutlich unzufriedener mit ihrem Körper als Jungen. In einer Umfrage bei Wiener Schüler*innen (Wiener Programm für Frauengesundheit 2015) gaben über 90 % an, „oft" oder „immer" etwas an ihrem Körper ändern zu wollen. Im Vergleich zu den Jungen gab nur ein kleiner Teil der Schülerinnen an, „selten" oder „nie" etwas ändern zu wollen. Fast 40 % der Schülerinnen (28 % Schüler) hatten Selbstwertprobleme aufgrund ihres Gewichts, und sie konnten ihre tatsächliche Figur im Vergleich schwer einschätzen. Die Wunschfigur war bei über 75 % der Schülerinnen (und 30 % der Schüler) untergewichtig bis stark untergewichtig (Abschn. 3.2.2). Die Wahrnehmung eigener körperlicher Mängel und Stärken, Körperideale und Körperängste wirken in erwachsenen Frauen weiter, so wird unsichere Körperlichkeit von einer Generation an die nächste übergeben (Orbach 2010).

Neben dem Diktat der Schlankheit/Magerkeit dominieren zwei weitere Ideale: das der Jugendlichkeit und das der Fitness. Schön ist nicht nur der dünne Körper, er muss auch jugendlich, faltenlos und straff, am besten definiert muskulös sein. Das Diktat der Schönheit, das noch vor 50, 60 Jahren mit zunehmendem Alter der Frauen milder wurde und für verheiratete Frauen nicht mehr so wesentlich, treibt in unserer Zeit Frauen aller Altersstufen um – zum unerreichbaren Schlankheitsideal kommt dann das noch weniger herstellbare Jugendlichkeitsgebot.

Da wir, wie oben ausgeführt, in einer Gesellschaft leben, die nicht in Leib-Bezügen denkt und fühlt, sondern in Körper-Machbarkeits-Phantasien gefangen ist, setzen unzählige Menschen, v. a. Frauen, viel Energie, Lebenszeit und finanziellen Aufwand daran, diesen Idealen zu entsprechen. Ganze Industrien leben davon, die Fitness- und Diätbranchen verzeichnen in Europa Umsätze in Milliardenhöhe und leben von der Unerreichbarkeit dieser Ideale.

Erwähnt werden muss auch, dass es kleine, aber doch sichtbare Gegenströmungen gibt, die ihrerseits ebenso über das Internet und soziale Medien vermarktet werden. Die „Body-Positivity"-Bewegung (Cohen et al. 2021) wendet sich gegen die unrealistischen Schönheitsideale: Sie will Frauen ermutigen, sich und ihren Körper schön zu finden, egal wie und ob er den herkömmlichen Anforderungen an Attraktivität entspricht. Sie ermutigt Frauen (und Männer), sich nicht zu verstecken und ihr Leben und Glück nicht von dem Erreichen abstruser Schönheitsvorstellungen abhängig zu machen. Allerdings kann auch das schon wieder zu einem Gebot ausarten: Sich mit allen Fehlern schön zu finden und diese Fehler besonders zu lieben, ist ebenso anstrengend, wie es nicht zu tun (Lechner 2022).

Damit zusammenhängend gehen einige (Print-)Medien dazu über, bei Modefotos auch ältere oder etwas runder geformte Models einzusetzen – dies ist jedoch nach wie vor die Ausnahme, und selbst dann sind die hier verpflichteten Models hochattraktiv und werden ebenso mit den Mitteln der Fotobearbeitung makellos gemacht.

Im Spannungsfeld dieser Anforderungen bewegen sich Psychotherapeut*innen, die mit Menschen mit Essstörungen arbeiten.

2.4.3 Sexualisierte Bilder

Nicht unerwähnt möchte ich die Tatsache lassen, dass die Medien dazu tendieren bzw. dort auch ganz offensichtlich beabsichtigt wird, Körper sexualisiert darzustellen. Dies gilt für weibliche und männliche Körper – allerdings ist die sexualisierte Inszenierung bei weiblichen Körpern noch deutlicher und ubiquitärer (Görtler 2012). Im Zusammenhang mit der ebenso zunehmenden Pornografisierung (Vogelsang 2021) geht es also nicht nur darum, einen schönen Körper zu präsentieren, sondern einen mit erotischer Ausstrahlung, der begehrenswert erscheint. Dies zeigt sich schon in der Darstellung von Kindern, besonders in der Werbung und Modefotografie, wo kleine Mädchen erotisch inszeniert werden (Lamb 2009). Viele Mädchen folgen diesem Trend dann in ihren Selbstdarstellungen im Netz und folgen damit einer Ästhetik, die sie zum Objekt macht.

Parallel dazu entwickeln sich auch andere Ästhetiken (Döring 2023), die jedoch den Mainstream nicht maßgeblich ändern. Sie bieten allerdings Nischen für alternative Selbstdarstellungen.

2.5 Frauenspezifische/Feministische Psychotherapie

Feministische bzw. Frauenspezifische Psychotherapie ist keine eigene Psychotherapieform, sondern eher als eine Haltung zu bezeichnen, in der gendersensibel und parteilich mit Patientinnen gearbeitet wird (Schigl 2011a).

2.5.1 Geschichte

Feministische Psychotherapie-Konzepte entwickelten sich seit den späten 1960er- bis zum Beginn der 1990er-Jahre im Zuge der zweiten Frauenbewegung. Am Anfang standen die sog. *Consciousness Raising-Groups,* Gesprächsgruppen von Frauen, die ihre Erfahrungen aus ihrem alltäglichen privaten Leben austauschten. Die dort aufkommenden Themen drehten sich häufig um Gesundheit und Sexualität, etwa um selbstbestimmte Geburt und Abtreibung, und mündeten in einer Kritik an der männerdominierten Gynäkologie und der Medikalisierung weiblicher Fruchtbarkeit. Gesellschaftliche Probleme im Patriarchat, die in den psychosozialen und psychotherapeutischen Feldern bis heute zentral sind, wurden hier erstmals artikuliert: Ungleichbehandlung und Selbstbestimmung von Frauen, Gewalt in nahen Beziehungen, psychische Erkrankungen, Übergriffe und sexualisierte Gewalt an Kindern, v. a. Mädchen etc. In diesen Consciousness-Raising-Gruppen gab es vier Grundregeln: Es durften nur Frauen teilnehmen; sie sollten bei ihren Erzählungen von persönlichen Erfahrungen berichten; es gab keine Expertin/Leiterin. Daraus folgend herrschte eine Gleichrangigkeit aller Gruppenmitglieder. Heute würden wir diese Gruppen wohl als Selbsterfahrungs- oder Selbsthilfegruppen mit politischem Anspruch einordnen. Ausgehend von den USA verbreitete sich diese Form, miteinander zu arbeiten, auch in Europa (Ruck et al. 2019): Die in den Gruppen sozialisierten Frauen gründeten die ersten Frauencafés, Frauenberatungs- und Frauengesundheitszentren und die ersten Frauenhäuser. Diese Beratungsstellen griffen auf die in den Gruppen gesammelten Erfahrungen zurück und es etablierten sich Beraterinnen, die vor dem Hintergrund eines politisch-emanzipatorischen Anspruchs Hilfe bei psychosozialen Problemen wie Gewalterfahrung anboten oder sich mit emanzipatorischer Mädchenarbeit beschäftigten. Zwischen 1977 und 1999 fanden im deutschsprachigen Raum jährliche feministische Frauentherapie-Kongresse statt, in denen Erfahrungen ausgetauscht und diskutiert wurden und sich allmählich ein gemeinsames Verständnis einer emanzipatorischen Psychotherapie mit Frauen entwickelte (Rommelspacher 1987; Bilden 1992). Zeitgleich etablierten sich (v. a. humanistische) Psychotherapieverfahren in Europa. Sie begannen Ausbildungen anzubieten und zogen auch feministisch denkende Frauen an (Schigl 2018b). Die Bezeichnung „Feministische Psychotherapie" tauchte erstmals im Buch von Luise Eichenbaum und Susie Orbach (engl. 1982, dt. 1984) auf.

Die in den damaligen Frauenforen diskutierten Themen und Erkenntnisse sind inzwischen Wissensbestand im psychosozialen Feld und haben sich etwa als Perspektive in der Epidemiologie (Unterschiede im Auftreten von Krankheiten), der Medizinsoziologie, aber auch praktisch in den vielfältigen Einrichtungen zum Gewaltschutz etabliert (Schigl 2007).

Heutzutage gibt es kaum mehr Therapeutinnen, die ihr Therapieangebot als „feministisch" bezeichnen, v. a. nicht außerhalb spezialisierter Einrichtungen wie Frauenberatungsstellen. In der Benennung zeigt sich die Verschiebung der Blickwinkel: von der radikalen „feministischen" Psychotherapie hin zu „genderspezifischen" Ansätzen für jeweils Frauen und Männer bzw. LGBTIQ[13] -Personen, wie Frauen- und Männerberatungsstellen, Frauenhäuser, Stellen zur Beratung homosexueller Menschen etc. Mit dieser Etablierung sozialkonstruktivistischer Theorien[14] wurden weniger Frauen und Männer als solche in den Blick genommen als die generelle Konstruktion von Gender in den Gesellschaften – wir sprechen deshalb heute eher von einer gendersensiblen oder genderkompetenten Psychotherapie (Schigl und Ahlers 2023). In den letzten Jahren dominiert im Feld gendersensibler Angebote die Beschäftigung mit neuen Gender-Identitäten bzw. die

[13] Akronym für Lesbian-Gay-Bisexual-Transsexual-Intersexual-Queer.

[14] Anstelle der differenztheoretischen Annahmen (vgl. Schigl 2011b)

Unterstützung jener Menschen, deren Geburtsgeschlecht nicht dem gefühlten Gender entspricht.

2.5.2 Hintergrundannahmen

Feministische Psychotherapie hat kein einheitliches Theoriegebäude entwickelt, was sich dadurch erklärt, dass ihre Protagonistinnen aus vielerlei Psychotherapieschulen kamen, zumeist humanistischen, körperorientierten oder musiktherapeutischen Richtungen, und viele der großen Vordenkerinnen aus tiefenpsychologischer Tradition (Abschn. 2.2.1) (Kopala und Keitel 2003). Feministische Psychotherapie ist weniger ein spezielles Verfahren als vielmehr eine Haltung, „eine vor die [jeweilige Therapie-] Methodik gesetzte Analyse der gesellschaftlichen Verhältnisse“ (Scherl und Fritz zit. n. Scheffler 2010, S. 31). Das heißt, ihre Anthropologie betont die soziale Bedingtheit der Menschen und ist optimistisch, was Änderungen der persönlichen und gesellschaftlichen Verhältnisse betrifft. Am ehesten ließe sie sich den humanistisch-existentiellen bzw. systemischen Ideen zuordnen.

Feministische bzw. frauenspezifische Psychotherapie erwächst v. a. aus einem differenztheoretischen Denken, das besagt, dass Frauen und Männer aufgrund ihrer unterschiedlichen Sozialisation, Stellung in der Gesellschaft und damit auch Lebensbedingungen unterschiedliche Bedürfnisse und Herausforderungen haben. Auch die sozialkonstruktivistischen Ansätze zur Generierung von Weiblichkeiten und Männlichkeiten finden Eingang. Die wichtigste Prämisse ist, insgesamt gesehen, eine Abkehr vom individualisierenden Blick auf Gesundheit und Krankheit und die konsequente Verknüpfung dieser Parameter mit gesellschaftlichen Bedingungen. Der kritische Blick auf die Umstände, unter denen Frauen, Männer und v. a. auch LGBTIQ-Personen leben (müssen) und deren Koppelung mit Phänomenen von Krankheit und Leid bedeuten eine Abkehr von individuumzentrierten, intrapsychischen Pathogenesevorstellungen. Ätiologie und Diagnosen werden nicht mehr rein individuell mit biologischen Parametern und persönlichen Risikofaktoren beschrieben, sondern es werden gesellschaftliche Bedingungen in den social worlds, in denen Frauen und Männer leben, ebenso zur Erklärung in den Blick genommen – so wie es auch in diesem Buch geschieht. Dabei sind Frauen nicht nur passive Objekte ungünstiger patriarchaler Bedingungen, sondern wirken aktiv handelnd an der Konstruktion dieser Bedingungen mit.

Vor diesem Hintergrund hinterfragten feministische Psychotherapeut*innen auch die Theoreme ihrer Psychotherapieschulen und konstatierten dort zumeist eine Absenz eines gendersensiblen Blicks[15]. Sie kritisierten etwa deren Androzentrismus, deren Objektivierung von Frauen und die Pathologisierung und Individualisierung von Reaktionen von Frauen auf patriarchalische gesellschaftliche Bedingungen. Besonders intensiv war die kritische Auseinandersetzung mit der Psychoanalyse, teilweise auch mit den humanistischen Psychotherapieverfahren (Schigl und Abdul Hussain 2012). Während im deutschsprachigen Raum die Auseinandersetzung mit feministischer Psychotherapie allmählich versickerte, blieb sie im angloamerikanischen Raum präsent und stellt zahlreiche Publikationen zur Verfügung (z. B. Zeitschrift „Women & Therapy" oder das "Journal of Feminist Family Therapy" beide bei Taylor & Francis, „Psychology of Women Quarterly" bei Wiley[16]).

Feministische Psychotherapie versteht sich als ein Arbeiten von Frauen mit Frauen aus der Überlegung heraus, dass eine gemeinsame Sozialisation das Verständnis für manche Dynamiken und Probleme erleichtern würde. Diese Idee stimmt im Prinzip mit den Ergebnissen der Psychotherapieforschung überein, die besagt, dass eine gewisse Ähnlichkeit in Diversity-Merkmalen die therapeutische Passung positiv beeinflusst (Lee et al. 2021; Griffin 2021). Weibliche Identität soll mithilfe und in Bezug auf andere Frauen hergestellt werden und sich in der Therapie unabhängig von mächtigen männlichen Bezugspersonen (weiter-)entwickeln können (Höfner und Schigl 2012). Als „weiblich" konnotiertes Verhalten, wie etwa sich in Beziehungen zu verstehen und diese als Maßstab für eigenes Handeln zu nehmen, wird positiv konnotiert – ein Gegentrend zur Idee eines ungebundenen, autonomen, sich selbst erschaffenden Individuums, wie es viele Therapieschulen als Ideal vertreten.

Wichtig ist feministischen Therapeutinnen ein ressourcenorientierter Blick: Defizite und Störungen werden nicht als individuelles Versagen einer gesunden Entwicklung gesehen, sondern als kreative Akte, die aus den Versuchen resultieren, mit ungünstigen Bedingungen umzugehen und in ihnen zu überleben.

Psychoanalytische Ideen finden sich bei vielen feministischen Psychotherapeutinnen in der besonderen Beachtung von Übertragungs- und Gegenübertragungsprozessen wieder – die Beziehung zwischen Therapeutin und Patientin steht im Zentrum. Sie soll möglichst auf Augenhöhe, ohne aufgesetztes Expertinnentum aufgebaut werden, eine aus den Consciousness Groups stammende

[15] Ausführlich in Schigl (2018a), Abschn. 5.1

[16] Viele weitere Journals finden sich unter https://www.mcgill.ca/igsf/graduate/resources/journals-gender-sexuality-and-feminist-studies.

Forderung. Das Machtgefälle zwischen beiden Protagonistinnen im Prozess soll möglichst ausgeglichen sein bzw. werden. Macht und Ohnmacht sind wichtige Themen, die besonders beachtet und auch besprochen werden. Die spezifisch von Frauen gelebte Art von Macht, jene der *Beziehungsmacht* statt reiner Gestaltungsmacht wird in den Blick genommen.

Besonders intensiv widmeten sich feministische Therapeutinnen der Auslotung der Beziehung zwischen Müttern und Töchtern (Abschn. 2.2.2): In der psychotherapeutischen Fachliteratur kommen Mütter im Allgemeinen nicht gut weg. Sie werden als vereinnahmend, kontrollierend, eindringend, verstrickt, verführerisch, nicht einfühlsam, distanziert oder bedürftig und erschöpft beschrieben. Mütter werden von Patient*innen wie Psychotherapeut*innen für psychische Probleme ihrer Kinder verantwortlich gemacht, in einem wesentlich höheren Ausmaß als Väter. Dies bleibt nicht ohne Einfluss auf Mütter, die sich ohnehin immer fragen, ob sie gut genug sind. Dieses „Mother-Blaming“ wurde von feministischen Psychotherapeutinnen erkannt (Jackson und Mannix 2004).

Das emanzipatorische Potenzial der Ideen existentialistisch-humanistischer und tiefenpsychologischer Psychotherapie wird in der Feministischen Psychotherapie hochgehalten. Auch wenn Patient*innen ursprünglich mit (verständlichen) Ansprüchen an möglichst rasche „Reparatur“ ihrer Symptome und Wiederherstellung der Leistungsfähigkeit für Familie und Job kommen, sind feministische Psychotherapeut*innen angehalten, hier kritisch zu bleiben. Gefordert ist ein Ausbalancieren des gerechtfertigten Blicks auf individuelles Leiden mit der Analyse und Kritik an gesellschaftlichen Umständen, die dieses Leid (mit)entstehen lassen. Die neoliberalen Ansprüche an das Individuum, möglichst effizient, flexibel, mobil und funktionsfähig zu sein, sollen hinterfragt werden. Feministische Psychotherapie soll (auch) einen Raum bieten, über diese Normsetzungen nachzudenken, sie zu hinterfragen und zu verhandeln, um für die Patient*innen einen guten Weg zu finden, damit umzugehen (Zehetner 2018).

Essstörungen und da besonders die Anorexie haben weibliche Therapeut*innen stark fasziniert und es gibt in der frauenspezifischen Literatur spannende Ansätze und Interpretation dieser Störungen (Beyer 2000). Sie können als die zum Extrem getriebene Pervertierung des Frauenklischees, ein Rückzug auf den Körper und zugleich die Weigerung, in ihm zu leben, betrachtet werden (Abschn. 3.4.4). Essstörungen sind ein Aufstand gegen gesellschaftliche Schönheitsideale und Bedingungen des Frauseins. Sie wehren sich gegen die Beurteilung von (v. a. weiblichen) Personen aufgrund körperlicher Merkmale und stellen eine Rebellion gegen die Reduzierung von Frauen auf ihren Körper dar. Essstörungen sind auch eine Strategie zur Erlangung von Ich-Identität und deshalb so schwierig loszulassen (Abschn. 4.9).

Moderne Gendertheorien im Bereich von psychischer Gesundheit und Krankheit beschäftigen sich viel mit der Entstehung dessen, was als Pathologie diagnostiziert wird, und beziehen dabei die Analyse sozialer Strukturen mit ein. Sie entwickeln so ihre sozialen Krankheitstheorien auf Grundlage der Arbeiten der zweiten Frauenbewegung und setzen sie in der Dekonstruktion von gesellschaftlicher Machtverteilung fort (Schigl 2011b). Raewyn Connells Analysen der hegemonialen Männlichkeit etwa zeigen, dass es ebenso benachteiligte männliche Individuen gibt, deren einzige Macht sich aus der *patriarchalen Dividende,* dem männlichen Geschlecht anzugehören, ergibt (Scholz 2019). Aufgrund der Ungleichverteilung des Zugangs zu Ressourcen und Macht ist Empowerment ein wichtiger Weg, Gesundheit von Individuen und sozialen Gruppen zu fördern. Die feministische Ökonomie, die zum ersten Mal die Care-Arbeit, Familien- und Hausarbeit wissenschaftlich und parteilich in den Blick nimmt, macht auf die Ungleichbewertung dieser Beziehungsarbeit und Erwerbsarbeit aufmerksam (Ruck 2018). *Gender-Studies und postcolonial studies* zeigen auf, wie sich Benachteiligungen kumulieren und sich zu sog. *Intersektionalitäten* bündeln, wenn etwa Alter, Armut, weibliches Geschlecht oder Behinderung und nicht der Mehrheitsethnie entsprechende Herkunft sich verbinden (Lerch 2019).

Diese Wissensbestände und Herangehensweisen konstituieren moderne gendersensible und genderkompetente Psychotherapie (Schigl und Ahlers 2023) und bilden die Grundlage für ein integrativ-frauenspezifisches bzw. gendersensibles Arbeiten mit Patient*innen mit Essstörungen.

2.5.3 Praxis

Feministische Psychotherapeutinnen arbeiten aus einer Haltung der differenzierten Parteilichkeit heraus, d. h., sie sind grundsätzlich solidarisch und auf der Seite ihrer Patientinnen. Sie sind sich bewusst, dass (viele) strukturelle gesellschaftliche Bedingungen sie als Person ebenso betreffen. Die Qualität der therapeutischen Beziehung steht im Mittelpunkt des Prozesses: Zwei Frauen, eine jede in Expertinnenschaft für ihr Leben, begegnen hier einander. Bei aller Parteilichkeit und Solidarität auf Augenhöhe ist es wichtig, dass die Verantwortung in der professionellen Rolle als Psychotherapeutin beibehalten wird (Zehetner 2018).

Auf die Exploration von Themen wie der Beziehung in Partner*innenschaften, Beziehungen unter Frauen wie eben die zwischen Müttern und Töchtern oder Freundinnen, der Spannung zwischen Selbstständigkeit und Bezogenheit, zwischen Autonomie und Abhängigkeit wird besonderes Augenmerk gelegt. Hierbei helfen die Theorien von Chodorow, Olivier oder Benjamin u. a.. Fragen der

Identität, von Leiblichkeit und Sexualität und den allenfalls erlebten Grenzverletzungen werden ausgelotet. Jene Themen, die Frauen und Männer so unterschiedlich betreffen, werden besonders sorgfältig bearbeitet und den Patientinnen auch der Blick auf die Gesellschaft als Interpretationsfolie angeboten. Depressionen und Essstörungen (Schigl 2010), aber auch Borderline-Störung und Traumata nach Gewalterfahrung werden vor diesem Hintergrund interpretiert.

Viele Frauen leiden darunter, sich wie von außen zu sehen und sich ständig kritisch zu betrachten und kommentieren. Eine solidarische, in erster Linie phänomenologisch wahrnehmende und nicht (ab)wertende Haltung der Therapeut*in setzt hierzu den Gegenpol.

Das Ziel ist, eine differenzierte Sicht auf erfahrenes Leid zu fördern: Eigene Probleme sollen nicht als persönliches Versagen gedeutet, sondern dessen gesellschaftliche (Mit)Bedingtheit soll erkannt werden. Dies bedeutet jedoch nicht, die Hände in den Schoß zu legen und zu resignieren, im Gegenteil: Patientinnen werden ermutigt, eigenes Leben zu gestalten und gesellschaftliche Grenzen zu erkennen und ggf. auszuweiten. Dabei sollen Patient*innen ermutigt werden, neue Handlungsoptionen zu entwickeln und auszuprobieren: Etwa, indem sie ihnen bis dato wenig zugängliche Seinsweisen wie Proaktivität, Selbstbehauptung und Durchsetzung *(assertiveness),* Lust und herangehendes Begehren für sich entwickeln statt es als Gegenpole in männlichen Beziehungspartnern zu suchen (Flaig und Valentin-Mousli 1998).

Es werden alle in den jeweiligen Psychotherapierichtungen vertretenen Interventionen angewendet, je nach Ausbildung der Psychotherapeut*in. Viele feministische Psychotherapeutinnen wurden in humanistisch-existentiellen Psychotherapieverfahren (Personenzentrierte Psychotherapie, Psychodrama, Integrative Therapie und Gestalttherapie), in systemischer Richtung oder Körpertherapiemethoden ausgebildet (Frauen beraten Frauen 2010).

Die ursprünglich hauptsächlich eingesetzte Behandlungsform war das Gruppensetting. Keine andere Settingform eignet sich so gut, die Gemeinsamkeiten aufzuzeigen, die aufgrund gesellschaftlicher Bedingungen Frauen in einer speziellen Weise betreffen. In Gruppen kann aktiv Solidarität geübt und gezeigt werden und können gesellschaftliche Bedingungen und deren Zusammenhang mit individuellem Leid im Spiegel der Narrative der Patientinnen aufgezeigt werden. Dieser Austausch, wie er in den Consciousness Raising Groups entwickelt wurde, stellt für sich schon ein mächtiges Agens Movens von Heilungsprozessen dar: Die Patient*innen erleben, dass auch andere Frauen mit denselben Symptomen, mit ähnlichen Bedingungen kämpfen und können sich Verständnis und Halt geben (Wirtz 2001) (Abschn. 4.7).

2.5.4 Überlegungen zu Integrativer Therapie und feministischer Psychotherapie

Wie schon in Abschn. 2.2.2 und 2.5.2 skizziert, beschäftigten sich viele Denkerinnen der zweiten Frauenbewegung mit der Entwicklung von Identität und Persönlichkeit ausgehend vom Verhältnis zwischen Müttern und Töchtern. Sie stellten die bisher gängigen entwicklungspsychologischen Annahmen der Psychoanalyse und Psychologie infrage und versuchten Weiblichkeit neu zu denken und nicht mit dem Blick durch eine männliche Linse zu erfassen (Larrabee 2000). Ausgehend für viele dieser Gedanken, die die feministische und frauenspezifische Psychotherapie konstituierten, ist die schlichte Tatsache, dass Mütter und Töchter vom gleichen Geschlecht sind. Das bedeutet, dass seit der frühesten Sozialisation fast alle Mädchen von v. a. gleichgeschlechtlichen Bezugspersonen umgeben sind, die sie als hauptsächlich fürsorgend, pflegend, verbunden erleben. Sie sind die ersten Role Models für die Identität und psychosexuelle Entwicklung von Mädchen, später dann die in der Phase der Pubertät so wichtigen Freundinnen und Peers. Töchter sind in diesem Beziehungsgeflecht nicht nur passive Empfängerinnen, sondern gestalten aktiv und vice versa die Beziehungen zu ihren Müttern. Durch die Wahrnehmung dieser Bezugspersonen als Menschen vom gleichen Geschlecht erleben sich Mädchen in einer größeren Verbundenheit. Identität ist für Mädchen in einem gewissen Ausmaß, wie die Mutter zu sein (Abschn. 2.2.2). Bezogensein und Intimitätserleben im Gleichsein, die Bindung zu einer älteren Person des gleichen Geschlechts bestimmen das eigene frühe weibliche Sein. Die feministische Theorie nennt dies *Selbst-in-Beziehung* (engl. *Self-in-relation,* Jordan et al. 1991). Der in der herkömmlichen Entwicklungspsychologie stark betonte Prozess von Abgrenzung und Individuation entspricht eher einer männlichen Biografie, denn für Jungen ist es das Erleben der Unterschiedlichkeit von den fast ausschließlich weiblichen Caregivers, das Identität konstituiert. Mädchen erleben in ihrer Entwicklung hingegen mehr Kontinuität und fühlen sich anders verbunden (Mens-Verhulst et al. 1996).

Die feministischen Theoretikerinnen des Stone-Centers in New York entwickelten seit den 1980er-Jahren diese neue Sicht auf die Entwicklung von Mädchen und erweiterten sie unter Einbezug soziokultureller Aspekte: Die Differenzierung zwischen eigenem Sein und einem anderen als Separation sind nicht die entscheidenden Momente der menschlichen Entwicklung, so Judith Jordan und Kolleginnen (1991). Vielmehr ist zur Identitätsbildung von Frauen und Männern die Fähigkeit, sich in Beziehungen zu bewegen, diese aufrechtzuerhalten und in ihnen zu wachsen wesentlich. Das heißt aber auch, dass diese Beziehungen eine gewisse Qualität haben, d. h. (relativ) gesund sein müssen, um sich darin authentisch einbringen zu können. Die Entwicklung solcher Beziehungen stärkt und bildet Identität ebenso wie Abgrenzung und Separation. Dies legt ein komplexes, auf Gegenseitigkeit beruhendes Modell zugrunde: Es besagt, dass Menschen sich nur dann gut entwickeln können, wenn sie gute Beziehungen haben. In solchen Beziehungen ist die Aushandlung von Nähe und Distanz möglich, in der idealiter alle Beteiligten ihre Freiräume ebenso wie ihre gemeinsamen Beziehungsräume finden können. Eine Entwicklung allein durch Separation, Abgrenzung und ausschließliche Betonung der eigenen Autonomie ist nicht möglich. Für Subjekte, die dies postulieren, leisten andere (meist Frauen) die Beziehungsarbeit und halten sie in Verbundenheit, oft auf Kosten eigener Lebensqualität und Gesundheit. Gute Identität und Entwicklung ist gegründet auf gegenseitiger Empathie; d. h. auf der Fähigkeit, das Gegenüber in seiner Eigenart im jeweiligen Augenblick wahrzunehmen, zu akzeptieren und zu verstehen und es seiner Perspektive zu gestatten, Teil des Beziehungsgeschehens zu sein (Mens-Verhulst et al. 1996). Insofern sollen aus Sicht dieser feministischen Theorie Empathie und Empowerment in und durch Beziehungen gefördert werden.

Frauen definieren sich wesentlich über und in Beziehungen, holen sich Identität aus dem Mutter-, Tochter-, Partnerin-, Freundin-, dem Mit-anderen-Menschen-Sein; oft auch durch ein Für-andere-Menschen-da-Sein. Dies kann zu einer Spannung zwischen der (weiblich konnotierten) Kultur der Beziehung und der (männlich konnotierten) Kultur der Autonomie führen. Dieses Feld zwischen Abgrenzung und Bezogenheit wird oft in Paarbeziehungen verhandelt und zeigt wie unter einem Brennglas psychologische und gesellschaftliche Bedingungen von männlicher und weiblicher Entwicklung und Lebensweise im Patriarchat auf (Eichenbaum und Orbach 1993).

Natürlich müssen wir diese differenztheoretischen Annahmen vor dem Hintergrund ihrer Zeit interpretieren. Wir können aus gegenwärtiger gendertheoretischer Sicht auch konstatieren, dass diese Dynamiken nicht stattfinden, weil Frauen und Männer aufgrund ihres Geschlechtes so konstituiert sind, sondern weil eine derartige Reproduktion von Geschlechterrollen in der Identitätsentwicklung und Partnerschaftsgestaltung beidseitiges, soziokulturell geformtes *Doing Gender* darstellt. Diese Mechanismen von Doing Gender schaffen Identität und Orientierung (Gildemeister 2008). Und sicher ist die Zuordnung von weiblich = bezogen, männlich = abgrenzend eine zu starke Kontrastierung, die im Laufe der Generationen schon abgemildert wurde. Auch im Verlauf von langjährigen Beziehungen können diese Pole zwischen den Partner*innen immer wieder neu verhandelt werden. Was jedoch Bestand hat, ist die Tatsache, dass in vielen Lebensphasen Frauen offensichtlicher Beziehungen in den Vordergrund ihres Lebens stellen (müssen) als Männer. Die Entwicklung der Identität von Frauen ist in vielen Phasen auf die Konstituierung und Ausweitung ihres Netzes an Beziehungen begründet – ihr Selbst-in-Beziehung. Das Spannungsfeld zwischen der Kultur der Autonomie/Abgrenzung und jener einer Abhängigkeit/Bezogenheit in bestimmten Lebensphasen kann als Doing Gender gelesen werden. Zwar sind traditionelle Gender-Stereotypisierungen in den letzten Jahren in Fluss geraten, deren Bilder haben jedoch im Untergrund noch immer große Wirkmacht, wenn sie auch heute in einzelnen Beziehungen offensiv und immer wieder neu verhandelt werden.

Ein weiterer Schwerpunkt feministischen Denkens ist die besondere Beachtung von Leiblichkeit und Sexualität (McBride 2017). Diese Themen erwuchsen ursprünglich aus den leidvollen Berichten von sexuellen Übergriffen und Grenzverletzungen. In der Folge weitete sich der Blick auf die Erforschung der Varianten des weiblichen Erlebens von Sexualität und Erotik. Auch die leiblichen Umwälzungen in Schwangerschaft, dem Erleben der Geburt, der Wechseljahre wurden mit einem parteilichen Blick in einer Perspektive des Zusammenwirkens psychischer und somatischer Prozesse erforscht und beschrieben. Es herrscht ein ganzheitliches Verständnis von Leiblichkeit, das körperliche, soziale und seelische Aspekte in eine Synopsis bringt.

Wenn integrative Psychotherapeut*innen diese Überlegungen lesen (und vielleicht auch ein wenig in der Originalliteratur stöbern), wird vieles von dem oben Dargestellten anschlussfähig an Integrative Theorie erscheinen: Ich möchte im Folgenden versuchen, einen Bogen zu schlagen und beide Denkschulen in Verbindung bringen[17]. Auf dieser Basis kann eine integrative, frauenspezifische Therapie von Essstörungen praktiziert werden.

Sowohl feministische als auch integrative Annahmen begründen sich in einer phänomenologischen Erkenntnistheorie und versuchen, Phänomene hermeneutisch zu erfassen bzw. zu analysieren (für die Integrative Therapie: Leitner und Höfner 2020, für feministische Ansätze: z. B. Vasterling und Stoller 2005). Dies wird in der Psychotherapie in beiden Denkkulturen dadurch umgesetzt, dass es zu Beginn erst einmal darum geht, die jetzige Situation wahrzunehmen und zu akzeptieren, dass es sie gibt.

Beide Theoriekomplexe beschäftigen sich intensiv mit Leiblichkeit vor dem Hintergrund eines ganzheitlichen Verständnisses des Menschen, in dem somatisch-biologische, psychische sowie kognitiv-motivationale Aspekte zusammenfließen und nicht zu trennen sind. Leiblichkeit ist ganzheitlich gedacht

[17] Genauer in Greber-Bretscher et al. (1998) bzw. zur Identität: Petzold und Sieper (1998)

und elementar für jegliches Erleben in der Welt. Leiblichkeit konstituiert Identität und Identität wirkt in den Leib hinein, darin sind sich beide Theorien einig.

Beide Persönlichkeitstheorien betonen die Konstitution des Individuums in und aus Beziehungen – das *Relational Self* in den feministischen Überlegungen und die *primordiale Korrespondenz*[18] und soziale Beziehungen als statuierende Säule der Identität in der Integrativen Theorie. In der Integrativen Therapie wird ebenso wie in den Überlegungen Jordans (1991) oder Chodorows (2000) der Mensch als ein Beziehungswesen aufgefasst, das ohne eine soziale Einbettung sowohl im Mikro- (Eltern, Partner*innen, Freund*innen) als auch im Makrobereich (Gruppe, social world, Gesellschaft) nicht denkbar ist. Mensch-Sein, Identität entsteht in beiden Theorien immer im Dialog und Polylog mit anderen, in Korrespondenzprozessen. Das soziale Atom ist in der Integrativen Therapie auch ein diagnostisches Instrument und Maß der Einbettung in eine Sozietät und konstituiert als Ressource Gesundheit und Resilienz (Petzold 1982/2022). Das Konzept des Konvois, der Menschen einer social world, einer Generation, die das Individuum begleiten und einen gemeinsamen Pool an Zeichen teilen – all das sind Ideen, die diese Bezogenheit, wie sie auch die feministischen Theorien formulieren, anschaulich machen.

Die Entwicklungspsychologie ist in beiden Denkschulen eine des life-long-development, in der jede Lebensphase neue Herausforderungen und Entwicklungsaufgaben stellt. Ich möchte postulieren, dass in beiden Sichtweisen es für wichtig angesehen wird, in gute Korrespondenzprozesse eingebettet zu sein, verschiedene Modalitäten von Kontakt, Begegnung, Beziehung zu erleben. Das stärkt das *Self in relation,* macht ein vielfältiges, differenziertes Bild von der Welt und sich selbst und schafft Möglichkeiten der guten Entwicklung. Die Perspektive der ganzheitlichen Leiblichkeit hat in der Integrativen Therapie (Petzold 1994) wie in feministischen Entwicklungskonzepten (Flaake 2002; Flaake und King 2003) eine zentrale Bedeutung für die gesamte Entwicklung in der Lebensspanne.

Souveränität als Wert für das Individuum stellt einen anderen Aspekt in der zentralen Bedeutung von Korrespondenz und in Beziehung-Sein dar. Ein souveränes Individuum ist gekennzeichnet durch ein starkes Ich, das in Korrespondenzprozessen mit anderen steht, seine Bedürfnisse wahrnimmt und für sich einstehen und sorgen kann. Gerade für die sich in und über Beziehungen definierenden Frauen ist es wesentlich, in diesen Beziehungen genügend Raum für Entwicklung

---

[18] Intersubjektive Ko-respondenz ist ein ganzheitlicher, synergetischer Prozess der Begegnung und Auseinandersetzung zwischen Subjekten auf der Leib-, Gefühls- und Vernunftebene (Petzold 2017).

zu haben. Angrenzung statt Abgrenzung postulieren sowohl integrative Theorie (Petzold 2012c; Hauck-Mulaibisevic 2020) wie jene der feministischen Psychotherapie. Aus diesem Souveränitätsgedanken erwächst die beiden Therapieansätzen innewohnende Idee, dass die Patient*in selbst für ihr Leben und als Handelnde verantwortlich ist. Die in der Integrativen Therapie konstatierte „doppelte Expert*innenschaft“ von Therapeut*in (für den Prozess und die Techniken) und der Patient*in (für den Inhalt und die Veränderungen) trifft sich mit den Handlungstheorien feministischer Psychotherapie. In einer kritisch-feministischen Haltung sollen nicht nur die großen gesellschaftlichen Umstände (Kontext und Kontinuum) für Missstände, sondern ebenso der eigene Beitrag dazu herausgefunden werden. Dies unterstützt dabei, die Verfügung über das eigene Leben wieder zu aktivieren (Prengel 1985) und so Veränderung im Sinne von Integration und Wachstum möglich zu machen.

Selbstsorge ist ein weiterer wichtiger Ansatzpunkt für die Souveränität und wird auch von der feministischen Psychotherapie betont: Nicht nur für andere, auch für sich selbst Gutes zu tun, ist wesentlich.

Beide Denkweisen verbindet ein kritisch-optimistisches Menschenbild: Menschen haben hohes Selbstheilungspotenzial, das sich unter günstigen Umständen entfalten kann. Sie sind auf Wachstum und Reife hin angelegt und können ihr Verhalten ändern. Dies anzuregen ist Aufgabe der Psychotherapie.

Die „vier Wege der Heilung und Förderung“ in der Integrativen Therapie (Petzold 2012b) sind gut mit gendersensiblem Vorgehen zu verbinden (Abschn. 4.2.2):

1. **Weg: Bewusstseinsarbeit und Sinnfindung** liegt auf einer mehr reflexiv-kognitiver Ebene und soll Einsicht und Erkenntnis in die Entstehung und Aufrechterhaltung von Krisen und Leid bringen. Hierbei geht es um biografische Erfahrungen, die jedoch immer auch vor dem Hintergrund gesellschaftlicher Bedingungen gelesen und interpretiert werden. Unbewusste Aspekte des Handelns und Erlebens werden im ersten Weg deutlich und Patient*in und Therapeut*in interpretieren die Bedeutung der Symptome als Reaktionen auf scheinbar unveränderliche Lebensbedingungen und unaushaltbare Gefühle, innere und äußere Konflikte oder Traumata. Diese Analyse soll in einer gendersensiblen Schau immer rückgebunden werden an die speziellen gesellschaftlichen Bedingungen, die aufgrund der Genderzugehörigkeit der Patient*in für diese gegeben sind. Zusammenhänge sollen dabei aber nicht bloß rational nachvollzogen, sondern ganzheitlich, d. h. mit den dazugehörigen Emotionen erfasst werden.

2. **Weg: Nachsozialisation und Entwicklung von Grundvertrauen** kann in einer psychotherapeutischen Beziehung erfahren werden, indem die Therapeut*in eine Subjekt-Subjekt-Beziehung auf Augenhöhe anbietet und sich als Person zur Verfügung stellt (Petzold 2012c). Ein Sich- Einlassen auf eine wohlwollende Person, die nicht verurteilt und bewertet, sondern Akzeptanz und Nähe vermittelt, kann beispielhaft alternative und korrigierende emotionale Erfahrungen ermöglichen: Wenn die therapeutische Beziehung eine gute Basis bildet, können Prozesse des Nachnährens in Gang kommen, in denen Patient*innen ein positiveres Bild von sich selbst und anderen erlangen.
3. **Weg: Erlebnisaktivierung zur Persönlichkeitsentfaltung** kann durch viele kreative Erlebensmethoden angeregt werden (Abschn. 4.4), denn eine rein kognitive Bearbeitung greift häufig zu kurz. Stattdessen werden durch Übungen und kreative Materialien gezielt neue Beziehungs- und Erfahrungsmöglichkeiten angeboten und eine ganzheitliche Anregung geboten. Patient*innen werden ermutigt, sich ihrer individuellen Ausdrucksmöglichkeiten bewusst zu werden und diese zu nutzen und lustvoll zu erleben.
4. **Weg: Solidaritätserfahrung und Förderung von sozialem Engagement** In vielen Fällen müssen brüchig gewordene soziale Netze neu aufgebaut oder erweitert werden. Über die Erfahrung von wechselseitiger Hilfestellung in Therapie- oder Selbsthilfegruppen sollen gezielt Mitmenschlichkeit und engagierte Verantwortung für die Integrität von Menschen, Gruppen und Lebensräumen gefördert werden. Therapie wird so ansatzweise zur „Kulturarbeit". Schließlich stimmt der 4. Weg der Heilung und Förderung (Petzold 2012b) in Integrativer und Feministischer Therapie überein (Pasch 2017; Frühmann 2019): Emanzipatorische Selbsthilfe gehörte zu den Eckpfeilern therapeutischer Angebote in der zweiten Frauenbewegung (Ernst und Goodison 1981). In der Integrativen Therapie hat das Erleben im Zweiersetting mit einer parteilichen Psychotherapeut*in oder in einer Gruppe mit anderen, die Erfahrungen teilen und unterstützen, ebenso heilenden Charakter. Es nimmt die Einsamkeit einer individualisierenden Sicht auf die eigene Problematik, bettet ein in gesellschaftliche Bedingungen und zeigt, dass nicht allein individuelles Versagen der Grund für problematische Zustände ist.

Diese vier Wege der Heilung und Förderung der Integrativen Therapie entsprechen, durch eine gendersensible[19] Therapeut*in vermittelt, unmittelbar mit den oben beschriebenen Grundsätzen (Abschn. 2.5.2 und 2.5.3) überein bzw. bilden sie ab. Die gewählten Modalitäten gendersensibler integrativer therapeutischer Arbeit können je nach Therapieverlauf unterschiedlich wichtig und prominent sein und sich ergänzen und abwechseln. Sie lassen sich auch in anderen Therapieverfahren und -methoden in ähnlicher Form wiederfinden. Gendersensible Therapie mit Integrativer Therapie versucht mittels der vier Wege der Heilung und Förderung Entfremdungen aufzuheben, die Aneignung abgespaltener Leiblichkeit zu fördern, verdrängte bzw. unterdrückte Gefühlsqualitäten zugänglich zu machen und einen adäquaten Ausdruck für sie zu finden. Sie will die Selbstwirksamkeit in eigenen Lebenskontexten fördern und einer Machtlosigkeit entgegenwirken. Dies kann ebenso für Feministische Psychotherapie postuliert werden.

So kann in diesem geschützten Rahmen einer Therapie nachgeholt werden, was in der gesellschaftlichen Wirklichkeit wie im sozialen Umfeld der betroffenen Frauen weitgehend fehlt: Frauen, die helfen, sich gegen zu hohe und widersprüchliche Anforderungen von innen und außen abgrenzen zu können. Die sich gegenseitig in ihren Bemühungen und Beziehungen wertschätzen und achten.

[19] Zur unterschiedlichen Bezeichnung von frauenspezifisch/männerspezifisch, feministisch und gendersensibel siehe auch Schigl (2018a). Diese Benennungen zeichnen eine Entwicklung in der Frauen- und Geschlechterforschung nach, von einer feministischen Grundhaltung am Beginn durch differenztheoretisches Denken mit der späteren Wende zu sozialkonstruktivistischen Annahmen (vgl. Schigl 2011b).

3 Small Range Theories zu Essstörungen

Alles, was bisher gesagt wurde, gilt für uns alle, nicht nur speziell für Menschen mit Essstörungen. Es ist aus einer integrativen, gendersensiblen Sicht wichtig, diese Bedingungen im Kopf zu haben und zu verstehen. Denn sie berühren Themen, denen wir in der Arbeit mit Menschen mit Essstörungen begegnen und die eng mit ihrem Leiden verknüpft sind. Die bisher dargestellte allgemeine Sicht auf den Zusammenhang gesellschaftlicher Bedingungen, Essen, Frauenleben und psychotherapeutischer Annahmen helfen, uns gemäß einem der Paradigmen frauenspezifischer und feministischer Psychotherapie (Abschn. 2.5) als Psychotherapeut*innen nicht als abgehobene Expert*innen zu betrachten, die die Probleme der Patient*innen zwar empathisch einfühlen können, aber selbst nicht kennen: Denn ebenso wie unsere Patient*innen sind wir Teil dieser Gesellschaft und von ihren Dynamiken geprägt.

Nun geht es im nächsten Teil schon spezieller zum Thema Essstörungen. Ich lade die Leser*in wie auch im vorigen Teil dazu ein, immer wieder nachzuspüren, was Sie selbst von den in den weiteren beschriebenen Dynamiken kennen. Denn wir alle müssen und wollen essen, wir alle kennen Hunger, kennen Genuss, aber auch Übelkeit und Ekel, kennen Gier und Sattsein, kennen das Übervoll-Sein und Zu-viel-gegessen-Haben, kennen Erbrechen, aber auch nicht essen wollen. Allen jenen, die mit Menschen mit Essstörungen zu arbeiten beginnen und sich hier vertiefen wollen, empfehle ich, sich einige Stunden in Selbsterfahrung diesen Thematiken zu widmen (Abschn. 4.1) – was unglaublich hilfreich im Kontakt und Verständnis von Menschen mit Essstörungen ist.

B. Schigl, *Psychotherapie von Essstörungen,* Integrative Modelle in Psychotherapie, Supervision und Beratung,
https://doi.org/10.1007/978-3-658-45306-0_3

3.1 Geschichte und Konstruktion von Essstörungen

Führen wir uns noch einmal den großen Hintergrund vor Augen, der uns hilft, Essstörungen als leibliche, seelische und soziale Dynamik zu erfassen:

Stoffwechsel, Aneignung von Brauchbarem und Ausscheiden von Unbrauchbarem ist eine biologische Gegebenheit von Leben, nicht nur des menschlichen. In Kap. 1 habe ich erläutert, dass wir in der Integrativen Therapie eine bio-psycho-sozial-ökologische Anthropologie zum Verständnis des Menschen anwenden. Im Thema Essen vermengen sich diese vier Elemente dessen, was Menschsein ausmacht. Nahrungsaufnahme, Essen ist biologisch nötig, um zu überleben, Essen ist mit Gefühlen verbunden (psycho), Essen ist kulturell geprägt (sozial) und bettet uns in unsere ökologische Umwelt ein. Wir zehren quasi von dieser Umwelt, von dem, was uns die Umgebung bereitstellt, und verleiben sie sich uns ein (in Zeiten der Globalisierung ist das für reichere Länder die ganze Welt). Und Essen ist, wie in Abschn. 2.1 ausgeführt, schon von den ersten Tagen des In-der-Welt-Seins für Menschen mit Befriedigung, Liebe und Nähe verknüpft: Kinder erfahren an der Brust der Mutter bzw. Amme oder beim Gefüttertwerden von Caregivers zugleich mit der Stillung ihres Hungers die ebenso nötige körperlich-taktile Beruhigung und seelische Geborgenheit. Essen ist als biologische Notwendigkeit und als Lust in die Menschheitsgeschichte eingeschrieben (Abschn. 2.1), ebenso wie die Gefühle von Hunger, Sattsein, Mehr-Wollen, zu viel zu sich genommen, sich überessen zu haben. All das kennen Sie als Leser*innen auch.

Die Mechanismen, die bei Essstörungen entgleisen, sind zugleich jene, die es der Menschheit möglich gemacht haben zu überleben: In Zeiten der Knappheit mit sehr wenig (ohne) Nahrung auszukommen und von den eigenen körperlichen Reserven zu zehren; in Zeiten der Fülle zu völlern, sich anzuessen und auch zu überessen und die nicht nötigen Kalorien in Form von Körperfett für die mageren Zeiten zu speichern. Dies ist in unserem biologischen Bauplan, in unseren Genen, unser Conditio humana verankert und bildete über Jahrtausende unsere Lebensgrundlage.

3.1.1 Geschichte von Essstörungen als Krankheitsbild

Essen war immer Begleiter von Ritualen und Festen und umgekehrt, wenn es genug zu essen gab, wurde gefeiert. Aber auch Hungern wurde kulturell überformt und ist als bewusstes Nicht-Essen, als Fasten in Religionen und spirituellen Ideen verankert. Viele religiöse Gemeinschaften gaben sich spezielle

Speisegebote und -verbote, welche die Nahrungsmittelauswahl oder deren Zubereitung betreffen (Buchholz 2019). Das heißt, Essen ist kulturell oft mit Verbot und Gebot, Reinheit und Unreinheit konnotiert (Douglas 1985). Bewusst auf das Essen zu verzichten und zu fasten findet sich in den Überlieferungen vieler Religionen, deren Gründer*innen, Heilige und Erleuchtete dieses Mittel der Selbstkasteiung anwendeten, um etwa ein Opfer zu erbringen, um klarer zu denken und sich einer göttlichen Entität anzunähern. In allen Weltreligionen von Judentum, Hinduismus, Christentum, Buddhismus und Islam finden wir derartige Überlieferungen.

Das Christentum, in Europa lange tonangebend, kennt seit dem 6. Jahrhundert fastende Heilige. Besonders oft waren es Frauen, die zu diesem Mittel griffen. Es war als Praktik auch bei noch so großen Einschränkungen des weiblichen Lebensvollzugs durch Gebräuche und Sitten immer vorhanden und möglich auszuüben. Oft war das Fasten auch ein Zeichen des Widerstandes[1] – Catarina von Siena (1347–1380) etwa entzog sich so der Anforderung einer Heirat. Sich Gott zu verschreiben und ein Leben für ihn zu führen war möglicherweise ein freieres Dasein für Frauen, als verheiratet zu werden. Auch Lidiwina von Schiedam (1380–1433) verweigerte mit der Nahrung auch Gesundheit und ein weltliches Frauenschicksal und wurde dadurch berühmt, dass sie sich nur von der Hostie in der Eucharistiefeier ernährte. Im Fasten steckt also neben der religiösen ebenso eine widerständige und selbstbestimmte Komponente (Klessmann et al. 1990).

Ab dem 19. Jahrhundert wurden in medizinischen Zeitschriften Beobachtungen von nicht essenden Frauen publiziert – es galt nun weniger als heiligmäßig denn als medizinisch interessant. Die damalige Diskussion darüber, ob es sich um eine endokrine oder psychische Störung handelt, spiegelt sich bis heute in den Versuchen, genetische, endokrinologische oder neurologische Besonderheiten bei anorektischen Mädchen zu finden und diese kausal zu interpretieren (Paolacci et al. 2020).

Ob die Bezeichnung Anorexia nervosa bzw. die ausführliche medizinische Beschreibung des Krankheitsbildes dem britischen Arzt William Withey Gull oder dem französischen Psychiater Ernest Charles Lasègue zuzuschreiben sind, kann nicht sicher geklärt werden. Beide publizierten um 1873 ihre Beobachtungen von hungernden jungen Frauen (Vandereycken und Van Deth 1989). Es war dies die Zeit, in der psychischen Störungen immer mehr Aufmerksamkeit geschenkt

[1] Die Idee des Hungerstreiks geht weit zurück, Gefangene, Sklav*innen, Leibeigene verhungerten freiwillig – die letzte und äußerste Möglichkeit des Widerstands.

wurde und man versuchte, sie medizinisch zu behandeln und zu heilen – Sigmund Freud etwa machte 1885 seine Studien bei Charcots Inszenierungen hysterischer Frauen an der Salpietière in Paris. In den 1970er-Jahren mit dem Aufkommen von Magermodels (Stichwort Twiggy) verbreiteten sich Essstörungen und gerieten immer mehr ins Interesse von Psychotherapeut*innen. Hilde Bruchs Publikationen zu Magersucht aus den 1980er- und 1990er-Jahren haben noch heute ihre Gültigkeit.

Bulimie wird als Störung etwas später beschrieben als Anorexie – erst mit zunehmendem Wohlstand und der (fast) unbeschränkten Verfügbarkeit von Essen entwickelt sich diese häufigste der Essstörungen. Bulimie wurde erstmals 1979 durch den Londoner Psychiater Gerald Russel beschrieben und wurde schon kurz darauf, 1980 in den ICD aufgenommen.

Binge Eating Disorder wurde 1994 erstmals als eigenständiges Krankheitsbild im amerikanischen Klassifikationssystem psychiatrischer Störungen (DSM-IV) beschrieben. Sie ist in der ICD-10 noch unter „Sonstige Essstörungen" vertreten. Sie und die noch neueren Versionen von Essstörungen wie Orthorexie werden in die ICD-11 aufgenommen, diverse Überlegungen dazu sind publiziert (vgl. Gradl-Dietsch et al. 2020) (Abschn. 3.10).

3.1.2 Essstörungen als gender- und culture bound syndrome

Menschen sind in ihre ökologische und soziale Umwelt eingeschrieben, ihr Verhalten ist nur in Verbindung mit dem umgebenden Umfeld in ihrer Zeit beschreibbar. So ist die Benennung, Behandlung und der Umgang mit Krankheiten, v. a. den psychischen oder psychosomatischen, ein Abbild der Gesellschaft und kann auch als eine Spiegelung ihrer Themen und Normen interpretiert werden: Es ist kein Zufall, in welcher Zeitepoche Krankheiten erstmals beschrieben werden oder ein massenhaftes Ansteigen bestimmter Symptomkomplexe zu verzeichnen ist. Auch welche Erklärungen für ihr Auftreten gegeben werden, ist abhängig vom Zeitgeist (Habermas 1992). Ob Heilung möglich scheint und ob diese durch die Konsultation von Ärzt*innen, Schaman*innen, Priester*innen oder Psychotherapeut*in erfolgen kann, beruht ebenso auf gesellschaftlich konstruierten Übereinkünften[2]. Krankheiten, die überwiegend bei einem Geschlecht auftreten,

---

[2] Die modernen S3-Leitlinien sind nichts anderes als diese.

weisen uns auf genderkonnotierte Lebensbedingungen hin: Die sich zur extremen Magerkeit hungernde junge Frau, der spielsüchtige junge Mann verweisen auf Lebensthemen des jeweiligen Genders in der jeweiligen social world[3]. Die Probleme, die uns Patient*innen berichten, sind nie nur individuelle Leidenszustände, sondern immer auch Teil von gesellschaftlichen Verhältnissen. Diese Perspektive macht die soziale Komponente des bio-psycho-sozial-ökologischen Konzepts sichtbar, die in der medizinischen oder psychotherapeutischen Literatur oft vernachlässigt wird. Die Epidemiologie der Krankheitsbilder, ihr Auftauchen und Verschwinden sind Hinweise auf ihre kulturelle Konstruktion (Zehetner 2012). Ein Denken von Geschlecht in Gender-Dimensionen anstatt, wie in der Mainstream-Psychologie, als bloße diskriminatorische Sex-Zugehörigkeit erschließt gerade bei Essstörungen eine wesentliche Sicht (Springmann 2018).

Die Ko-Inzidenz des Auftretens von damals sog. „hysterischen" Störungen vor dem Ersten Weltkrieg und den Essstörungen ab den 1970er-Jahren mit der ersten bzw. zweiten Frauenbewegung ist verblüffend und doch nicht verwunderlich. In beiden Epochen gingen Frauen an die Öffentlichkeit und kämpften gegen Unterdrückung und für ihre Rechte, weil die Zeit reif und es möglich war, gegen Beschränkungen aufzutreten. Hysterische Phänomene zu produzieren (heute würden wir sie wohl als Symptome von Traumatisierungen oder Konversionsstörungen einordnen), sich hungernd zu verweigern oder zu essen und diesen Akt durch Erbrechen wieder ungeschehen zu machen, entwickelt sich aus den gesellschaftlichen Dynamiken heraus. Man kann der zweiten Frauenbewegung eine gewisse Faszination bzw. ein Naheverhältnis zu anorektischen Patientinnen nicht absprechen. Einige ihrer Protagonistinnen interpretierten deren Verhalten (auch) als eine Verweigerung, Frau in dieser Gesellschaft zu werden. „Die Anorektikerin erscheint als das Ideal der ‚schlanken Frau' – und führt dieses Ideal ad absurdum. Sie erfüllt die Bedingungen, die an die ‚phallische Frau' gestellt werden – und demonstriert zugleich den Untergang der Frau, das Verschwinden des Sexualwesens. Ihre Symptome, die doch scheinbar dem neuen Sexualitätsideal entsprechen, drücken die Verweigerung der Sexualität selbst aus." (von Braun 1990, S. 465). Christina von Braun interpretiert Essstörungen (wie die Hysterie der Jahrhundertwende des letzten Jahrtausends) als eine durch Übererfüllung des Rollen-Ideals karikierte weibliche Genderinszenierung (von Braun 1995).

---

[3] Beide Krankheitssymptome weisen extreme genderbedingte Unterschiedlichkeiten im Auftreten auf (Rihs-Mideel 2008).

Erst die Propagierung eines immer schlanker werdenden Schönheitsideals lässt Essstörungen als sich massenhaft verbreitende Problematik entstehen. Während es in vergangenen Jahrhunderten noch einer größeren Anzahl Frauen möglich war, einem Schönheitsideal nahezukommen bzw. dieses nicht so explizit den ganzen Körper einschloss, änderte sich ab den 1920er-Jahren und besonders ab dem Ende der 1960er-Jahre in Europa Grundlegendes. Mit der Propagierung eines immer dünneren idealen Frauenkörpers in allgegenwärtigen Medien kann sich kaum eine Frau den Bildern davon, wie sie zu sein hätte, entziehen – und dabei bemerken, dass diese Bilder immer unerreichbarer werden. Zudem stellen die Errungenschaften der Emanzipation und sexuellen Revolution Frauen die zahllosen Möglichkeiten einer Wahlbiografie mit spannungsreichen, multiplen Anforderungen zur Verfügung (Abschn. 2.3). Weil es so schwierig ist, all diese unterschiedlichen Rollenbilder unter einen Hut zu bringen und all diese Entscheidungen richtig zu treffen, beginnen viele Frauen damit, sich mit den ihnen nächsten Anforderungen auseinanderzusetzen: einem schönen, sprich schlanken Körper. Denn die Gleichsetzung von Schönheit = Schlankheit = Glück und Erfolg wird allseits konstruiert. Und es ist mit wenigen Mitteln möglich, daran zu arbeiten. Orbach (1978) beschreibt Anorexie aus dieser Sicht als andere Seite der Binge Eating Disorder. Ihre Erfahrungen mit anorektischen Frauen bestätigen ihre bezüglich der Esssucht aufgestellten Hypothesen. Alle Betroffenen sind von den gleichen, für Frauen geltenden persönlichen und gesellschaftlichen Benachteiligungen betroffen; Essstörungen sind Folge desselben Teufelskreises. Durch das Zusammenspiel von geforderter Perfektion und erhöhtem Leistungsanspruch bei einem geringen Selbstwert sowie einer erhöhten Abhängigkeit von der Meinung anderer, zeichnet sich ein erhebliches Erkrankungsrisiko für Frauen ab (Backmund und Gerlinghoff 2016). Im Gegensatz dazu konnten Studienergebnisse aufzeigen, dass Frauen mit einem höheren Selbstwertgefühl und einer höheren Selbstwirksamkeit zufriedener mit ihrem eigenen Körper sind und deutlich weniger ungesunde Essgewohnheiten aufweisen (Steinhilber et al. 2020).

Darauf verweisen auch zahlreiche Studien zu Essstörungen in anderen kulturellen Kontexten oder im Vergleich unterschiedlicher Staaten bzw. Weltregionen. Die meisten Publikationen finden wir aus dem nordamerikanischen und europäischen Raum: Frauen und Mädchen, die mit westlichen Idealen und Werten aufwachsen, entwickeln deutlich häufiger Anorexie oder Bulimie (Hoek et al. 2005; Eddy et al. 2007). In Curacao waren alle mit Anorexie diagnostizierten Mädchen solche, die eine Zeit in den USA oder den Niederlanden (ehemalige Kolonie) verbracht hatten, keine einzige junge schwarze Frau, die Curacao nicht verlassen hatte, entwickelte eine Magersucht. Generell ist Anorexie unter schwarzen Frauen und Mädchen weniger verbreitet, wie Studien aus Afrika und der Karibik (Njenga und Kangethe 2004) zeigen. Asiatische Staaten liegen epidemiologisch zwischen den hohen westlichen und deutlich niedrigeren afrikanischen Inzidenzen, und Patient*innen zeigen auch zum Teil unterschiedliche Rationale für ihre Nahrungsverweigerung (Tsai 2000). Wir müssen aber gar nicht so weit gehen: Eine interessante Untersuchung von Barbara Pavlova und Mitarbeiter*innen (2010) zeigte eine sehr stark ansteigende Zunahme von Anorexie in der Tschechischen Republik nach dem Fall des Eisernen Vorhangs, nachdem westliche Medien problemlos konsumiert werden konnten.

Im mitteleuropäischen Raum finden wir inzwischen oft schon die zweite oder gar dritte Generation essgestörter Frauen. Unsere Patient*innen sind oft Töchter (manchmal auch Söhne), die mit einem problematischen Essverhalten ihrer Mütter, Tanten oder vielleicht sogar Großmütter aufwachsen und für die Diät halten und die Sorge um Gewichtszunahme quasi der Normalzustand sind.

Diese Ausführungen sollen helfen, ein Verständnis für Essstörungen zu entwickeln, welches eine Analyse der Lebensbedingungen von Frauen in unserer Gesellschaft mit einbezieht. Es bedeutet nicht, dass andere Gesellschaften frei von schwierigsten Anforderungen an Frauenleben wären, nur sind sie eben anders geartet und bringen daher auch andere Krankheitsbilder hervor – so die Situation es überhaupt zulässt, psychische/psychosomatische Störungen zu diagnostizieren[4]. Aus dieser Komplexität erschließen sich die verschiedenen Aspekte des Krankheitsbildes und daraus sind Schlussfolgerungen für die psychotherapeutische Arbeit mit Patient*innen mit Essstörungen sowie in der Prävention ableitbar.

3.1.3 Epidemiologie von Essstörungen

Zur Prävalenz von Essstörungen werden unterschiedliche Zahlen veröffentlicht. Unterschiede ergeben sich, je nachdem, ob es um die Lebenszeitperspektive oder eine punktuelle Erhebung zu einem Stichtag geht. Es spielt auch eine Rolle, ob auf vorhandene diagnostische Daten zurückgegriffen wird oder ob mittels Fragebögen das Essverhalten eigens erhoben wird. Man kann davon ausgehen, dass in allen Zahlen eine Korrektur nach oben vorzunehmen wäre, da die Dunkelziffer groß ist (Keksi-Rahkonen et al. 2007). Einer aktuellen Studie der KKH

[4] Man denke nur an die politische Situation von Frauen in Afghanistan, im Iran oder den Arabischen Emiraten bzw. an die in vielen afrikanischen Staaten grassierenden Hungerkrisen. In derartigen Situationen werden keine Essstörungen entwickelt bzw. registriert.

(Kaufmännischen Krankenkasse) in Deutschland zufolge haben seit 2020 Essstörungen unter jugendlichen Frauen um 30 % zugenommen (KKH 2023).

Am häufigsten von Essstörungen betroffen ist die Altersgruppe der 15- bis 19-jährigen Frauen, die v. a. an verschiedenen Formen restriktiven Essverhaltens leiden. Dabei ist Anorexie häufig eine Durchgangsphase, aus der sich in der Folge eine Bulimie oder Binge Eating Disorder entwickeln kann (Abschn. 3.2.1). Auch treten Mischformen, also Formen der Essstörung, die nicht exakt die Diagnosekriterien von Magersucht, Bulimie oder Binge-Eating-Störung erfüllen, mindestens so häufig auf wie die „Reinformen" der Erkrankung. Viele Erkrankungen verlaufen auch unentdeckt bzw. undiagnostiziert.

Von den drei Erkrankungsformen der Essstörung ist die Binge-Eating-Störung, betrachtet man die Gesamtbevölkerung, die häufigste, gefolgt von der Bulimie. Die bekannteste Form, Anorexie, tritt am seltensten auf (Bundeszentrale für gesundheitliche Aufklärung, o. J. a).

Bei 1000 Mädchen und Frauen werden in Lebenszeitprävalenz diagnostiziert:

- 14 Anorexie
- 19 Bulimie
- 28 Binge Eating Disorder

Bei 1000 Jungen und Männern werden in Lebenszeitprävalenz diagnostiziert:

- 2 Anorexie
- 6 Bulimie
- 10 Binge Eating Disorder

(Bundeszentrale für gesundheitliche Aufklärung, o. J. a[5], Abschn. 3.9)

Aus einer deutschen Längsschnittstudie aus dem Jahr 2016 mit über 3000 Personen wurde eine Lebenszeitprävalenz von 11,5 % für Frauen und von 1,8 % für Männer berechnet (Nagl et al. 2016). Dabei können subklinische und klinische Essstörungen ineinander übergehen und auch ein Wechsel von einer Essstörung zu einer anderen erfolgen.

Laut einer Erhebung des Instituts für Suchtprävention aus dem Jahr 2004 leiden in Österreich ca. 200.000 Personen an Essstörungen, vorwiegend Mädchen

[5] Diese Zahlen errechnen sich aus einem Querschnitt internationaler Studien. Für Deutschland oder Österreich haben wir keine aktuellen regionalen Erhebungen.

und Frauen im Alter von 14 bis 35 Jahren (Prävalenzrate: 3,2 %). Das bedeutet, dass etwa jede 15. Frau in Österreich zumindest einmal im Laufe ihres Lebens an einer Essstörung erkrankt. Essstörungen beginnen zumeist in oder kurz vor der Pubertät bzw. in der Adoleszenz. Am häufigsten von Essstörungen betroffen ist die Altersgruppe der 15- bis 19-Jährigen.

Von allen Frauen der österreichischen Gesamtbevölkerung erkranken in ihrer Lebenszeit geschätzte 1 % an Anorexie, und geschätzt ist ebenso ein Prozent aller Mädchen zwischen 12 und 20 Jahren von Magersucht betroffen. Ebenfalls in lebenszeitlicher Prävalenz leiden 1 bis 1,5 % aller Frauen in Österreich an Bulimie. Binge Eating Disorder wird bei ca. 2–3,5 % aller Frauen in lebenszeitlicher Betrachtung diagnostiziert (Karwautz und Wagner 2014). 90 bis 95 % aller von mit Anorexie oder Bulimie Betroffenen sind weiblich.

In Deutschland litten im Jahr 2017 ca. 12 % aller männlichen Jugendlichen bis 17 Jahren unter einer Form von Essstörung, bei den weiblichen waren es mit 28 % mehr als doppelt so viele. Für die Gesamtpopulation konnte man im Jahr 2019 ca. 0,5 % der Bevölkerung einer Essstörung zuordnen (Statistika 2023b). Generell wird davon ausgegangen, dass sich die Prävalenz von Essstörungen in den letzten Jahrzehnten kontinuierlich erhöht hat. Einen besonders hohen Anstieg dürften Essstörungen bei jugendlichen Mädchen während der und nach den Beschränkungen durch die Covid-19-Pandemie erfahren haben (Schlack et al. 2023).

Denn gerade die Corona-Pandemie und die Restriktionen zum Schutz gegen Ansteckung haben ihre Spuren hinterlassen. Vor allem bei Jugendlichen zeigen sich erhöhte Werte hinsichtlich Depressionen, Angstzuständen, Schlaflosigkeit und eben auch deutlich bei Essstörungen (Kaman et al. 2022). Risikofaktoren waren v. a. die eingeschränkte Bewegungsmöglichkeit und die Restriktionen, was Schulbesuch und das Treffen von Freund*innen anbelangt. Ebenso kann die zum Teil überbordende Mediennutzung während der Pandemie dazu beigetragen haben. Gerade junge Frauen und Mädchen, die eine anorektische Disposition haben, regulieren negative Emotionen häufig durch sportliche Betätigung. Genau diese wurde jedoch während der Krise phasenweise stark eingeschränkt. Deshalb wichen solche Personen verstärkt auf alternative Bewältigungsstrategien ihrer seelischen Spannungen aus. Solch ungesunde kompensatorische Verhaltensweisen sind etwa die zunehmende Restriktion beim Essen. Durch die Einschränkungen des Zugangs zum Gesundheitssystem konnte es auch länger dauern, bis eine Essstörung diagnostiziert wurde. Auch wurden regelmäßige ärztliche Gewichtskontrollen bei schon bestehenden Diagnosen vernachlässigt.

Personen, die eine andere als binäre Geschlechtsidentität haben, die sich als queer bezeichnen oder Transidentitäten haben, sind häufiger von Essstörungen betroffen als heterosexuelle Cis-Personen. So ist die Auftretenshäufigkeit von Essstörungen bei homo- und bisexuellen Männern im Vergleich zu heterosexuellen Männern deutlich erhöht (Castellini et al. 2016). Ein Review von Jones et al. (2016) zu Körper(un)zufriedenheit und gestörtem Essverhalten bei Trans-Personen kam zu dem Schluss, dass Trans-Personen mehr als Cis-Personen unter Körperunzufriedenheit und damit in Zusammenhang stehendem problematischem Essverhalten leiden, d. h. leichter Essstörungen entwickeln können.

3.2 Gemeinsamkeiten von Essstörungen

Essstörungen können als psychosomatische Erkrankungen mit Suchtcharakter charakterisiert werden. Ihnen gemeinsam ist:

- Essstörungen greifen zutiefst in die biologische Leiblichkeit der Betroffenen ein

Das Immunsystem und die Hormonproduktion werden von zu viel oder zu wenig Essen beeinflusst. Die Gewichtszu- oder -abnahme ist nur ein kleiner Teilaspekt (und der am leichtesten sichtbare) von Essstörungen. Organe verändern sich, auch das Hirn und v. a. das Biom im Darm, dessen Wichtigkeit immer mehr erkannt wird, reagieren ebenfalls stark mit. Diese Darm-Hirn-Achse wiederum hat einen Bezug zur Regelung von Hunger und Appetit und den dafür verantwortlichen hormonellen Prozessen (genauer z. B. in Heedt 2021).

- Das Gefühl für Hunger und Sattsein geht verloren

Damit hängt zusammen, dass Personen, die ständig zu viel oder zu wenig essen oder das Gegessene durch kompensatorische Maßnahmen zu regulieren versuchen, das Gefühl dafür verlieren, welche Menge ihnen zuträglich ist, wie viel sie brauchen und wann es genug ist. Diese uns gegebene Regulation[6] geht verloren und Menschen mit Essstörungen interpretieren die essensbezogenen Signale ihres Kör-

[6] Bei Kindern ist das noch gut sichtbar: Wenn sie selbst bei einem Essen, das sie gerne mögen, nach einer Zeit/Menge aufhören und auch nicht durch gutes Zureden zu bewegen sind, „fertig zu essen“ – sie haben einfach genug!

pers nicht mehr richtig bzw. gehen permanent über sie hinweg. Sie haben kaum mehr diesbezügliche Anhaltspunkte und greifen oft auf externe Parameter zurück (Kalorien, Abwiegen der Nahrung, nur bestimmte Stoffe zu sich zu nehmen, Mengenkontrolle über Gefäße …). Im Falle von Binge Eating ignorieren bzw. verlieren Menschen mit dieser Störung in den Binge-Episoden jegliches Maß. Essgestörte Personen können die Größe von Portionen und was sie brauchen, nicht mehr gut abschätzen. Sie finden ihren Körper in sattem Zustand oft unerträglich und verabscheuungswürdig und ertragen das Gefühl eines vollen Magens kaum.

- Essen/Nicht Essen/Richtig Essen/Essen-Ungeschehen-Machen verbraucht sehr viel Lebensenergie

Vor allem bei fortgeschrittener Essstörung bindet das Einteilen von Nahrung, die Suche nach guten Ess-Gelegenheiten – und im Falle der Bulimie auch wieder zu Erbrechen – bzw. die Anstrengung, nicht zu essen, viel Lebensenergie und Kraft. Andere Interessen oder Lebensvollzüge werden zurückgestellt, soziale Kontakte vernachlässigt oder nur sehr oberflächlich wahrgenommen. Pflichten werden nur mehr oberflächlich wahrgenommen, Freizeitaktivitäten dünnen aus. Oft ziehen sich die Betroffenen mehr und mehr zurück. In fortgeschrittenem Krankheitsstadium ist eine Fortführung von Ausbildung oder beruflicher Tätigkeit v. a. bei an Anorexie erkrankten Mädchen und Frauen nur mehr schwer bis gar nicht mehr möglich, oft sind längere stationäre Behandlungen nötig.

- Die Gedanken der Betroffenen kreisen fast ständig um Essen und Nicht-Essen

Dieser Aspekt hängt mit dem oben beschriebenen zusammen. Essstörungen können eine stark zwanghafte Komponente annehmen: Rituale, Essenszeiten, ausgewählte Nahrungsmittel oder einfach die perseverierenden Gedanken an die nächste Ess-Gelegenheit oder daran, das Essen zu umgehen, tragen zwanghafte Züge. Sie drängen sich den Betroffenen förmlich auf, werden von ihnen oft auch als Befehle oder unwiderstehliche Impulse beschrieben. Patient*innen haben meist Schuldgefühle bei Nicht-Einhalten dieser selbst gegebenen Regeln. Die Planung, Beschaffung, Auswahl und der Verzehr bzw. die Verweigerung des Essens kann auch als überwertige Idee interpretiert werden, die das ganze Leben der Betroffenen bestimmt. Die Beschäftigung mit Schönheit, Schlankheit, Erfolg und Perfektion und die Anforderungen an den eigenen Körper sind zentral. Sie beschäftigen Betroffene fast unaufhörlich, das Thema Körper und Essen ist gedanklich dauernd präsent. Fast alle Menschen mit Essstörungen haben Angst vorm Essen.

- Der eigene Körper und die eigene Gesundheit werden verzerrt wahrgenommen

Die Praktiken des zu viel/zu wenig Essens sind oft verbunden mit einer verzerrten Wahrnehmung des eigenen Körpers bzw. der eigenen Gesundheit. Das Körperselbstbild entspricht nicht der Realität. Anorektische Patient*innen finden sich trotz kachektischer Gestalt oft „fett“, bulimische Frauen wollen oft trotz ohnehin idealer Körpermaße diese noch weiter optimieren und finden sich makelhaft. Sehr dicke Frauen unterschätzen tendenziell ihr Gewicht. Alle Gruppen von Patient*innen verlieren das rechte Maß, sich einzuschätzen – auch im Anbetracht dessen, dass selbstkritische Tendenzen, was die eigene Attraktivität und den Wunsch nach Gewichtsverlust betrifft, bei Frauen schon als „normal“ bezeichnet werden kann (Abschn. 2.4.2).

- Essstörungen sind wandelbar und durchlässig

Alle Essstörungen können ineinander übergehen, sich mischen und phasenweise mehr die eine oder andere Symptomatik zeigen. Besonders oft zeigt sich ein Übergang von anorektischem in bulimisches Verhalten. Wenn das Hungern und Nicht-Essen nicht gut durchgehalten werden können, dann bietet sich in den kompensatorischen Maßnahmen der Bulimie ein scheinbarer Ausweg. Je nachdem, welche Symptomatik dann überwiegt, können die Diagnosen unterschiedlich ausfallen (Abschn. 3.4, bzw. 3.5) oder sich auch abwechseln (Schigl 2013). Zwanghafte Diäten oder zwanghaftes Essen sind zwei Seiten ein und derselben Medaille.

- Essstörungen haben oft Komorbiditäten

Komorbiditäten sind häufig, v. a. bei bulimischen Diagnosen. Es kann vorkommen, dass im Rahmen der Behandlung und Besserung der Essstörung andere Suchterkrankungen in den Vordergrund treten – oder umgekehrt: Wird eine Sucht aufgegeben, nehmen Essstörungssymptome zu. Auch depressive Verstimmungen können bei allen Formen von Essstörungen auftreten und schwer werden. Umgekehrt ist es so, dass viele psychische Erkrankungen von Frauen sich auf deren Essverhalten auswirken – dies ist v. a. bei stoffgebundenen Süchten erkennbar, aber ebenso bei Depressionen. Frauen neigen offenbar dazu, seelische Probleme auch über die dysfunktionale Regulation ihrer Essenspraktiken auszuagieren – vielleicht erträglicher zu machen.

- Selbstbild und Selbstwertgefühl sind beeinträchtigt

Menschen mit Essstörungen haben oft schon vor dem Auftreten klinischer Symptome ein geringes Selbstwertgefühl und sehen sich selbst sehr kritisch. Sie sind oft unsicher und spüren einen erhöhten Druck, sich den Normen und Wünschen anderer anzupassen. Die Essstörung verschlimmert diese Tendenzen dann oft, der eigene Selbstwert wird durch das Essverhalten (v. a. bei Bulimie und Binge Eating) noch niedriger gesehen.

- Praktiken des Essens moderieren Gefühle

Alle Arten von Essstörungen richten die Aufmerksamkeit auf Essen bzw. Nicht-Essen. Andere Gefühle treten in den Hintergrund. Sie werden nur in Zusammenhang mit den omnipräsenten Themen von Körperlichkeit und Essen wahrgenommen bzw. dahingehend interpretiert. Menschen mit Essstörungen können nicht mehr zwischen körperlichem Hunger und seelischen Bedürfnissen unterscheiden. Man könnte interpretieren, dass die Fragen der Identitätsfindung, die Traurigkeit über die scheinbare Aussichtlosigkeit des eigenen Lebens, die Gefühle der Überforderung mit vielen Entscheidungen, die Angst in/vor nahen Beziehungen oder die übergroße Sehnsucht danach offenbar schwerer erträglich sind als ebendiese Gefühle, wenn sie sich nur ums Essen drehen. Für jene, die sich darauf konzentrieren, nicht zu essen, sind ihre Emotionen oft im Hintergrund. Das Essensthema ist zu allumfassend und betrifft die gesamte Lebensgrundlage. Menschen mit Essstörungen klagen über ein niedriges Selbstwertgefühl und sind oft in einem bedrückten Zustand, bis hin zu depressiver Verstimmung. All das wird jedoch allein dem Umgang mit Essen zugeschrieben.

- Zu viel Essen/Zu wenig oder Nicht Essen/Richtig Essen/Essen Ungeschehen-Machen sind Symptome für dahinterliegende Probleme

Diese Auffassung stellt nicht nur eine Beschreibung wie die zuvor genannten Punkte dar, sondern ist schon eine Interpretation: Integrative Therapie sieht wie viele humanistische und tiefenpsychologische Psychotherapieverfahren nicht nur das präsentierte Symptom, sondern interpretiert es (auch) als Ausdruck anderer Problematiken. Weil diese nicht bewusst sind bzw. auch zu schwierig/unmöglich lösbar scheinen, entwickelt die Patient*in ihre Dynamik mit den Mitteln, die sie zur Verfügung hat. Das ist die Manipulation des eigenen Körpers, oft verbunden mit der des ganzen Familiensystems. Natürlich können diese Herausforderungen nicht durch das entgleiste Essverhalten gelöst/kompensiert werden und beginnen sich zu einem eigenen Problem zu verdichten.

Diese Annahme wird durch die oben beschriebene Beobachtung des Übergangs von einer Symptomatik in die andere und der Komorbiditäten gestützt – deshalb darf nicht nur die Beseitigung des Symptoms im Blickpunkt der Psychotherapie stehen, sondern im Einbezug der gesamten Problemsituation bzw. des Lebens der Patient*in.

- Betroffene brauchen (zumeist) externe Hilfe

Menschen mit Essstörungen können ihr Essverhalten nicht ändern, auch wenn sie dessen Problematik einsehen, was außer bei anorektischen Patient*innen ja durchaus der Fall ist. Die Krankheitswertigkeit der Störung besteht in ihrem suchtartigen Charakter, der immer wieder zu Essen/Nicht Essen/Essen und Essen-ungeschehen-Machen greift. Patient*innen sollen darin unterstützt werden, dass sie sich einen besseren Umgang mit den Herausforderungen ihres Lebens erarbeiten, als sich mit Esssymptomen über die Runden zu retten (s. o.).

- Essstörungen stehen in Bezug zu gesellschaftlichen Bedingungen

Zwanghaftes Essen und zwanghafte Diäten sind Reaktionen auf soziale und gesellschaftliche Normen und Regeln. Diese lösen individuell Druck aus und können zu schwer erträglichen Gefühlen führen. Um diese zu moderieren, wird Essen bzw. Nicht-Essen als Praxis verwendet. Deshalb können sie als gender- und culture bound syndromes bezeichnet werden. Sie treten als spezifische Symptome vermehrt in bestimmten Kulturen und social worlds auf und können als Reaktion auf deren Bedingungen interpretiert werden.

3.2.1 Ätiologie und Auslöser von Essstörungen

In der Literatur werden vielfältige Auslöser beschrieben (Culbert et al. 2015) – auch die somatische Medizin hat sich viel mit den Risikofaktoren für Essstörungen, v. a. Anorexie, beschäftigt (Herpertz-Dahlmann et al. 2022). Hier reicht das Spektrum von genetischen und neurobiologischen Aspekten (v. a. der Rolle des Hypothalamus als Regler des Appetits) über hormonelle Faktoren bis zur Rolle einzelner Spurenelemente, des Immunsystems bzw. des Mikrobioms (gut dargestellt in Heedt 2021). Auf diese Erklärungen möchte ich hier nicht näher eingehen, da wir uns hauptsächlich mit der Psychotherapie von Menschen mit Essstörungen beschäftigen. Die Befunde zeigen jedoch deutlich, wie tief Essstörungen, v. a. Anorexie, mit der biologischen Leiblichkeit des Menschen verbunden sind bzw. in sie eingreifen.

Die Schwierigkeit in biologisch-somatischen Ätiologie-Studien ist allerdings immer die Frage der Kausalität: Simchen (2016) erklärt etwa die Unterschiede in der Epidemiologie von Essstörungen mit der unterschiedlichen Hirnentwicklung von Mädchen und Jungen, vernachlässigt hier allerdings die umgekehrte Sicht der Plastizität des Gehirns: „Weibliche“ Gehirne entstehen ja durch Kontakt mit Umwelten, d. h. Sozialisation, und nicht allein durch Hormonausschüttung (Eliot 2010). Dass Schwestern mehr gefährdet sind, Essstörungen zu entwickeln, dass es familiäre Häufungen gibt, kann genetisch/hereditäre, aber auch familiendynamische Gründe haben – und wahrscheinlich, wie bei diesen Fragen zumeist, spielt beides eine Rolle. Gene werden nur unter bestimmten Bedingungen aufgeschaltet, und es kann durchaus sein, dass man für die Entwicklung bestimmter Hunger- oder Ess-Taktiken eine gewisse Disposition haben muss. Bis jetzt wurden noch keine Studien repliziert, die einen haltbaren Zusammenhang zwischen bestimmten genetischen Konstellationen und Anorexie (auf diese Essstörung konzentrieren sich die Forschungen) herstellen können (Huckins et al. 2018).

In psychologischen Studien, die einen Zusammenhang zwischen Bindungstypus[7] und Essstörungen untersuchen (Cortés-Garcia et al. 2019), finden wir weitere mögliche Hinweise auf ätiologische Faktoren: Generell scheinen unsicher und chaotisch gebundene Personen eine höhere Anfälligkeit für seelische Erkrankungen zu haben als sicher gebundene Kontrollgruppen (Tasca und Balfour 2014), so auch bei Essstörungen. Das spricht für schon früher als erst in der Pubertät oder kurz vor der Manifestation der Symptome entstandene Dispositionen und Dynamiken. Menschen mit Essstörungen tun sich generell schwerer, Emotionen zu regulieren, und neigen zu dysphorischen bzw. depressiven Stimmungslagen (Cortés-Garcia et al. 2019). Personen mit Essstörungen berichten über mehr negative emotionale Reaktionen, mehr interpersonelle Probleme und Stressgefühle. Vor allem anorektische Patient*innen zeigen Züge der Alexithymie, d. h., sie tun sich oft schwer, Emotionen auszudrücken bzw. auch die Emotionen anderer Personen richtig zu interpretieren oder sich einzufühlen.

Fragt man Patient*innen mit Essstörungen direkt nach dem Beginn ihrer Beschäftigung mit Essen, so wird man als Antwort oft die Erinnerung an eine

[7] Die Bindungsforschung geht von verschiedenen Bindungstypen aus, die im Kleinkindalter grundgelegt werden: Sicher, unsicher und chaotisch gebundene (Grossmann und Grossmann 2023) Menschen werden dabei unterschieden.

Aussage eine*r Schulkolleg*in, manchmal Freund*in, auch von Familienmitgliedern präsentiert bekommen. Diese erinnerten Aussagen sind fast immer Kommentare zum Äußeren des Mädchens oder der jungen Frau. Die berichteten Kommentare müssen gar nicht abwertend gemeint sein, um als Anstoß genommen zu werden, etwas am Essen zu ändern. **Jede** Bemerkung zum Äußeren kann fehlinterpretiert werden – das beste Beispiel dafür ist wohl der Satz, den alle Menschen mit Essstörungen kennen und hassen: „Gut siehst Du aus!". Die Doppelbödigkeit dieser scheinbar positiven Botschaft zeigt sich in dem Wort gut – was als „rundlich", „üppig", „voll" interpretiert werden kann (und es möglicherweise etymologisch auch ist/war).

Psychotherapeut*innen tun wohl daran, diese Aussagen ernst zu nehmen, aber nicht wörtlich – bissige Kommentare unter Jugendlichen und v. a. in den letzten Jahren auch in den sozialen Medien sind zweifelsohne verletzend. Eine Essstörung wächst jedoch nicht auf dem Boden eines einzelnen Kommentars. Er kann wohl den erinnerten letzten Anstoß gegeben haben, aber der Boden für die Essstörung muss schon vorher bereitet worden sein.

Anders zu bewerten sind hier massenhafte Dislike- oder Hasspostings und **Mobbing** (im real life wie in sozialen Medien). Diese können sehr wohl Auslöser von Essstörungen sein. Da Jugendliche viel Zeit in sozialen Netzwerken verbringen und es v. a. für Mädchen sehr wichtig ist, wie sie dort bezüglich ihres Aussehens ankommen, stellt diese Art der Kommunikation eine wesentliche Gefahrenquelle für Essstörungen unter Jugendlichen dar (Abschn. 2.4.1). Peers lösen im häufigsten Erstauftrittsalter von Essstörungen die Intensität der Kontakte zu Eltern und Familie ab. Die Meinung der Freundin ist wichtiger als die der Mutter – v. a. bei Fragen zum Outfit und Styling –, was prinzipiell einer recht normalen Entwicklung entspricht (Abschn. 2.2). Verletzende Kommentare der neu aufkommenden wichtigsten Bezugspersonen schmerzen in dieser vulnerablen Phase doppelt. Da sich in dieser Zeit die Wandlung von einer kindlichen zu einer erwachsenen Identität vollzieht, besteht große Unsicherheit, was die eigene Person und v. a. Leiblichkeit betrifft: Denn seit den 1980er-Jahren wird das Ideal des erwachsenen Frauenkörpers scheinbar immer unerreichbarer, schon 1991 zeigte sich in einer Studie über Körperkonzepte von Jugendlichen, dass das Körper-Ideal von Mädchen dem einer untergewichtigen, jenes von Jungen einer normalgewichtigen Figur entspricht (Bauer und Miethling 1991, zit. bei Flaake 2000).

Der bisher in der **Familie** und dem sozialen Umfeld des Mädchens gelebte Stil und Umgang mit dem Thema Essen ist ein wesentlicher Einflussfaktor für die Entstehung einer Essstörung. Mütter und weibliche Verwandte legen hier den Grundstein und haben Vorbildwirkung, was den Umgang mit Essen und Praktiken des Umgangs mit dem eigenen Körper betrifft (Abschn. 2.2.2). Wie häufig sind in der Familie Kommentare über Leiblichkeit generell, Äußerungen und Bewertungen über Schönheit und Schlankheit anderer? Wie sehr wird die Bedeutung körperlicher Attraktivität bei den Role Models des sozialen Umfelds betont? Wichtig zu wissen ist, dass es hier nicht nur um negative Kommentare geht, auch lobende Erwähnungen von schönen Körpern können leicht im Sinne eines Vergleichs und der Aufgabe, ebenso auszusehen, interpretiert werden. Eine Familie, in der Fitness, das tägliche Sport- und/oder Kalorienpensum häufiges Thema sind, schafft den Boden, auf dem Jugendliche sich stark mit ihrem Gewicht beschäftigen (Kap. 5). Besonders gefährdet sind Mädchen und Jungen, die Ballett, Akrobatik bzw. Sportarten praktizieren, in denen extrem schlanke Körper oder Gewichtsklassen wichtig sind. Zu bedenken ist auch, dass wir in vielen Familien schon in der Elterngeneration Essstörungen vorfinden. Mütter sind oft selbst unsicher in ihrer Art zu essen und ihrer Leiblichkeit und geben das an die Töchter weiter (Hart et al. 2020).

Essstörungen sind somit (oft auch) eine Antwort auf Unsicherheit des Lebens und der sich stellenden Entwicklungsaufgaben und des Wandels in der **Identität.** Eine Studie von Schneeberger (2022) erhob den Zusammenhang zwischen Identitätserleben anhand der Fünf Säulen der Identität und dem Essverhalten. Es zeigte sich ein Zusammenhang zwischen einem instabilen Identitätserleben und einem instabilen Essverhalten. Offenbar kann es Sicherheit geben, bei all den neuen Herausforderungen der Adoleszenz dort zu beginnen, wo man selbst den größten Einfluss ausüben kann, beim eigenen Körper. Spannend ist dabei die Doppelgesichtigkeit von Essstörungen: Sie entwickeln sich v. a. bei Mädchen und Frauen mit geringem Selbstwertgefühl und unterminieren dieses oft noch weiter. Andererseits gibt die Essstörung selbst Identität und Halt, ist sie doch ein „Frauenthema". Mädchen finden sich in zahllosen Foren und Gemeinschaften wieder, die alle diese Ideen umtreiben, und können sich gut austauschen, vergleichen und sich gegenseitig Halt geben – entweder im Bemühen, die Essstörung hinter sich zu lassen, oder auch im Fasten und Beibehalten der Essensprobleme. Sogenannte „Pro Ana"- und „Pro Mia"- Foren, Communities von anorektischen oder bulimischen Userinnen, unterstützen sich gegenseitig – oft sehr dysfunktional aber wirkungsvoll. Essstörungen schaffen Identität – dies ist auch bei der Therapie wichtig zu beachten (Abschn. 4.2).

Eine weitere Phase der Unsicherheit erfahren Frauen in den sog. **Wechseljahren** – und hier haben wir auch einen weiteren (kleineren) Gipfel des Ansteigens von Essstörungen, v. a. Anorexie, bei Frauen zu verzeichnen (Mangweth-Matzek et al. 2021). Auch hier wird die Zunahme von Essstörungen mit einer Verunsicherung und Neuadaption von gesellschaftlicher Position und Identität erklärt (Wick et al. 2021).

In der Pubertät wie der Menopause sind Umgestaltungen in der Identität deutlicher als in anderen Lebensabschnitten. Die Leiblichkeit ändert sich sichtbar, aber auch andere Lebensbereiche sind in Wandlung begriffen und das Entsprechen des Schönheitsideals kann schwieriger werden (Abschn. 2.4.2). Auch wenn wir annehmen, dass Identität in einem lebenslangen Fluss begriffen ist und plastisch verstanden werden muss (Petzold 2001), gibt es Phasen, in denen Entwicklungsaufgaben besonders herausfordernd sind und gesellschaftliche Sichtweisen auf eine Altersspanne sich ändern.

Je niedriger das **Selbstwertgefühl,** desto größer die Gefahr von Essstörungen: Der Kampf mit dem eigenen Körper beginnt oft schon früh. Eine Studie der Körperpflegemarke „Dove" aus dem Jahr 2009 in mehreren Staaten mit insgesamt über 3000 Teilnehmerinnen zeigte, dass sich 61 % der Mädchen zwischen 12 und 14 Jahren Gedanken über ihr Aussehen und ihr Gewicht machen. Besonders gefährdet für gestörtes Essverhalten waren Jugendliche mit einem schwachen Selbstwertgefühl – es wiesen aber nur 10 % der Mädchen ein hohes Selbstwertgefühl auf. Familien, in denen viel Wert auf die Wirkung auf andere und nach außen gelegt wird und der enge familiäre Zusammenhalt dadurch demonstriert wird, dass man möglichst keine unterschiedlichen Meinungen haben, nicht streiten und sich nicht von den anderen Familienmitgliedern abgrenzen sollte, bieten einen günstigen Nährboden für Essstörungen.

Ein berufs- oder hobbybedingt erhöhtes Risiko für die Entwicklung einer Essstörung haben alle **Sportler*innen**[8]**,** in deren Disziplin Gewichtsklassen eine Rolle spielen. So ist es in diesen Kreisen üblich, sich in eine passende Klasse „hinaufzuessen" oder" herunterzuhungern" – beides mit Beibehaltung eines hohen Trainingsniveaus. Eine solche Diät (in Sinne von mehr oder weniger essen) beeinträchtigt, wie alle Diäten, das natürliche Gefühl von Hunger und Sattsein (Abschn. 3.2.2). Hier sind alle jene Athlet*innen gefährdet, bei denen ein möglichst niedriges Gewicht bzw. ein dünner, „eleganter" Körper Bestandteil der Sportart ist: bei Tänzer*innen (besonders klassisches Ballett), Kampfsportler*innen, Skispringer*innen, Jockeys, Fechter*innen, Gymnastiker*innen und Turner*innen, Synchronschwimmer*innen, weiblichen Eiskunstläufer*innen etc. Ebenso haben Bodybuilder*innen eine erhöhte Gefahr, Essstörungen zu entwickeln.

[8] Das gilt sowohl für Profisportler*innen als auch für ehrgeizige Hobbysportler*innen, die an Wettkämpfen oder Vorführungen teilnehmen. Im Profisport ist die Problematik zumindest bekannt, wenn auch oft weggesehen wird. Im Freizeitsportbereich hingegen haben die Trainer*innen diese Gefahr wesentlich weniger im Auge.

In einer soziologischen Perspektive betrachten Kardorff und Ohlbrecht (2007) die weiter steigende Zahl an Essstörungen als sozio-somatische Reaktion auf **sozialen Wandel** – vermittelt durch mediale Kanäle und soziale Foren (Abschn. 2.4.1). Die Bilder scheinbar idealer Körper lassen unterschiedliche Wege des Umgangs damit zur Wahl – Anpassung wie in der Bulimie, überangepasst bis karikiert wie in der Anorexie oder widerständig in der Adipositas.

Schließlich sind auch **Traumata** als Ursache von Essstörungen zu nennen. Die diesbezüglichen epidemiologischen Zahlen sind hier sehr unterschiedlich. Vor allem Bindungstraumata scheinen die Entwicklung von Essstörungen – wie seelischer Störungen generell – zu befördern. Inwieweit sexualisierte Gewalt hier eine besondere Rolle spielt, wird kontrovers diskutiert. Ein direkter kausaler Zusammenhang zwischen sexueller Gewalterfahrung und Essstörungen ist nicht erwiesen (Haller 2006). Eine schon ältere Studie (Vanderlinden und Vandereycken 1997) berichtet von 20 bis 50 % der Frauen mit Essstörungen, die über **sexuelle Übergriffe** in ihrer Biografie berichten. Das Vorkommen von sexuellem Missbrauch in der Lebensgeschichte von Personen mit Essstörungen entspricht ungefähr der Rate, die auch bei anderen psychischen Störungen zu finden ist. Sie liegt aber vermutlich über der Prävalenzrate von sexualisierter Gewalt an Kindern in der Allgemeinbevölkerung (Willenberg et al. 2000). Sexuelle Missbrauchserfahrungen können fast jedes Bild psychischer Störung auslösen. Frauen sind mehrheitlich Opfer von sexualisierter Gewalt und reagieren auf viele Formen von Traumata und Problemen mit Änderungen im Essverhalten.

Eigene Beobachtungen aus der Praxis haben mir den Eindruck hinterlassen, dass diese tendenziell eher bei Bulimie und Binge Eating Disorder als bei Anorexie und Orthorexie vorkommen, ich kann aber nicht auf systematisierte Zahlen zurückgreifen. Auf jeden Fall ist bei der Anamnese und im Prozess der Psychotherapie eine besondere Aufmerksamkeit auf die Erwähnung traumaticher Situationen zu legen – was für Psychotherapeut*innen zumeist ohnehin selbstverständlich ist. **Körperliche und psychische Gewalt** können immer als Risikofaktoren für den Beginn einer Essstörung angesehen werden und umgekehrt, Essstörungen können auch als Komorbidität bei Posttraumatischer Belastungsstörung bzw. DESNOS[9] vorkommen. Je nachdem, welche Problematik im Vordergrund steht, soll der therapeutische Schwerpunkt auf Traumatherapie oder die Behandlung der Essstörung gelegt werden.

[9] Disorder of Extreme Stress Not Otherwise Specified.

Essstörungen entstehen selten aus nur einem Grund. Das bio-psycho-sozial-ökologische Modell ist ein guter Ansatz, die individuellen Risikofaktoren zuzuordnen.

3.2.2 Der Beitrag von Diäten

Die Bezeichnung Diät kommt aus dem Griechischen. Sie kann übersetzt werden mit Lebensführung bzw. Lebensweise und beschäftigte sich generell mit der Art, wie man sein Leben gut führen soll, nicht nur in Bezug auf Ernährung. Heutzutage verstehen wir Diät ausschließlich als Ernährungsform, die zur Gewichtsregulation (Zu- oder Abnahme) bzw. zur Unterstützung der Heilung bei bestimmten Krankheiten eingesetzt wird. Umgangssprachlich ist mit Diät Reduktionskost gemeint, äußere Regeln, nach denen die Nahrungsmittel ausgewählt, zubereitet und gegessen werden sollen. Zumeist geht es um eine Reduktion von Kalorien, der Einheit der Energie der Nahrung, die im Körper ein Defizit auslösen soll und ihn so anregen, auf eigene (Fett-)Reserven zurückzugreifen.

Aufgrund der Beschäftigung unserer Gesellschaft mit den Themen Schlankheit und Schönheit und der auch von Mediziner*innen nachdrücklich geforderten Verringerung adipöser Risiken sind unzählige Diäten auf dem Markt, die Menschen helfen sollen abzunehmen. Manche Diäten arbeiten mit dem Ausschluss oder der Reduktion bestimmter Makronährstoffe, meist Kohlehydrate oder Fett. Das bedeutet den Verzicht auf eine Vielzahl von Lebensmitteln und macht es den meisten Menschen unmöglich, solchen Vorschriften über längere Zeit zu folgen. Andere Diäten propagieren bestimmte Zeitfenster, in denen man essen darf, manche auch, dass bestimmte Nahrungsmittel nicht im selben Zeitraum gemeinsam zu sich genommen werden dürfen. Die einfachste Form der Diät postuliert eine Gesamtzahl an Kalorien, welche man über den Tag/die Woche verteilt zu sich nehmen darf, die eine mehr oder minder starke Reduktion vom Normalwert bedeuten. Insgesamt gibt es über 400 verschiedene Diätformen zur Gewichtsabnahme, die meisten werden den psychologischen Aspekten von Essen nicht gerecht (Abschn. 2.1) (Pudel und Westenhöfer 2003). In den USA werden jährlich 100 Mrd. US-Dollar im Jahr für Diätprodukte ausgegeben.

Diäten versetzen den Körper in einen Alarmzustand, er versucht mit dem verringerten Nahrungsangebot zurechtzukommen. Der Grundumsatz wird herunterreguliert, die Nahrung wird besser verwertet, Heißhungergefühle kommen auf. Weitere Folgen können chronifizierte Verstopfung, niedrige Pulsfrequenz, erniedrigte Körpertemperatur und Zykusstörungen sein – der Körper versucht sich an das begrenzte Nahrungsangebot anzupassen. Es können Müdigkeit und vermehrtes Kälteempfinden, im psychischen Bereich erst Euphorie, dann Erschöpfung, Kraftlosigkeit, Konzentrations- und Schlafprobleme auftreten. Es kommt zu einem Verlust des Gefühls für Hunger und Sattsein und zu Fehlinterpretationen der beiden Gefühle.

Unzählige Studien zeigen, dass Diäten nicht dauerhaft wirken. Man verliert zwar (anfangs) relativ schnell an Gewicht. Wird die Diät allerdings beendet, so nehmen die meisten Personen ebenso schnell wieder zu. Oft auch mehr, als sie ursprünglich abgenommen hatten – der berühmte „Jo-Jo-Effekt" (Lauterbach und Abile 2019). Die Theorie des Set Points besagt, dass jeder Mensch ein biologisch angelegtes individuelles Gewicht hat. Auf das pendelt sich der Körper in etwa ein, wenn man nach Hunger und Sattsein isst. Dieser Set Point gerät durch Diäten und Nahrungsrestriktion aus dem Gleichgewicht und verschiebt sich tendenziell nach oben. Es kann so kein signifikanter Gewichtsverlust durch die Reduktionsdiät erreicht werden (Sarwan und Rehman 2022). All dies ist der Grund, warum Diäten bei den meisten Menschen auf die Dauer nicht zu Gewichtsreduktion führen.

Nur 20,7 % aller Frauen und 26,2 % aller Männer ab 14 Jahren in Deutschland wollen aktuell *nicht* abnehmen, alle anderen mehr oder weniger stark schon (Statistika 2023a). Einer Umfrage der Zeitschrift BRIGITTE in Zusammenarbeit mit YouGov Deutschland ergab, dass 77 % der befragten Frauen in ihrem Leben schon mindestens einmal versucht haben abzunehmen; bei den 25- bis 34-Jährigen sind es 82 %. Eine Studie des Wiener Programms für Frauengesundheit (2015) unter Leitung von Beate Wimmer-Puchinger befragte über 1400 Schüler*innen zwischen 12 und 17 Jahren in Wiener Schulen. 30 % der Schülerinnen (14,5 % der Schüler) gaben an, starke oder sehr starke Angst vor einer Gewichtszunahme zu haben[10]. Zwischen dem Alter von 12 und 16 Jahren stieg die Anzahl jener Mädchen, die mindestens schon einen Diätversuch gemacht haben, von 16,7 % auf 52,9 %. Eine andere Studie der Frauengesundheit Wien (Karmasin 2008) zeigt, dass selbst 31 % jener Frauen, die Kleidergröße 32 bis 36 tragen, bereits Diäten zur Gewichtsreduktion durchführten. Die Hälfte aller in dieser Studie befragten Frauen gab an, sich einer Diät zu unterziehen, um selbstbewusster und attraktiver zu werden.

Unzählige Menschen in den westlichen Wohlstandsstaaten sind somit immer wieder, manche sogar permanent „auf Diät" (Abschn. 4.3.5). Die Diätindustrie setzt hohe Summen um, unzählige Programme, Ratgeber, Bücher, Berater*innen, Fastenkuren, Nahrungsergänzungsmittel, Shakes, Clubs, Communities etc.

[10] Obwohl in diesem Alter eine Gewichtszunahme biologisch normal und wichtig ist.

sollen helfen, schlanker zu werden. Diäthalten ist als neue Kulturtechnik v. a. unter Frauen weit verbreitet. Diäthalten heißt, dem Diktat des schlanken Schönheitsideals zu folgen und mit dem eigenen Körper unzufrieden zu sein (Abschn. 2.4.2)[11]. Dieser Aspekt ist besonders im Zusammenhang mit Essstörungen wichtig, da es dem Umfeld der Betroffenen oft gar nicht besonders auffällt, wenn jemand „auf Diät ist", weniger isst oder proklamiert, sich jetzt „gesünder ernähren zu wollen". Die Mutter etwa macht eine Frühjahrskur, um die „Bikinifigur" für den Sommer zu erreichen, die Tochter macht mit. Nach einiger Zeit und einigen verlorenen Kilos beendet die Mutter ihre Diät, aber die Tochter macht offen oder heimlich weiter: Niemand findet etwas dabei, wenn normalgewichtige Jugendliche abnehmen wollen oder „sich gesund ernähren" und weniger essen – so sehr sind Diäten tägliche Praxis geworden. Dass normalgewichtige Jugendliche zunehmen müssen, weil sie im Wachstum begriffen sind, erscheint vor dem Hintergrund des allgegenwärtigen „Nimm-doch-ab"-Gebots für viele erst auf den zweiten Blick begreifbar.

Wenn wir mit Menschen mit Essstörungen arbeiten, werden wir von fast allen hören, dass sie Diäten gemacht haben.

> Essstörungen erwachsen aus dem Gedanken, das Essen „kontrollieren" zu müssen! Diäten gaukeln eine solche Kontrolle vor!

Besonders gefährdet sind Kinder, wenn sie in einer Familie aufwachsen, in der die Eltern sehr besorgt um ihre Figur sind und selbst häufig Diäten halten bzw. Körper(formen) stark kommentieren und bewerten. Gerade in Umwelten, in denen Essen und gesunde richtige Ernährung in hohem Ausmaß Thema ist, können sich Essstörungen entwickeln. Selbst zahlreiche Kleinkinder werden von (zumeist ihren Müttern) den Kinderärzt*innen vorgestellt mit der bangen Frage, ob sie nicht zu dick wären! Und das ist nicht unberechtigt: Etwa 5–10 % der Kinder sind als adipös einzustufen und ca. ein Viertel übergewichtig, wobei Burschen eher zu Übergewicht neigen (Bundesministerium für Gesundheit, Soziales und Konsumentenschutz 2022). Auf der einen Seite sind diese Zahlen seit einigen Jahren auf hohem Niveau stabil, auf der anderen Seite ist die Rate an Mädchen

[11] Auch für jene Menschen, die sich aus berechtigten medizinischen Gründen eine Diät halten müssen, sind die körperlichen und emotionalen Folgen einer Diät ebenso gegeben.

mit Essstörungen hoch. Fast 30 % der befragten Mädchen (14,6 % der Jungen) zeigten bei der Studie der Wiener Frauengesundheit (2015) im SCOFF-Test (Morgan et al. 2000) ein erhöhtes Risiko für Essstörungen. Diätende Angehörige zeigen vorbildhaft, dass Essensrestriktion für Frauen eine gängige und normale Praxis darstellt, und Diät haltende Kinder werden immer jünger.

Hinzu kommt, dass Gewichtsreduktionsprogramme ein Wirtschaftsfaktor mit – bei zunehmend übergewichtiger Bevölkerung – expandierendem Marktanteil sind. Sie versprechen mittels Werbung und Influencer*innen in den sozialen Medien die Einfachheit oder Effizienz des Abnehmens und gaukeln ein mit der dann erreichten Schlankheit einhergehendes Glück vor. Teilweise wird dieser Prozess auch von medizinischer Seite unterstützt: Auch die Medizin sieht großteils den dünnen Körper als den gesunden Körper und macht Übergewicht für viele Krankheiten verantwortlich. Häufig sind es Mediziner*innen, die zu unterschiedlichen Diäten (oft getarnt als gesunde Ernährung) raten oder medikamentöse oder gar chirurgische Unterstützung dabei anbieten. Diät-Drinks statt Mahlzeiten, kalorienreduzierte Menüs sowie Appetitzügler oder Abführmittel sind in einem breiten Angebot erhältlich. Es gibt zahlreiche medizinische Institute, die Fettabsaugen oder das Modellieren der Figur anbieten. Selbst die Träger*innen der allgemeinen Krankenversicherung fördern diesen Trend, indem sie ihre Versicherten über Veröffentlichungen und Mitmach-Aktionen zum Abnehmen für eine „gute Figur“ und Schlanksein motivieren.

3.3 Der Anti-Diät-Ansatz

Dieser Ansatz ist keine spezielle eigene Therapieform. Er gründet auf den Überlegungen der frauenspezifischen/feministischen Therapie (siehe Abschn. 2.5) und bildet eine gute Grundlage für die Behandlung von Menschen mit Essstörungen. Alle Frauen, aber insbesondere solche, die eher füllig sind, sehen sich ständig der Forderung gegenüber, Diät halten zu müssen. Da erscheint der Anti-Diät-Ansatzes, nämlich mit dem Diäthalten aufzuhören, geradezu revolutionär! Er beinhaltet aber ebenso gesellschaftliche Analysen und die sich daraus ergebenden politischen Forderungen, wie seine Geschichte zeigt:

3.3.1 Entwicklung des Anti-Diät-Ansatzes

Der Anti-Diät-Ansatz wurde seit den 1970er-Jahren im Umfeld der zweiten Frauenbewegung entwickelt. Die wohl bekannteste Protagonistin ist Susie

Orbach, eine tiefenpsychologische Psychotherapeutin[12], die 1978 ihr Buch „Fat is a feminist issue: The anti-diet guide to permanent weight loss" veröffentlichte, das bald in über 20 Sprachen übersetzt wurde und zum Klassiker der Literatur zu Essstörungen avancierte. Orbach beschäftigte sich mit ihrer Freundin und Kollegin Luise Eichendorff intensiv mit dem Thema Essen und Diäten – einem Thema, das schon in den ersten Frauengruppen intensiv diskutiert wurde. Sie beschreibt, wie stark es ihr auffiel, dass fast alle Frauen, die an ihren Consciousness-rising-Gruppen teilnahmen, Diät hielten, und analysierte diese Praktik vor dem Hintergrund der gesellschaftlichen Situation von Frauen. „Die Tatsache, dass Esssucht überwiegend ein Frauenproblem ist, lässt darauf schließen, dass sie etwas mit der Erfahrung zu tun hat, in unserer Gesellschaft eine Frau zu sein." (Orbach 1979, S. 14) Ihre Annahmen gründen auf feministischen Analysen und dem Versuch, eine neue, solidarische Form von Psychotherapie für Frauen zu entwickeln (Abschn. 2.5). Dieser von ihr entwickelte Anti-Diät-Ansatz bedeutet einen vollständigen Verzicht auf Diäten und diätetische Maßnahmen und spricht sich, dem damaligen Zeitgeist entsprechend, gegen fremde Expert*innenprogramme aus. Orbach postuliert, dass Essstörungen zwar häufig Suchtcharakter aufweisen, im Unterschied zu anderen Suchterkrankungen aber auf das Suchtmittel Essen ein Leben lang nicht verzichtet werden kann. Gewichtszunahme (bei Anorexie[13]) und Aufgabe des unmittelbaren Symptoms allein genügen nicht. Die Zielgruppe des Anti-Diät-Ansatzes waren ursprünglich übergewichtige, esssüchtige, d. h. an Binge Eating Disorder bzw. psychogener Adipositas leidende Frauen. Später wurde dieser Ansatz auch für andere Essstörungen erfolgreich angewandt.

1982 erschien Hilde Bruchs Buch „Das Rätsel der Magersucht", in dem sie 70 Frauen mit Anorexie vorstellt und sich auf die psychologischen Mechanismen, die Anorexie begünstigen, konzentriert. Bruchs Buch wurde zu einem Standardwerk. Seit Mitte der 1980er-Jahre nahm die Diagnose Bulimie enorm zu – Gemeinsamkeiten dieser Essstörung mit Anorexie wurden im Anti-Diät-Ansatz diskutiert. Zu dieser Zeit gründen engagierte Expertinnen in Deutschland

[12] Sehr gut beschreibt sie ihren Therapieansatz in „Intime Beziehungen, schwierige Gefühle" (Orbach 2001). Sie war auch die Psychotherapeutin von Lady Diana.

[13] Für Susie Orbach sind alle Essstörungen nur unterschiedliche Facetten einer Problematik: Binge Eating, Bulimie oder Anorexie versammelt sie unter dem Sammelbegriff „Esssucht" und meint damit die süchtige, permanente Beschäftigung mit Nahrung und Essen.

die ersten Zentren für Essstörungen, etwa in Frankfurt und Berlin[14], die nach diesem Anti-Diät-Grundsatz arbeiten. Heute sind 15 solcher Zentren in Deutschland aktiv. Sie sind im Bundesfachverband Essstörungen (BFE) organisiert und teilweise öffentlich finanziert. Sie behandeln Betroffene und entwickeln Präventionsangebote, etwa in Kooperation mit Schulen; und sie thematisieren den Zusammenhang zwischen Essstörungen und der gesellschaftlichen Position und Rolle von Frauen. In den 1990er-Jahren begannen Fortbildungen zum Anti-Diät-Ansatz in der Psychotherapie auch in Österreich, ein Zentrum für Essstörungen wird 1997 von einer Gruppe von Psychotherapeutinnen, die diese Fortbildung absolviert haben, begründet[15]. Weitere Initiativen der Frauengesundheit Wien und in den österreichischen Bundesländern folgen. Es gründeten sich Verbände, u. a. das Netzwerk Essstörungen oder die Österreichische Gesellschaft für Essstörungen (ÖGES); Gesellschaften für Essstörungen sind ebenso in Deutschland und der Schweiz zu finden[16].

Zunehmend wurde die Verknüpfung des Drucks des Schlankheitsideals und dem Auftreten von Essstörungen auch in den Medien und der Politik diskutiert. Den Anfang machte im deutschsprachigen Raum Alice Schwarzer, die mit ihrer Zeitschrift EMMA schon 1984 einen Sonderband „Durch Dick und Dünn" herausbrachte. Schließlich zeigten sich auch erste Erfolge in der Politik und den Medien – die allerdings, aus heutiger Sicht gesehen, die Verbreitung und Zunahme von Essstörungen nicht stoppen konnten. Ende der 1990er-Jahre wies die British Medical Association in einer von Susie Orbach mit initiierten Untersuchung den Zusammenhang zwischen den medialen Bildern extrem magerer Models und dem Auftreten von Anorexie bei jungen Mädchen nach. In Spanien, auch ein von Essstörungen sehr betroffenes Land, finanzierte die Gesundheitsministerin Celia Villalobos Maßnahmen zur Prävention von Anorexie und Bulimie. Das ehemals magersüchtige Model Nievez Alvarez berichtete dazu im Parlament über ihre Krankheit, erschreckende Fotos ihres abgemagerten Körpers

[14] Frankfurter Zentrum für Essstörungen, Dick und Dünn Berlin (siehe Anhang Materialien).

[15] Ich bin Mitbegründerin dieses Zentrums, eines Netzwerks von Psychotherapeutinnen und Beraterinnen mit einem Anti-Diät-Ansatz. Wir haben in Österreich die erste Telefonhotline für Betroffene und Angehörige eingerichtet und 15 Jahre lang Fortbildungen und Supervisionen zur Arbeit mit von Essstörungen Betroffenen angeboten. 2022 wurde der Verein aufgelöst.

[16] Wobei nicht alle Vereinigungen und Vereine, die sich mit Essstörungen beschäftigen, einen Anti-Diät-Zugang vertreten.

dienten der Kampagne. Daraufhin verbot die Barcelona-Modewoche Models unter Kleidergröße 40, das entspricht einer deutschen Kleidergröße von 34–36. 2008 unterzeichneten die deutschen Mode-Dachverbände einen Kodex gegen den Schlankheitswahn und verpflichteten sich, nur noch Models mit einem Body-Mass-Index von mindestens 18,5 zu engagieren[17]. Im Dezember 2015 untersagte Frankreich Modeschauen und -agenturen per Gesetz, Models unter einem Body-Mass-Index von 19 zu beschäftigen. Dennoch geht die Entwicklung hin zu Selbstkritik und unrealistischen Anforderungen weiter (Abschn. 2.4). So zeigen die Umfragen, dass nur ca. die Hälfte der zwölfjährigen Mädchen mit ihrem Körper zufrieden ist – 2006 waren es noch zwei Drittel (66 %). Jede zehnte der Elfjährigen und jede vierte Zwölfjährige gab an, schon einmal eine Diät gemacht zu haben. 78 % der Befragten erklärten, es existiere ein Zusammenhang zwischen Beliebtheit und Dünnsein (Bauer Media Group 2016).

3.3.2 Grundlagen des Anti-Diät-Ansatzes

Ausgehend von den Überlegungen der individuellen persönlichen Entwicklung und den gesellschaftlichen Anforderungen an Frauen, werden im Anti-Diät-Ansatz Diäten oder Dicksein ein untaugliches Mittel der Erfüllung (oder Verweigerung) der oft unvereinbaren Aufgaben für Frauen unserer Zeit betrachtet. Der Anti-Diät-Ansatz bietet die Grundlage einer gendersensiblen Arbeitsweise für die Therapie von Frauen mit Essstörungen (Abschn. 2.5). Er berücksichtigt individuelle körperliche und psychische sowie gleichwertig familiäre, soziale und gesellschaftliche Aspekte und setzt je nach Problemlage die Schwerpunkte. Ausgehend von den Überlegungen der individuellen Entwicklung und den gesellschaftlichen Anforderungen an Frauen, werden Diäthalten oder Dicksein als ein untaugliches Mittel der Erfüllung (oder Verweigerung) der unvereinbaren Aufgaben für Frauen betrachtet. Der Anti-Diät-Ansatz bedeutet einen Verzicht auf Diäten und diätetische Maßnahmen und von externen Expert*innen vorgegebenen Ernährungsempfehlungen. Dies ist für viele von Essstörungen Betroffene anfangs nur schwer zu akzeptieren.

Alle Frauen mit Essstörungen haben ein dysfunktionales Verhältnis zu Essen und zu Beginn ihrer Therapie Angst vor dem Essen (Abschn. 3.2). Viele der Frauen haben unzählige Jahre von Diäten, Erbrechen und Hungern hinter sich

[17] Was ebenso eine Konfektionsgröße von 34 bis 36 bedeutet.

und kennen seit langem nur ein Essen nach Plan, Vorschriften und Kalorienangaben statt nach Hunger und Gusto. Sie leben in einer Welt, in der essen „sündigen" bedeutet. Gerade für diese ist der Ansatz, der keine Regeln und neue Beschränkungen und Gebote postuliert, gut geeignet, aber extrem herausfordernd. Anti-Diät zielt hier darauf ab, den Suchtcharakter des Essens oder Nicht-Essens aufzuheben. Essen soll (wieder) eine lustvolle, unmittelbare und spontane Erfahrung sein. Durch das Diäthalten verlieren Frauen das Vertrauen in ihren Körper und seine Funktionen und versuchen, etwas zu kontrollieren, was nicht kontrollierbar sein sollte. Deshalb muss als erster Schritt das Diäthalten aufgegeben werden. Die Frauen werden als Expertinnen für ihr eigenes Leben und Essverhalten gesehen, die selbst am besten wissen (wenn auch nicht immer verfügbar haben), was ihnen guttäte. Das bedeutet, dass in der Therapie keine neuen Vorschriften und Ratschläge, was Essen betrifft, aufgestellt werden sollen.

Eine Essstörung wird im Anti-Diät-Ansatz als Warnsignal gesehen, das anzeigt, dass mit dem Leben der betroffenen Frau etwas nicht stimmt. Die Essprobleme werden als der fehlgeschlagene Versuch, sich den verschiedenen Anforderungen an Frauenleben anzupassen, interpretiert (Abschn. 2.3). Frauen mit Bulimie etwa können ihre geheime Unzufriedenheit und Wut herauskotzen – oder Binge-Eaterinnen sich mit Essen die sonst nicht vorhandene Zuwendung holen. So quälend die Beschäftigung mit dem Essen für die Patientinnen auch ist – sie überdeckt die noch größeren, „gefährlicheren" Themen und Schwierigkeiten. Essstörungen gründen laut Anti-Diät-Ansatz im Versuch, innere, seelische Probleme und Widersprüche auf einer körperlichen Ebene zu lösen. Orbach (1978) postuliert, dass das Verhältnis zum Essen den Umgang mit der eigenen Person, der strafend, streng, asketisch, inkonsequent, aber auch sadistisch und wütend sein kann, symbolisiert.

Ein wichtiger Lern- und Veränderungsschritt bedeutet, zwischen körperlichem und psychischem Hunger unterscheiden zu können. Der Anti- Diät-Ansatz geht davon aus, dass es den essgestörten Mädchen und Frauen schwerfällt, eigene Bedürfnisse zu erkennen und durchzusetzen. Sie haben Angst vor Konflikten und wissen nicht, wie sie sich gut behaupten und einrichten können, ohne einen Umweg über Essen zu nehmen. Die Verbindung von Essen und Emotionen ist der Schlüssel der Arbeit nach dem Anti-Diät-Ansatz. Diese Emotionen verweisen auf individuelle biografische Erfahrungen, aber ebenso auf gesellschaftliche Bedingungen, in denen sie gemacht wurden.

Der erste Schritt einer Veränderung ist das Akzeptieren des Symptoms. Betroffene sollen sich nicht mehr dafür beschimpfen, aber sehr wohl (v. a. anorektische Patientinnen) deren Krankheitswertigkeit einsehen und nicht mehr verleugnen. Das Symptom wird als die derzeit bestmögliche Verhaltensweise, die in ihrer speziellen Lebenssituation von einer Betroffenen entwickelt werden, gesehen. Diese soll jetzt durch eine bessere ersetzt werden. Die von Essstörungen Betroffenen sollen lernen, sich anzunehmen; sich nicht (nur) mit ihren Defiziten sehen, sondern sich als Frauen auf ihrem Weg und der Suche nach ihrer ganz speziellen, möglichst zu ihnen passenden Lebensweise mit all den damit verbundenen Schwierigkeiten verstehen. Ein Symptom dieser Schwierigkeiten ist dabei die Essstörung. Diese Ausweitung des Horizonts entlastet die Betroffenen, die ihr „Versagen" nun nicht mehr allein sich selbst und ihrem Ungenügen oder ihrer Familie zuschreiben müssen.

Ziel ist es, den eigenen Körper und sich als Gesamtperson zu akzeptieren. Dazu muss ein neues, eigenes Verhältnis zum Essen entwickelt werden. Das heißt, einerseits Essen wieder mit Genuss zu verbinden und ihm andererseits aber auch weniger Bedeutung zu geben.

In den folgenden Abschnitten 3.4 bis 3.6 werden die Diagnosen, so wie sie (derzeit) in der ICD-10 dargestellt sind, beschrieben sowie darüber hinausgehend phänomenologische und psychodynamische Aspekte der jeweiligen Krankheitsbilder erörtert. Anschließend werden in den Abschn. 3.7 sowie 3.8 Krankheitsbilder dargestellt, die in der ICD-10 nicht enthalten sind: die sog. Orthorexie sowie zwei Formen subklinischer Typen von Essstörungen.

Ich möchte darauf hinweisen, dass die Darstellung der psychischen Aspekte der jeweiligen Essstörung (Abschn. 3.4.3, 3.5.3, 3.6.3) sich aus meiner Erfahrung mit Patient*innen und der Literatur generiert. Es sind hier Tendenzen aufgezeigt, die bei vielen Betroffenen, aber möglicherweise nicht bei allen zutreffen.

3.4 Anorexie

3.4.1 Diagnostische Kriterien

Anorexie bzw. latein Anorexia nervosa zeigt sich an folgenden Verhaltensweisen (BZgA 2013): Frauen und Mädchen mit Anorexie fühlen sich zu dick, egal wie wenig sie wiegen. Die Waage bestimmt die Gefühle, mehrmals tägliches Wiegen ist keine Seltenheit. Erste Anzeichen des Krankheitsbildes können sich bereits im Kindheitsalter manifestieren (Herpertz et al. 2015). Die Altersgruppe der 12- bis 19-jährigen Mädchen ist besonders gefährdet, eine Anorexie zu entwickeln: Die Anzahl der an Anorexia nervosa erkrankten Jugendlichen im Alter von 12 bis 15 Jahren steigt in Europa immer weiter an (Ehrlich 2021). Die Bedingungen der Corona-Epidemie dürften auch dazu beigetragen haben (Abschn. 3.1.3).

Die Betroffenen meinen, dass ihr Wille die leiblichen Bedürfnisse steuern und kontrollieren kann und muss (Simchen 2021). Diese Kontrolle vermittelt das Gefühl, autonom und selbstständig zu sein. Oft sind die Betroffenen auch besonders leistungsorientiert, sparsam und lehnen lustbetonte Aktivitäten, die einfach „just for fun“ gemacht werden, ab. Zumeist ziehen sie sich mit dem Fortschreiten der Krankheit aus den Peer- und Freundeskreisen zurück, zeigen Symptome depressiver Verstimmung. Ihr Essverhalten ist oft streng ritualisiert, was Zeitpunkt des Essens, Menge und Auswahl der Nahrungsmittel betrifft. Es werden nur niedrigkalorische Nahrungsmittel zu sich genommen, meist unter dem Vorwand, „gesund“ oder vegan essen zu wollen. Dabei essen Betroffene oft extrem langsam, zerteilen etwa Reiskörner, kauen lange an einem Salatblatt, schieben Essen auf dem Teller hin und her und beschäftigen sich sehr lange mit ihrer extrem kleinen Portion. Oft täuschen sie auch vor zu essen, sammeln etwa die Bissen in den Taschen ihrer Kleidung, um sie später zu entsorgen oder für den Hund unter den Tisch fallen zu lassen. Sie spucken Essen auch in unbeobachteten Momenten wieder aus. Sie ernähren sich sehr einseitig, da immer mehr Nahrungsmittel aus ihrem Speiseplan gestrichen werden. Dabei interessieren sie sich sehr für Essen, lesen Kochblogs und Kochbücher, sammeln Rezepte, verfolgen neue Nahrungsmitteltrends und ernährungswissenschaftliche Erkenntnisse und beeindrucken mit einem großen Detailwissen. Viele Patient*innen kochen und backen sehr gerne und versorgen Partner*innen und Familie mit üppigem Essen, mit Kuchen und Torten etc. Sie ergötzen sich daran, wie die anderen essen, ohne allerdings selbst etwas davon zu sich zu nehmen.

Um möglichst viele Kalorien zu verbrauchen, versuchen sie Aufgaben im Stehen zu erledigen, viel zu gehen oder etwa einen schweren Rucksack zu tragen bzw. sich der Kälte auszusetzen. Solange es ihnen körperlich noch möglich ist, betreiben viele exzessiv Sport. Selbst bei stationärer Aufnahme mit Bettruhe machen manche Patient*innen noch unter der Decke isometrische Übungen, um sich anzustrengen und so Kalorien zu verbrennen. Typisch ist die fehlende Krankheitseinsicht, die Betroffenen weigern sich einzusehen, dass ihr Abmagern ungesund und behandlungsbedürftig ist.

Ein wesentliches Kennzeichen und Antreiberin dieser Abmagerung ist die sog. Körperschemastörung. Erstmals wurden diese in den 1960er-Jahren als Kennzeichen der Anorexia nervosa von Hilde Bruch beschrieben. Körperschemastörung bedeutet, eine sehr verzerrte Wahrnehmung des eigenen Körpers zu haben, vor allem in Bezug auf den Umfang bestimmter Körperteile. Besonders trifft dies auf Körperstellen wie den Bauch, die Oberschenkel oder das Gesäß zu, die aufgrund von gesellschaftlichen Schönheitsidealen als „Problemzonen“ von Frauenkörpern beschrieben werden (Reich und Cierpka 2001). Diese Körperbildstörung verstärkt sich mit zunehmendem Gewichtsverlust im Verlaufe der Krankheit weiter – die Unzufriedenheit mit der eigenen Körperlichkeit ist trotz fortgeschrittener Kachexie[18] groß.

Manchmal erleiden Patient*innen mit starker Abmagerung ein sog. Hirnorganisches Psychosyndrom (in der ICD-10 mit F06 kodiert) mit berichteten oder beobachtbaren Symptomen von veränderten Denk- und Verhaltensweisen, emotionalen Veränderungen, fast immer einer Beeinträchtigung von Gedächtnis und Konzentration, in schweren Fällen auch mit Einbußen kognitiver Fähigkeiten und kreativer Leistungen. Die Patient*innen zeigen Interesselosigkeit an den meisten Aktivitäten, Abgeschlagenheit, Rückzug und Gleichgültigkeit und berichten über Angstzustände und depressive Stimmungslagen.

Diesen Phänomenen entsprechend wird die Essstörung Anorexie in der ICD-10 mit dem Kürzel F50.0 bzw. F50.1 gekennzeichnet, dort wie folgt beschrieben: Sie ist ein **absichtlich** durch Nahrungsmittelkontrolle niedrig gehaltener BMI von unter 18 bzw. bei Heranwachsenden die Weigerung, altersgemäß zuzunehmen. Die Krankheit ist mit einer spezifischen Psychopathologie verbunden, wobei die Angst vor einem dicken Körper und einer schlaffen Körperform als eine überwertige Idee besteht und die Betroffenen eine sehr niedrige Gewichtsschwelle für sich selbst festlegen. Es liegt meist Unterernährung unterschiedlichen Schweregrades vor, die neben der psychischen Symptomatik zu endokrinen und metabolischen Veränderungen und damit einhergehend zu körperlichen Funktionsstörungen führt. Zu den Symptomen gehören eingeschränkte Nahrungsauswahl, exzessive körperliche Aktivität, bei manchen Patient*innen auch selbstinduziertes Erbrechen und Abführen und der Gebrauch von Appetitzüglern und Diuretika.

Laut ICD-10 sind folgende Kriterien für die Diagnose einer **F 50.0 Anorexia nervosa, Anorexie** maßgeblich:

A. Die Weigerung, das für Alter und Körpergröße normale Körpergewicht zu halten (weniger als 85 %, BMI $\leq$ 17,5) bzw. bei Heranwachsenden die Weigerung, altersgemäß zuzunehmen. Bei Jugendlichen gilt als Anorexie-Kriterium, dass das Gewicht unter der 3. BMI-Perzentile liegt.

[18] Kachexie bedeutet ein pathologischer Gewichtsverlust („Auszehrung"). Bei einer Kachexie kommt es neben einem vollständigen Abbau der Speicherfettdepots zu einer Verkleinerung der inneren Organe, die einen (teilweisen) Funktionsausfall bedingen können. Dabei wird auch Knochenstruktur abgebaut.

B. Die Gewichtsreduktion erfolgt v. a. durch eine selbstgewählte Restriktion der Nahrungsaufnahme durch Vermeiden (hoch)kalorischer Speisen.
C. Es herrscht eine ausgeprägte Angst vor einer Gewichtszunahme bzw. davor „dick" zu sein, obwohl objektiv Untergewicht besteht. Die Wahrnehmung der eigenen Figur und des eigenen Körpergewichtes ist gestört (Körperbildstörung). Der Schwergrad oder das Bestehen einer Krankheit generell wird geleugnet, es besteht keine Krankheitseinsicht.
D. Es besteht eine umfassende endokrine Störung der Hypothalamus-Hypophysen-Gonaden-Achse, d. h. primäre oder sekundäre Amenorrhoe bei Frauen; bei beiden Geschlechtern Interessensverlust an sexuellen Kontakten und Libidoverlust. Achtung: Bei Frauen, die die orale Verhütung betreiben, findet oft dennoch eine Ersatzblutung statt. Wird das Kontrazeptivum abgesetzt, bleiben Blutungen aus.
E. Kriterien A und B für Bulimie werden nicht erfüllt.

Zwei Typen werden unterschieden:

Restriktiver Typus (F 50.00) Gekennzeichnet durch ständiges Diäthalten und meist hohe körperliche Aktivität (solange diese möglich ist).

Binge/Purging Typus, aktiver Typus (F 50.01) bei dem die Patient*innen zwischendurch auch Essanfälle haben und diese durch Erbrechen oder andere Maßnahmen (Abführmittel, Diuretika) kompensieren. Die Essanfälle sind jedoch viel seltener als bei Bulimie (Abschn. 3.5) und umfassen weniger große Nahrungsmittelmengen.

Etwa 2 % der Menschen mit Anorexie haben Essanfälle, etwa 15 % erbrechen von Zeit zu Zeit.

Eine weitere Unterkategorie ist die

F50.1 Atypische Anorexia nervosa

Dies sind Essstörungen, die einige Kriterien der Anorexia nervosa erfüllen, das gesamte klinische Bild (A–D) jedoch nicht. Etwa können die Schlüsselsymptome wie die gesteigerte Angst vor dem Dicksein oder die Amenorrhoe fehlen, trotz eines Gewichtsverlustes und gewichtsreduzierendem Verhalten. Manchmal sind die Patient:innen dabei auch nur leicht untergewichtig, beschäftigen sich jedoch viel mit Essen und haben große Angst zuzunehmen und essen sehr restriktiv, aber eben noch im unauffälligen Bereich.

Differenzialdiagnosen Appetitverlust (R63.0) ohne Angst vor Zunahme

Psychogener Appetitverlust (F50.8).

Die Diagnose Anorexie ist bei einer bekannten körperlichen Krankheit mit Gewichtsverlust nicht zu stellen.

3.4.2 Körperliche Auswirkungen

Die körperlichen Auswirkungen einer Anorexie variieren je nach Schweregrad, d. h. der Dauer des Bestehens des Untergewichts, der Schnelligkeit der Gewichtsabnahme, dem Ausmaß der körperlichen Aktivität etc. Sie können bei schweren und chronischen Verläufen ein lebensbedrohliches Ausmaß annehmen. Betroffene Kinder und Jugendliche wiegen mindestens 15 % weniger als es in ihrem Alter zu erwarten wäre. Bei Erwachsenen bedeutet Untergewicht einen Body-Mass-Index (BMI) von 17,5 oder weniger. Die Grenze der Therapiefähigkeit liegt bei BMI 14,2, das Sondengewicht für externe Ernährung meist bei einem BMI von 13,2.

Anorektische Patient*innen leben in einer „Vita Minima" – einer im Grunde gesunden Kompensation des Körpers auf die eingeschränkte Nahrungszufuhr, um die wichtigsten Lebensfunktionen aufrechtzuerhalten. Folgende körperliche Symptome werden bei Anorexie beschrieben:

- Hypotonie
- Bradykardie
- Leukopenie
- Hypothermie und Akrozyanose
- Primäre oder Sekundäre Amenorrhoe
- Low T3-Syndrom

Besonders gefährlich sind die Auswirkungen auf das Skelett, das kardiovaskuläre und das gastroenterale System. In der Wachstumsphase verzögert Anorexie das körperliche Wachstum und in der Pubertät die (psycho-)sexuelle Entwicklung. Bei Frauen stellt sich die Menstruation ein, Frauen wie Männer verlieren das Interesse an sexuellen Aktivitäten. Die meisten der körperlichen Symptome remittieren nach der Genesung, viele Betroffene müssen jedoch mit den Auswirkungen auf die Knochendichte leben (Osteopenie, Osteoporose) (Heedt 2021).

Die Betroffenen weisen in ihrer sichtbaren Kachexie (= Auszehrung, Abmagerung) viele Probleme auf, wie etwa Risse in den Mundwinkeln und häufige Infekte. Sie können sich schwer konzentrieren und klagen über Müdigkeit, Schwindel und Frieren. Personen mit Anorexie leiden unter extrem trockener

Haut, Wundheilungsstörungen, öfter auch Haarausfall und brüchigen Nägeln. Manche entwickeln die sogenannte Lanugobehaarung, auch „Wollhaar“ genannt. Dies ist eine feine, meist farblose Behaarung von einigen Zentimeter langen feinen Härchen am ganzen Körper. Alle inneren Organe (z. B. Herz, Nieren auch das Gehirn) schrumpfen durch das Hungern bzw. Abmagern – der Körper greift auf seine letzten Fett- und Muskelreserven zurück. Die Betroffenen leiden unter verlangsamtem Herzschlag, Herzrhythmusstörungen und Störungen der Nierenfunktion. Im schlimmsten Fall kann ein Herzstillstand die Folge der Kachexie sein. Manche Patient*innen entwickeln ein Hirnorganisches Psychosyndrom.

ACHTUNG: Magersucht hat langfristig eine der höchsten Sterblichkeitsraten aller psychiatrischen Störungen. Sie beträgt 15–20 % nach 20 Jahren Beobachtungszeitraum (Verhungern, Herzversagen, Suizid als häufigste Todesursachen). Bei jungen Frauen ist Anorexie die häufigste Todesursache, noch vor Unfällen. Ein Teil der Betroffenen nimmt sich selbst das Leben. Vollständige Remissionen sind bei etwa 50 % der Erkrankten zu beobachten, bei ca. 20 % kommt es zu einer Chronifizierung der Störung auf unterschiedlichen Niveaus (Herpertz et al. 2015).

Was diese somatischen Aspekte für die Psychotherapie bedeuten, wird im Abschn. 4.2 dargestellt.

3.4.3 Psychische Aspekte der Anorexie

Es existieren viele Publikationen zu Anorexie, insbesondere Studien zur Gefühlsverarbeitung, zum Körperbild und zu der Situation der Familien von Mädchen und Frauen. Im Folgenden werden einige dieser Ergebnisse, die für eine integrative, gendersensible Psychotherapie besonders fruchtbar scheinen, vorgestellt.

Hilde Bruch, eine deutschstämmige Analytikerin, war eine der ersten Psychotherapeut*innen, die sich intensiv mit Anorexie beschäftigte. Sie veröffentliche schon in den 1950er-Jahren „Der goldene Käfig: Das Rätsel der Magersucht“ (dt. 1982) und stellte die psychischen Aspekte von Essstörungen in den Vordergrund. Sie beobachtete in ihren Behandlungen von Frauen mit Anorexie, dass deren Selbstwertgefühl, die Identität und Selbstständigkeit stark eingeschränkt waren. Obwohl es sich (v. a. in den ersten Jahrzehnten des Auftretens der Anorexie) um mehrheitlich privilegierte, erfolgversprechende und ehrgeizige Mädchen aus gutgestellten bürgerlichen Familien handelte, fühlten sich diese minderwertig und nicht liebenswert: „Diese Frauen haben große Angst davor, inkompetent, ein Nichts zu sein, keinen Respekt zu erhalten oder auch nur zu verdienen.“ (Bruch 1984, S. 52) Sie schloss aus ihren Therapiegesprächen, dass es die vielfältigen divergierenden Erwartungen an sie waren, die Auslöser für die Anorexie darstellen (Abschn. 2.3). Anorexie-Patientinnen versuchen sich durch ihr Hungern dem Druck zu entziehen, eine erwachsene, funktionsfähige und erfolgreiche Frau zu werden (Bruch 1990). Schon lange vor der Manifestation der Erkrankung beginnen oft Problematiken mit dem eigenen Selbst und der eigenen Identität – Kast (2020) benennt in dem Zusammenhang ein fragiles Selbst.

Frauen mit Anorexie leben in einer Welt negativ getönter Gefühle: Sie leiden signifikant häufiger und stärker als Gesunde unter Gefühlen wie Angst, Schuld, Trauer, Scham und ebenso unter Ekel, Neid, Verachtung etc. (Kluckner 2007). Vor allem aktiv negative Emotionszustände drängen sich ihnen auf. Um diesen zu entgehen, verwenden sie als Regulationsstrategien bei Verwirrung und Überforderung kognitive Reflexion, Rückzug und Dissoziation. Dabei tun sie sich aber generell schwer, eigene Gefühlszustände zu erkennen. Ihr Selbstkonzept ist deutlich negativer als das von Gesunden, d. h., ihr Selbstwert ist gering und ihre Gefühle und Beziehungen zu anderen sind belasteter (Jacobi et al. 2003). Besonders das Körperbild ist geprägt von Selbstabwertung, der eigene Körper wird als hässlich, dick und deshalb unattraktiv und nicht liebenswert empfunden (Kumnig 2005): In dem Zusammenhang treten bei einigen Patient*innen auch dissoziative Phänomene wie Depersonalisations- und (seltener) Derealisation auf, was als eine Widerspiegelung der eigenen allgemeinen Körperwahrnehmung interpretiert werden kann. Man kann aus integrativer Sicht feststellen, dass bei Menschen, die an einer Essstörung leiden, eine grundlegende Störung in der Beziehung zum eigenen Leib und zum subjektiven Erleben vorliegt. Der Leib wird als abgespaltener Körper wie ein fremdes Objekt empfunden, d. h. vom Erleben abgetrennt und nicht als zugehöriger Bestandteil des eigenen Selbst gesehen. Die Umwelt hingegen wird weitgehend realitätskonform wahrgenommen, nur die Wahrnehmung und das Erleben der eigenen Körperlichkeit sind problematisch. In einer exzentrischen Position – bei Betrachtung eines aktuellen Fotos oder Videos – kann es der Betroffenen jedoch möglich sein, den eigenen Körperumfang adäquat einzuschätzen. Von der eigenen kritischen Fehlwahrnehmung sind vor allem jene Bereiche betroffen, die als sog. „Problemzonen" von Frauen (Abschn. 2.4.2) wie Bauch, Oberschenkel, Taille, Oberarme in besonders hohem Ausmaß gesellschaftlichen und sozialen Bewertungen Stand halten müssen.

Ähnlich argumentiert auch Sabine Seiberl (2013). In den anorektischen jungen Frauen wohnt zutiefst die Angst, etwas falsch zu machen (als Symptomatik: zu viel zu essen). Diese Angst ist jedoch nicht erst seit Auftreten der Krankheitssymptome ständige Begleiterin, sondern zumeist schon viel länger in der Seele verankert. Es den Eltern recht machen, gute Noten schreiben, die anderen zufriedenstellen – all das gelingt nur dann, wenn alles richtiggemacht (d. h. ganz wenig gegessen) wird. Menschen, die es immer richtig machen wollen, haben Schwierigkeiten, sich den eigenen Raum zu nehmen. Sie stellen ihre Bedürfnisse und Wünsche vielmehr hintan. Dennoch sind diese Wünsche und Bedürfnisse vorhanden und wachsen, so wie die Lust zu essen, manchmal ins Unermessliche. Im Verleugnen dieser Empfindungen bleibt aber dennoch ein vehementes Bedürfnis zurück, ein von unerfüllten Wünschen aufgeblähter Leib. Dies ist, so Seiberl, der psychische Hintergrund für die fehlgeleiteten Körperempfindungen. Nicht die Wahrnehmung ihrer Körper als Individuen ist gestört, sondern die Gesellschaft blickt auf die Körper von (jungen) Frauen in einer verstörenden Art und Weise. Anorektische Frauen hungern ihren Körper als Projektionsfläche für fremdbestimmte Weiblichkeitsbilder aus (Abschn. 3.4.4).

Viele anorektische Patient*innen sind zutiefst misstrauisch, was ihre eigenen Wahrnehmungen und die Rückmeldungen anderer betrifft: Vor allem ihre leiblichen Empfindungen, in Bezug auf ihre Körperlichkeit, die die Patient*innen so stark ablehnen (Bauch, Oberschenkel …) die von den anderen als abgemagert rückgemeldet, von ihnen aber als voluminös erfahren werden, schüren diesen Argwohn und Vorsicht gegenüber jedweder Einflussnahme (Seiberl 2013).

Die zwanghafte und perfektionistische Persönlichkeitsakzentuierung zeigt sich oft schon im Kindesalter. Die Mädchen haben hohe Anforderungen an sich selbst (Simchen 2021) und agieren diese aufgrund ihrer hohen Selbstdisziplin und Selbstkontrolle auch aus (Backmund und Gerlinghoff 2016). In ihren Familien wird zumeist ein harmonisches Familienideal hochgehalten, das v. a. dadurch gekennzeichnet ist, dass es keinen Streit und keine Meinungsunterschiede geben soll. Umso mehr trifft dann oft die anorektische Erkrankung des Kindes die Eltern, die das Idealbild der heilen Familie ohne Probleme verabschieden müssen. Im Leben von Kindern und Jugendlichen in diesen Familien ist der Großteil fremdbestimmt. Hier wird Essen bzw. Nicht-Essen zum Ausdruck von Autonomie nach dem Motto: „Wenn ich hier schon sonst nichts bestimmen kann, das, was in meinen Körper hineinkommt, darüber habe nur ich die Kontrolle!“ (Reich und Cierpka 2010). Der eigene Leib ist die letzte Bastion der Autonomie und stellt sich zugleich als hochwirksames Machtmittel gegenüber der Familie und der erweiterten sozialen Umwelt heraus. Die Mitglieder anorektischer Familien nehmen sich hochgradig abhängig vom gesamten Familiensystem wahr. Somit erleben es erkrankte Personen als schwieriger, den Entwicklungsschritt zu machen, sich von ihrer Familie loszulösen bzw. selbstständig zu werden (Reich 2015).

Phänomenologisch zeigen sich in der selbstbetriebenen Abmagerung wesentliche psychische Phänomene der Patient*innen: Es fehlt ein (liebevoller) Bezug zum eigenen Körper und dessen Bedürfnissen. Das Ignorieren eigener leiblicher Grundbedürfnisse spiegelt auch das Ignorieren seelischer Bedürfnisse. Dazu ist das Abmagern und Hungern im Überfluss und trotz des dauernden Drucks des sozialen Umfelds, doch normal zu essen, ein potentes Machtmittel (Wardetzki 1996). Anorektische Mädchen und Frauen können damit ihr Umfeld in größte Bedrängnis bringen und gewaltige Anstrengungen in den Familien auslösen.

Meine eigene Erfahrung mit Patient*innen hat mich gelehrt, dass es „die" typische Anorektikerin nicht gibt – einige Phänomene zeigen sich jedoch relativ deutlich bei vielen Betroffenen: Um Anorexie zu entwickeln, muss eine Person genügend *zwanghafte Züge* besitzen. Ein hohes Maß an *Kontrolle* auch über sich auszuüben kennzeichnet Mädchen und Frauen mit Anorexie. Zugleich erleben sich aber viele Betroffene als maßlos und gierig. Vielleicht auch, weil das ständig unterdrückte Hungergefühl und das Verlangen nach Nahrung ihnen den Eindruck eigener Unersättlichkeit vorgaukeln, die dann wieder umso härter mit Diäten bekämpft werden muss. Das Hauptthema bei Anorexie ist zumeist der Kampf um Autonomie und Selbstständigkeit, der über Essen ausgetragen wird.

Bei vielen Patient*innen kann ein hohes Maß an eigenen *Ansprüchen, Perfektionismus und Ehrgeiz* beobachtet werden. Die Mädchen sind häufig ausgezeichnete Schülerinnen, zumindest solange es ihre Krankheit zulässt. Selbst in sehr fortgeschrittenen Krankheitsstadien zwingen sie sich, stundenlang zu lernen, obwohl die Konzentration und Aufnahmefähigkeit durch die mangelnde Ernährung stark herabgesetzt sind. Andererseits berichten sie auch, dass das Lernen vom Denken ans Essen ablenke – die Ferien sind dabei oft gefürchtete Leerräume. Erwachsene Frauen mit Anorexie versuchen, im Beruf bzw. zu Hause alles perfekt zu machen, und erlauben sich keine Fehler. Oft machen sie selbst in Phasen hoher Erschöpfung weiter Sport und absolvieren ihr selbst auferlegtes Training. Es gibt wenig Freiräume und Vergnügen im Leben einer Frau, die an Anorexie erkrankt ist – all das gilt als zu verweichlichend oder gefährlich. Zugleich ist da aber auch eine große Sehnsucht nach Unbeschwertheit und Losgelassenheit, alle anderen werden als glücklich angesehen und beneidet.

Viele Mädchen sind eng in einer Art Hassliebe mit ihren *Familien* verbunden. Sie fühlen sich minderwertig und wenig geliebt, oft gibt es viel Eifersucht auf und Konkurrenz mit Geschwistern. Manche Mädchen sind sehr eng mit ihren Müttern verbunden, selbst der Vater kann bekämpft werden, wenn er der geliebten Mutter zu nahe kommt (Abschn. 4.5). Enge Familienstrukturen sind die Regel, Freiräume werden wenig eingeräumt. Die angestrebte Nähe und Liebe in der Familie sollen sich dadurch ausdrücken, dass es möglichst keine Meinungsverschiedenheiten gibt bzw. dass man keine Geheimnisse voreinander hat. Wie schwierig solche (unausgesprochenen) Familienregeln für Heranwachsende und Adoleszente sind, liegt auf der Hand. Subtile Machtdemonstrationen im Zeichen der Liebe sind oft an der Tagesordnung: Wenn Mütter etwa alles über das Leben der Tochter wissen wollen und auf ihr Anrecht darauf pochen; wenn abgemagerte Töchter üppige Mahlzeiten für die Familie zubereiten und dann alle Familienmitglieder viel davon essen müssen, damit die Tochter auch ein, zwei Bissen zu sich nimmt; wenn die Krankheit der Tochter die Eltern entzweit und Väter sich vor den „Frauengeschichten" zurückziehen, weil die Mütter das ja viel besser verstehen.

Fast alle anorektischen Mädchen und Frauen erleben sich recht unglücklich in ihrer selbstgewählten engen Welt. Obwohl die täglichen Routinen und Rituale Halt geben, fühlen sie sich zutiefst unsicher und wenig selbstwirksam, außer in Bezug auf die Kasteiung des eigenen Leibes. Dies ist in ihren Augen das Einzige, was sie wirklich können, und es darf deshalb nicht infrage gestellt oder aufgegeben werden. Denn sonst ist nichts mehr da, was sie ausmacht, auf das sie stolz sein können. Die Sehnsucht nach einem erfüllten Leben, das nicht von Regeln und Verboten bestimmt und verstellt ist von permanenten unerfüllbar hohen Ansprüchen an sich selbst.

Ab einer gewissen Dauer der Erkrankung und besonders bei Chronifizierung auf niedrigem Gewichtsniveau engt sich die Welt der Betroffenen immer mehr ein, sie erscheinen manchmal kaum erreichbar. Die Anorexie ist dann zur Leitlinie des Lebens, zur besten Freundin und ständigen Begleiterin geworden, gegen die reale Menschen nur schwer ankommen. Manchmal sehen die Betroffenen diese Schwierigkeit auch selbst ein, schon der Gedanke, etwas zu ändern, erfüllt sie mit Panik. Fast alle Mädchen und Frauen mit Anorexie haben panische Angst zuzunehmen, selbst wenn sie vernünftigerweise einsehen, dass sie dies theoretisch tun müssten, um wieder gesund zu werden bzw. ihre frühere Leistungsfähigkeit wiederzuerlangen. Die Vorstellung, dass, wenn die Nahrungsaufnahme nicht streng kontrolliert ist, der Körper ein beängstigendes Eigenleben entwickelt und sie sofort massiv an Gewicht zunehmen, macht es oft schwer, die ersten Schritte zu tun. Es gibt kein Vertrauen in die Selbstregulation des Leibes. Das Selbstbild als gierig und maßlos, wenn sie die Kontrolle loslassen, behindert die Aufgabe der Nahrungsrestriktion.

Wesentlich ist, dass die Frauen und Mädchen ihr Dünnsein nicht/wenig im Hinblick auf heterosexuelle Attraktivität ausrichten. Zwar können am Beginn einer Anorexie als Auslöser abwertende Bemerkungen über (scheinbar) zu dickes Äußeres genannt werden (Abschn. 3.2.1). Das Interesse der Frauen liegt jedoch meist nicht darin, möglichen Partner*innen zu gefallen. Zwar wird in unserer Gesellschaft Abnehmen prinzipiell positiv kommentiert, bald jedoch kehren sich die Bemerkungen der anderen ins Gegenteil und Besorgnis und/oder Rückzug begegnen der Erkrankten. Keine*r findet sie in ihrer extremen Magerheit mehr attraktiv – das war aber auch nicht das Ziel. Die Mädchen ziehen sich meist von potenziellen Liebespartner*innen zurück, sexuelle oder romantische Gefühle kommen kaum mehr auf. Es geht nicht um Attraktivität für andere, es geht darum, vor sich selbst irgendwie bestehen zu können. Man kann dies auch mit Hilde Bruch (1982) so deuten, dass durch eine Rückentwicklung in eine Kindlichkeit das Erwachsenwerden als Frau in dieser Gesellschaft verweigert wird. Es erscheint eben nicht attraktiv, als erwachsene Frau zu leben.

3.4.4 Gesellschaftliche Betrachtung der Anorexie

Noch einen Schritt weiter geht Catherine Steiner-Adair (2003): Sie fordert auf, das Massenphänomen hungernder Mädchen in unserer Gesellschaft als Politik des Körpers anstatt eines Krankheitsbildes anzusehen. Die abgemagerten Frauen fungieren als Symbol einer Kultur, in der weibliche Entwicklung nur wenig Unterstützung findet. In der herkömmlichen gesellschaftlichen Auffassung von Erwachsensein wird Autonomie in den Vordergrund gestellt und nicht anerkannt, wie wichtig Beziehungen für die Entwicklung und Stabilität von (jungen) Menschen sind. Eine Gesellschaft, die Erwachsensein als Zustand der Unabhängigkeit definiert und glaubt, auf zwischenmenschliche Beziehungen verzichten zu können, widerspricht einer anthropologischen Grundkonstante menschlicher Existenz (Kap. 1). Diese Kultur der Autonomie und Individualität steht in einem Widerspruch zur Beziehungskultur von Frauen, so auch feministische Therapeutinnen (Abschn. 2.5).

Ähnlich argumentiert auch Franziska Schutzbach (2021). Die Selbstobjektivierung von Frauen schafft auch einen gewissen Handlungsspielraum, in dem das eigene Selbst, der eigene Leib gestaltet werden kann. In der Anorexie holen sich die betroffenen Frauen die Bestimmung über ihren Körper zurück, ermächtigen sich gegen die herrschenden Schönheitsideale aufzustehen: Durch das Verschwinden weiblicher Attribute wie runde Brüste oder Hüften und Menstruation durch Hungern entziehen sich junge Frauen diesen Schönheitsidealen und den Anforderungen an einen perfekten weiblichen Körper. So schlagen sie der Sexualisierung ihres Körpers ein Schnippchen. Essstörungen, insbesondere die Anorexia nervosa, sind somit nicht nur eine psychische Erkrankung, sondern „durchaus auch eine Rebellion gegen die (kapitalistische) Aneignung des weiblichen Körpers, sie sind auch Ausdruck einer Suche nach Identität und Körper-Rückeroberung“ (Schutzbach 2021, S. 156).

3.5 Bulimie

3.5.1 Diagnostische Kriterien

Bulimie bzw. latein Bulimia nervosa wurde in den 1970er-Jahren zuerst als Variante der Anorexie beschrieben und 1980 als eigenständiges Krankheitsbild eingeführt. Die Essstörung Bulimie wird in der ICD-10 mit dem Kürzel F 50.2 bzw. F50.3 gekennzeichnet. Es handelt sich dabei um ein Krankheitsbild, das durch wiederholte Anfälle von Heißhunger/Essensgier und einer übertriebenen Beschäftigung mit der Kontrolle des Körpergewichts und der Körperformen charakterisiert ist. Diese Essanfälle werden zumeist durch Erbrechen kompensiert.

Bei Frauen und Mädchen mit Bulimie würde man als Beobachter*in ihre Erkrankung zumeist kaum bemerken: Sie essen in der Öffentlichkeit und mit anderen kontrolliert und wählen dabei meist möglichst fett- und kohlehydratarme Gerichte. Oft bringen sie zur Arbeit oder Ausbildung selbst zubereitetes Essen oder Light-Produkte mit, um die aufgenommene Kalorienmenge gut kontrollieren zu können. Die Varianten der Bulimie sind sehr variabel, reichen von einer leichten passageren Form mit gelegentlichem Erbrechen bis zu schwerer gesundheitsgefährdender Symptomatik mit begleitender Persönlichkeitsstörung.

Einige psychische Merkmale dieser Störung ähneln denen der Anorexie, etwa die Sorge um Körperform und Gewicht. Allerdings setzen die Betroffenen kein so niedriges Idealgewicht bei sich an wie Menschen mit Anorexie. Frauen mit Bulimie haben auch eher Einsicht in das Krankhafte ihres Tuns und stehen unter hohem Leidensdruck.

Typisch für Personen mit Bulimie ist, dass sie ihr Essen in erlaubte und verbotene, gute und schlechte Nahrungsmittel unterteilen: Dabei sind die erlaubten Dinge Obst, Gemüse und Salat, eventuell Fisch und kalorienreduzierte Nahrungsmittel wie Magerjoghurt oder sog. Light-Produkte. Verboten ist v. a. fett- und kohlenhydratreiche, intensiv schmeckende Kost. Oft beginnen die Essanfälle mit normalen Portionen und „erlaubtem" (d. h. „gesundem", niedrigkalorischem) Essen. Wenn die Betroffenen dann aber doch mehr davon essen als geplant, dann – so beschreiben es die Patient*innen – ist es, wie wenn sich „ein Schalter umlegen würde", und sie denken, „jetzt ist es schon egal". Das ist der Moment, in dem sie die erlaubten Nahrungsmittel verlassen und einen Essanfall mit „unerlaubtem" Essen in Gang setzen, bis sie sich völlig übergessen haben. In einem fortgeschrittenen Krankheitsstadium planen die Patient*innen diese ihre Essanfälle auch im Voraus, gehen extra dafür einkaufen und besorgen sonst verbotene, hochkalorische und leicht erbrechbare Nahrung (wie Nudeln, Aufstriche,

Eis, Kuchen), all das, was sie sich sonst verbieten. Während des Essens erleben sie das Gefühl von Kontrollverlust, essen wie in Trance und wechseln Salziges und Süßes ab, bis sie sich wieder völlig übergessen haben. Manche horten diese Lebensmittel, andere haben große Angst, mit derartigen „Versuchungen" allein zu Hause zu sein. Nach einem Essanfall wird eine kompensatorische Maßnahme, meist selbstinduziertes Erbrechen, auch Abführmitteleinnahme praktiziert.

Es gibt Betroffene, die nach dem Essen allerdings nicht erbrechen, sondern die zu sich genommenen Kalorien durch Sport ausgleichen. Manche Autor*innen sprechen bei dieser besonderen Art der Kompensation von **Sportbulimie.** Diese Bezeichnung ist strittig und keine anerkannte Diagnose. Es ist im Einzelfall zu prüfen, ob wirklich bulimisches Verhalten mit Essanfällen vorliegt. Jedenfalls zeigen die Betroffenen ein übertriebenes Sportverhalten, zumeist gekoppelt mit Körpermonitoring (Grundumsatz, Kalorien, Fettanteil …). Deutlich sind ein ausgeprägter Bewegungsdrang und das zwanghafte Denken an Essen, Gewicht und Leistung. Wenn nicht entlang den Ernährungsplänen gegessen wird und es zu einem Essensdurchbruch kommt, erbrechen die Betroffenen nicht, sondern kompensieren dies mit noch härteren Trainingseinheiten.

Oft erfolgt ein Rückzug von Freund*innen bzw. diese werden auf Distanz gehalten – niemand soll ja hinter das Geheimnis ihres Essverhaltens kommen. Häufig vernachlässigen die Betroffenen im Verlauf der Krankheitsentwicklung auch frühere Aktivitäten und Interessen und zeigen Symptome depressiver Verstimmungen.

Nicht alle Bulimiker*innen müssen große Nahrungsmittelmengen essen, um sich als „vollgefressen" und fett zu fühlen. Manchmal reicht schon ein Bissen über die geplante Menge hinaus, um die kompensatorischen Maßnahmen zu ergreifen (Keppler 1995). Hier sind die Grenzen zur Purging-Anorexie (F 50.1) fließend.

Zu Beginn ihrer bulimischen Störung meinen die Frauen, sie hätten eine geniale Methode gefunden zu essen, was sie wollen, und dennoch nicht dick zu werden. Ebenso sind sie überzeugt, dass sie mit ihrem Überessens- und Brechverhalten jederzeit aufhören könnten, wenn sie nur wollten. Erst mit der Zeit merken sie, dass die Episoden mehr und mehr werden und das Verdauen „normaler" Nahrung und Portionsgrößen nicht mehr möglich ist, weil sie es nicht aushalten, so vollgegessen zu sein. Oft beginnt die Bulimie schleichend, mit seltenem Erbrechen. Ab einer Frequenz von regelmäßigem, mindestens zweimal wöchentlichem Erbrechen ist die klinische Diagnose gerechtfertigt. Die Episoden von Essen und Brechen können sich steigern, manche schwer Erkrankte erbrechen bis zu fünf oder mehr Male am Tag bzw. in der Nacht, wenn sie ungestört sind. Es ist ein Zeichen einer fortgeschrittenen Bulimie, wenn die Betroffenen sich nicht nur zu Hause überessen, sondern auch in Restaurants, in der Arbeit, Schule, Universität; und nicht nur zu Hause in geschütztem Rahmen erbrechen, sondern ebenso am Arbeits- oder Ausbildungsplatz, in Restaurants oder auf öffentlichen Toiletten.

Laut ICD-10 sind folgende Kriterien für die Diagnose einer **F 50.2 Bulimie** maßgeblich:

A. Andauernde Beschäftigung mit Essen, eine unwiderstehliche Gier nach Nahrungsmitteln.
B. Essattacken, bei denen in kurzer Zeit sehr große Mengen an Nahrung konsumiert werden. Diese treten im Zeitraum von 3 Monaten zumindest zweimal pro Woche auf.
C. Versuch, dem dickmachenden Effekt von Nahrungsmitteln durch verschiedene ausgleichende Verhaltensweisen entgegenzusteuern: Es sind eine oder die Kombination von mehreren solchen Kompensationsversuchen möglich:
   - Selbst herbeigeführtes Erbrechen,
   - Missbrauch von Abführmitteln,
   - Zeitweilige Hungerperioden,
   - Exzessive Bewegung und Sportausübung,
   - Einnahme von Appetitzüglern, Schilddrüsenpräparaten oder Diuretika.
   - Bei Diabetikerinnen kann es zur Vernachlässigung der Insulinbehandlung kommen („Diabulimie", insulin purging).
D. Krankhafte Furcht, dick zu werden, sowie oft eine Gewichtsgrenze, die unter dem prämorbiden bzw. medizinisch als „gesund" betrachteten Zustand liegt.
E. Häufig kann in der Vorgeschichte eine Episode von Anorexia nervosa mit einem Intervall von einigen Monaten bis mehreren Jahren identifiziert werden. Diese Episode kann voll ausgeprägt gewesen sein oder war eine verdeckte Form mit nur mäßigem Gewichtsverlust und/oder einer vorübergehenden Amenorrhö.

Das DSM 5 fügt noch hinzu, dass Essanfälle und unangemessene kompensatorische Maßnahmen im Schnitt mindestens einmal wöchentlich für drei Monate auftreten müssen, um die Diagnose zu rechtfertigen, und dass dieses Verhalten nicht während Episoden einer Anorexia nervosa auftritt. In diesem Fall würde es sich um eine Anorexie vom Binge/Purging Typus handeln. Die Essanfälle sind jedoch viel häufiger als bei Anorexie (Abschn. 3.4) und umfassen zumeist viel größere Nahrungsmittelmengen.

Eine Variante ist die **atypische Bulimie F 50.3.**

Es handelt sich dabei um Störungen, die einige Kriterien der Bulimia nervosa erfüllen, das gesamte klinische Bild rechtfertigt die Diagnose jedoch nicht. Es können wiederholte Essanfälle und übermäßiger Gebrauch von Abführmitteln auftreten, jedoch ohne signifikante Gewichtsveränderungen oder den Wunsch abzunehmen. Es kann sich z. B. um weniger als zwei Essanfälle pro Woche handeln oder die kompensatorischen Maßnahmen werden auch schon nach kleinen Nahrungsmengen gesetzt. Manchmal fehlt auch die typische übertriebene Sorge um Körperform und Gewicht.

Nicht so selten ist – v. a. bei schwereren Verläufen der Erkrankung – eine Koppelung mit Alkoholmissbrauch, substanzgebundenen Süchten oder selbstverletzendem bzw. selbstschädigendem Verhalten sichtbar. Auch risikoreiches Sexualverhalten kann dazu zählen. Manche Patient*innen beginnen zu stehlen, um die Kosten für ihre Essanfälle zu beschaffen. Manche entwenden auch Nahrungsmittel oder essen verdorbenes, minderwertiges Essen.

Viele Bulimie-Patient*innen zeigen Symptome einer larvierten oder agitierten Depression. Die Diagnose emotional instabile Persönlichkeit, Borderline-Persönlichkeitsstörung (F 60.3), kann ebenfalls als Komorbidität aufscheinen. Dies ist besonders bei schwerer Symptomatik, oft auch gekoppelt mit weiterem selbstverletzendem oder selbstschädigendem Verhalten, der Fall.

3.5.2 Körperliche Auswirkungen

Wiederholtes Erbrechen kann organisch-systemisch zu Elektrolytstörungen v. a. im Bereich von Kalium und damit zu körperlichen Komplikationen wie Herzrhythmusstörungen führen.

Durch das häufige Erbrechen werden die Speiseröhre und Mundregion mit Magensäure gereizt. Das kann zu Entzündungen und Verletzungen der Schleimhäute des Rachenraums und der Speiseröhre führen (Speiseröhrenentzündung). Es kann ein Refluxsyndrom entstehen, da Magen- und Speiseröhrenmuskel durch das Erbrechen über die Maße beansprucht werden. Durch die erhöhte Bildung von Magensäure kann sich eine Gastritis, seltener auch eine Pankreatitis entwickeln. Durch die erhöhte Speichelproduktion im Rahmen der Brechvorgänge schwellen die Speicheldrüsen an. Dies ist häufig als deutliche Ausbeulung an den hinteren Backen von außen im Gesicht sichtbar. Es kann zu Verletzungen der Speiseröhre kommen, wenn zum Erbrechen Gegenstände oder auch ein Finger tief eingeführt werden.

Zahnschäden durch die Magensäure sowie Male an den Handknöcheln (bei Erbrechen durch Stimulation mit dem Finger) sind die häufigsten sichtbaren körperlichen Auswirkungen der Bulimie.

Bei Untergewicht, Kompensation durch extreme Sportausübung oder sehr häufigem Erbrechen kann sich auch eine Amenorrhoe entwickeln. Bulimiker*innen, die ihre Essensanfälle mit übermäßigem Sport kompensieren, haben oft orthopädische Probleme und Verletzungen von Sehnen, Muskeln und Bändern aufgrund von Überbeanspruchung. Ermüdungsbrüche oder Muskelabbau können auftreten sowie alle Symptome, die in der Sportmedizin als Zustand des Übertrainings beschrieben werden (Faude und Urhausen 2023).

3.5.3 Psychische Aspekte der Bulimie

Bulimie beginnt meist etwas später im Leben als Anorexie und entwickelt sich oft aus dieser heraus. Erstmanifestationen sieht man vor allem bei 18- bis 30-jährigen Frauen. Die Zahl der Männer mit Bulimie ist höher als jene von männlichen Patienten mit Anorexie (Abschn. 3.1.3). Oft entsteht eine Bulimie aus einer Anorexie bzw. ist die Folge restriktiver Diäten.

Häufig ist Bulimie nicht von außen erkennbar, viele der Erkrankten befinden sich in einem normalen bis leicht erniedrigten BMI-Bereich (Herpertz et al. 2015). Sie sind auch sonst unauffällig, zumeist hochangepasst, leistungsfähig, nach außen hin der Norm entsprechend; oft scheinen diese Frauen äußerlich geradezu perfekt. Bulimie ist somit – im Unterschied zur Anorexie, die ins Auge springt – eine heimliche Störung. Sie hat (für Betroffene, oft aber auch Helfer*innen) eine andere, „schmutzigere" Konnotation als die „reine" Anorexie, und muss auch deshalb so verborgen werden. Die meisten Bulimiker*innen können ihre Krankheit erstaunlich lange und gut vor ihrem Umfeld verheimlichen (wie viel hier auch aktives Wegschauen vonseiten der Familien und Partner*innen mitspielt, steht auf einem anderen Blatt). Auf die Dauer ziehen sich die meisten Betroffenen vor anderen zurück, das soziale Netz dünnt sich aus.

Es gibt allerdings auch Varianten der Bulimie, die sehr offensiv nach außen getragen werden. Oft üben die Betroffenen, zumeist Jugendliche, so einen starken Druck auf ihre Familien aus. Das kann so weit gehen, dass, wie bei einer mir erinnerlichen Patientin, deren Mutter sich bemühte, für die leidende Tochter leicht erbrechbares (breiiges) Essen zuzubereiten, um ihr das Übergeben zu erleichtern. Auch Partner*innen können in eine Co-Abhängigkeit geraten, indem sie alles für die Erkrankte tun und so deren Störung indirekt stützen.

Bulimie-Patient*innen bezeichnen sich selbst öfter als „gescheiterte Anorektiker*innen", die einfach viel zu gerne essen. Dennoch ist ihr Essen kaum genussvoll, sondern mehr ein Schlingen und Stopfen – oft während sie fernsehen oder am Handy spielen. Bulimische Mädchen und Frauen erzählen oft, dass sie so empfinden, als ob es nicht sie wären, die da so viel essen. Sie erleben einen Kontrollverlust und nicht wenige haben große Angst vor dem Essen und Nahrungsmitteln. Sie wissen ja aus Erfahrung, dass diese bei ihnen destruktive Prozesse in Gang setzen können. Oft träumen sie von Essanfällen und Erbrechen und wachen dann schweißgebadet, aber erleichtert darüber auf, dass es nur ein Traum war. Sie erleben sich hilflos dem Essen gegenüber und müssen zwanghaft viel daran denken. Ihr Aussehen und ihre Figur sind für viele Patient*innen ein überwertiges Thema, sie beschäftigen sich viel mit ihrem Körpergewicht, ihren Körpermaßen und Kleidergrößen, ihrer Sorge, nicht attraktiv zu sein oder dick zu werden. So wird Körper zur Leistung und selbstgeformter Materie. Dabei haben Bulimie-Kranke ein negatives Körperbild, auch wenn sie nach außen hin dem Schlankheitsideal weitgehend entsprechen. Ihr Leistungsdenken erstreckt sich oft auf alle Lebensbereiche – es scheint, als ob das Ziel von Bulimie-Erkrankten sei, in allem möglichst perfekt zu sein: In ihrem äußerlichen Erscheinungsbild, ihrer Arbeit oder Ausbildung, ihrer Familie, ihrer Partnerschaft.

Viele Autor*innen (Langsdorff 2002; Becker 1994; Keppler 1995[19]) stimmen darin überein, dass die Symptome der Bulimie nicht nur dem scheinbar konsequenzlosen Essensgenuss dienen, sondern auch eine (oder mehrere) andere Funktion(en) haben. Sie sind oft Ausdruck großer innerer Spannungen und können Hilfsmittel sein, mit unerträglichen Gefühlen umzugehen und sich zu stabilisieren. Ein Ess-Brechanfall hinterlässt die Betroffenen erschöpft, aber „rein" und leer. Durch diesen Akt müssen sie sich nicht mit den aktuellen Problemen ihres Lebens beschäftigen und können so Konflikte leichter aushalten. Mit der Zeit werden diese Mechanismen automatisiert, die Patient*innen haben keine Kontrolle mehr über ihr Verhalten – es wird suchtartig und verlangt nach Dosissteigerung. Manchmal ist es den Betroffenen kaum mehr möglich, etwas zu verdauen, weil sie das Gefühl, etwas im Magen zu haben, kaum mehr ertragen. Dies kann als Symbol für unerträgliche Gefühle interpretiert werden, die „im Magen liegen", und für psychisch Unverdaubares, das ausgespien werden muss. Das Erbrechen stellt ja auch körperlich eine Herausforderung dar und verdrängt so Wahrnehmungen, Gedanken und Gefühle bis auf den unmittelbaren vomitiven Akt.

So wie in der Anorexie ein zentrales Thema schon im Krankheitsbild der Patient*innen als Macht des Nicht-Essens und damit als Akt der Autonomie sichtbar

[19] Die besten Publikationen zum Thema Bulimie stammen aus den 1990er-Jahren. Besonders sei auf Kuni Becker und Cordula Keppler verweisen, wenn sich Leser*innen mehr in die psychischen Dynamiken von Frauen mit Bulimie vertiefen wollen.

wird, so zeigen auch die Symptome der Bulimie phänomenologisch Grundlegendes der Problematik auf: Patient*innen sind äußerlich oft unauffällig, angepasst und niemand würde auf den ersten Blick ihre Essstörung erkennen. Unangenehme Gefühle der Wut, Kränkung, Selbstbehauptung, Hass oder Trauer müssen verborgen und hinuntergedrückt werden, und dies gilt auch für das Symptom. Es entlädt sich nur im Geheimen (meist auf der Toilette, über das WC gebeugt), und danach ist die Patient*in wieder sauber und perfekt. Patient*innen mit Essstörung haben oft sehr hohe Ansprüche an sich, kritisieren sich wegen Kleinigkeiten unbarmherzig und leiden oft an einem negativen Körperbild. Personen mit Bulimie äußern oft Selbstekel und das Gefühl, abnorm zu sein. Sie schämen sich für ihre Erkrankung und versuchen sie so lange wie möglich zu verheimlichen.

Bulimie ist eine Erkrankung, die Ambivalenz phänomenologisch in sich trägt. Bulimiker*innen schwanken zwischen Anpassung an geforderte (Weiblichkeits-)Normen und einem Wunsch nach Aufbegehren und Widerständigkeit. Sie zeigen nach außen hin eine oft perfekte Fassade und befriedigen Wünsche und Gier durch heimliches Essen. Latent ist häufig ein hohes Aggressionspotenzial vorhanden, das sich im Symptom gegen sich selbst richtet. Die Kompensationsmechanismen zeigen diese Aggressionen auf: Sich zum Erbrechen bringen, sich Überdosen von Abführmitteln oder Diuretika zu verabreichen sind Formen einer Selbstverletzung. Diese können bei schwerer Erkrankten auch drastisch sein: Wird es immer schwieriger zu erbrechen, führen manche Patient*innen Gegenstände tief in den Rachen ein. Eine mir erinnerliche Patientin, die durch Stimulation mit dem Finger oder einem Gegenstand im Rachen keine Umkehr der Peristaltik mehr auslösen konnte, schluckte vor Beginn eines Essanfalls das Ende eines sehr dünnen Strumpfs, an dem sie nach dem Ende des Essanfalls zog, um damit die Nahrung wieder heraufzubefördern.

Der Gegensatz von als immens beschriebener Gier und Entgleisung und dem kontrollierten, freundlichen, entgegenkommenden Verhalten mit oft perfektem Äußeren in Gesellschaft, macht einen ungeheuren Spannungsraum für Betroffene auf. Niemand soll die heimlichen Abgründe der Powerfrau erahnen. Die Betroffenen denken und leben in Schwarz-Weiß-Gegensätzen. Schon kleinste Fehler oder Unsicherheiten geben Stoff zum stundenlangen Grübeln und zu Selbstbeschimpfungen – sie machen sich Sorgen, was denn jetzt „die anderen" über sie denken werden, und verdammen sich für ihre Fehlleistung. Der Grat zwischen Anpassung und Zu-sich-Stehen ist messerscharf, es gibt keine Grauzonen oder Kompromisse. Im Gegensatz zu Personen mit Anorexie, die quasi das weibliche Schlankheitsideal durch Überzeichnung persiflieren und so schmerzhaft darauf hinweisen, nehmen Bulimiker*innen dieses als gegeben und erstrebenswert an und versuchen eine perfekte Weiblichkeit zu präsentieren. Auch hier sind Selbstbestimmung und Selbstakzeptanz Kernthemen.

Eine wesentliche Rolle in den Erzählungen von Patient*innen spielt oft deren Beziehung zur Mutter (Abschn. 2.2.2). Bei vielen Mädchen und jungen Frauen mit einer bulimischen Essstörung ist die Beziehung zur Mutter durch eine ganz spezifische hohe Ambivalenz auf beiden Seiten gekennzeichnet: einerseits wird die Beziehung als besonders eng, stützend und wichtig beschrieben (Mutter als beste Freundin), andererseits können die gegenseitigen Ansprüche und (unausgesprochenen) Aufträge der Mutter von den Töchtern (unbewusst) als ungeheure Belastung, Einengung und Zumutung empfunden werden. Eine offene Auseinandersetzung darüber ist zwischen Müttern und Töchtern meist nicht möglich, die Wünsche und die Rebellion dagegen finden im Verborgenen statt. Zahlreiche Studien belegen, dass Mütter einen hohen Einfluss auf Essen und Körpererleben ihrer Töchter haben: Mütter bulimischer Töchter etwa kontrollieren das Essverhalten ihrer Töchter und ermutigen sie dazu, aus Schlankheitsgründen Diäten zu machen (Moreno und Thelen 1993). Viele dieser bulimischen Töchter geben an, dass ihre Mutter sie als zu dick wahrnehmen, und verspüren einen hohen Druck, Sport zu machen und Diäten zu halten, um schlank zu sein. Die Mütter bulimischer Töchter sind häufig selbst mit ihrem Körper unzufrieden und haben selbst Angst, zu dick zu sein/zu werden (Brun et al. 2020). Sie haben oder hatten selbst (subklinische) Essstörungen (Abschn. 3.8). In einer eigenen Untersuchung (Winkler und Schigl 2024) mit bulimischen Patientinnen bestätigten die in narrativen Interviews Befragten einen generell hohen Einfluss ihrer Beziehung zur Mutter auf die Entstehung ihrer Erkrankung. Die Patientinnen schildern dabei plastisch die Ambivalenz in den Beziehungen und berichten über negative Kommentare der Mütter, die ein Idealbild einer schlanken Frau propagieren. Manchmal versuchen sie auch das Essen ihrer Töchter zu begrenzen. Töchter schildern ihre Mütter als schwach und unselbstständig, als kalt und fordernd oder als erpresserisch, manipulativ und leidend. Dennoch wagen sie kaum, aufzubegehren und die geforderte Liebe zur Mutter zu hinterfragen oder zu differenzieren. So können problematische Gefühle in dieser so wichtigen Beziehung nicht gespürt werden oder, wenn gespürt, dann nicht ausgesprochen werden. Sie müssen im Verborgenen bleiben und können nur im Geheimen herausgespien werden. Bulimische Töchter und ihre Mütter sind nicht gut imstande, mit Kritik und Abgrenzung zu leben. Widersprüche gibt es in jeder nahen Beziehung, doch bulimische Frauen können diese nicht artikulieren und ertragen. Es ist in ihren Augen unvorstellbar, dass neben der Zuneigung zu ihrer Mutter auch Gefühle von Zorn, Abneigung, Enttäuschung und Neid Platz haben könnten. Auch wenn sie von außen betrachtet oft schon unabhängig von ihren Müttern leben, tragen viele Patient*innen diese Widersprüche weiter in sich.

Diese Studien dürfen nicht als mother-blaming missinterpretiert werden. Sie verdeutlichen vielmehr die identifikatorische Dynamik in der Same-gender-Dyade und den geteilten Schönheits- bzw. Schlankheitsdruck, dem Frauen – Mütter ebenso wie ihre Töchter – in hochentwickelten westlichen Staaten ausgesetzt sind (Abschn. 2.2.2 und 2.4, Becker 1994; Keppler 1995).

Gefühle, die diese Essstörung hervorrufen, beschreibt anschaulich der Text einer Bulimie-Patientin, der während ihrer Psychotherapie entstanden ist:[20]

> *„Ich hasse dieses Satt-Sein-Gefühl. Ich hasse es. Ich halte es kaum aus. Ich denke an noch mehr essen, an essen ohne Ende und an Kotzen – alles wieder raus. Mich leer fühlen. Leer sein. Nichts fühlen. Nicht die Einsamkeit, nicht dieses Versagens-Gefühl, nicht dieses Schlecht-, Unfähig-Sein-Gefühl. Sterben, tot sein. Aus. Dem Leiden ein Ende machen.*
>
> *Will ich das? Will ich aufhören zu leiden? Würde ich es nicht tun, wenn ich wollte?*
>
> *Dieses Scheiß Essen in mir. Ich hasse es. Wie es sich anfühlt, in mir. Ich hasse es, es gehört nicht zu mir. Es frisst mich auf, es breitet sich aus, es tötet mich. Ich will's nicht. Es macht mich so normal, so wie alle anderen. Und ich bin nicht so wie alle anderen. Ich kann nicht so wie alle anderen. Ich kann nur in meiner Welt so sein wie alle anderen und zu dieser Welt passt kein Essen. Das holt mich zu sehr runter. Es lässt mich zu sehr Sein. Und ich bin nicht, ich will nicht sein. Ich kann nicht sein.*
>
> *Und wenn ich wieder nur wütend bin? Wütend auf wen? Auf mich? Auf ..., auf ...?"*

3.6 Binge Eating Disorder/Esssucht

Binge Eating Disorder (BED) ist in ihrer Darstellung als Essstörung die jüngste der Ausprägungen von klinischen Problemen mit dem Essen. BED wurde erstmals in den frühen 1950er-Jahren beschrieben, aber es dauerte viele Jahrzehnte, bis sie als eigenständige Diagnose anerkannt und in offizielle Klassifikationssysteme aufgenommen wurde. Historisch gesehen wurde BED oft als eine atypische Form der Bulimie betrachtet, da es einige gemeinsame Merkmale gibt, wie zum Beispiel Essanfälle.

[20] Die Erlaubnis der Patientin, diesen Text für das Buch zu verwenden, wurde selbstverständlich eingeholt.

Erst im Jahr 2013 wurde Binge Eating Disorder als eigenständige Diagnose in das DSM-5 (Diagnostic and Statistical Manual of Mental Disorders, 5. Aufl.) aufgenommen, ein Diagnoseinstrument, das von der American Psychiatric Association herausgegeben wird und im gesamten englischsprachigen Raum Verwendung findet.

Mit dieser Aufnahme der Binge Eating Disorder in das DSM-5 erhielt die Störung Anerkennung und Unterscheidung als eigenständige Essstörung, unabhängig von der Bulimie. Dies hat zu einer verbesserten Diagnose und Behandlung der Patient*innen mit dieser Störung geführt und das Bewusstsein für diese Erkrankung in der medizinischen Community gestärkt.

3.6.1 Diagnostische Kriterien

Binge Eating bedeutet übermäßiges Essen (vom englischen binge = Gelage), die Binge-Eating-Störung ist demnach durch krankhaftes übermäßiges Essen gekennzeichnet. Menschen mit Binge Eating Disorder zeigen folgende Verhaltensweisen (BZgA 2013): Anfälle von Gier und Heißhunger, bei denen große Lebensmittelmengen verzehrt werden (allerdings ohne unmittelbare kompensatorische Maßnahmen). Generell herrscht ein recht chaotisches Essen vor, oftmals halten die Betroffenen Diäten, die sie aber auch bald abbrechen. Das Essen kann zwischen restriktiv und ausufernd schwanken. Wie bei allen Essstörungen geht das Gefühl für Hunger und Sättigung verloren. Bei einem Essanfall wird sehr schnell und so viel gegessen bis ein starkes, oft fast schmerzhaftes Völlegefühl entsteht. Dabei haben Betroffene das Gefühl, keine Kontrolle über ihr Essverhalten zu haben. Bei solchen Essanfällen können bis zu 8000 Kalorien verzehrt werden, da meist sehr kalorienreiche Nahrungsmittel bevorzugt werden. Diese Essanfälle werden vor anderen verborgen und sind hoch schambesetzt.

Binge Eating ist die „erwachsenste" der Essstörungen, d. h., sie tritt zumeist später auf als Anorexie und Bulimie. Auch bei dieser Essstörung sind Frauen in einem weitaus höheren Maße betroffen als Männer (Abschn. 3.1.3). Binge Eating Disorder kann sich aus allen anderen Essstörungen entwickeln.

Manche Patient*innen haben weniger klar abgegrenzte Essanfälle, sondern sind in einer Art Daueressen gefangen, in dem sie fast ununterbrochen essen oder „snacken". Sie verlieren den Überblick über das, was sie schon gegessen haben, und merken nur am extremen Völlegefühl oder an der Übelkeit, dass es zu viel war. Es gibt Patient*innen, die bei Tag relativ unauffällig essen, aber nächtliche Essanfälle haben, bei denen sie wie in Trance im Halbschlaf große Portionen verschlingen. Oft wissen sie am Morgen nicht mehr, was oder wie viel sie gegessen haben.

In der ICD-10 gibt es für Binge Eating Disorder keine eigene Diagnosenummer, meist wird sie unter **F 50.9, sonstige Essstörungen,** kodiert. Es gibt in der ICD-10 auch keine Ausformulierungen ihrer Symptomatik.

Anders im **DSM-5,** wonach folgende Symptome vorhanden sein müssen, um eine Binge Eating Disorder zu diagnostizieren:

A. Wiederholte Episoden von Essanfällen. Ein Essanfall ist durch die folgenden Merkmale gekennzeichnet (Berkman et al. 2015):
   1. Verzehr einer Nahrungsmenge in einem bestimmten Zeitraum (z. B. innerhalb eines Zeitraums von zwei Stunden), wobei diese Nahrungsmenge erheblich größer ist als die Menge, die die meisten Menschen in einem vergleichbaren Zeitraum unter vergleichbaren Bedingungen essen würden.
   2. Das Gefühl, während der Episode die Kontrolle über das Essverhalten zu verlieren (z. B. das Gefühl, nicht mit dem Essen aufhören zu können oder keine Kontrolle über Art und Menge der Nahrung zu haben).

B. Die Essanfälle treten gemeinsam mit mindestens drei der folgenden Symptome auf:
   1. Wesentlich schneller essen als normal.
   2. Essen bis zu einem unangenehmen Völlegefühl.
   3. Essen großer Nahrungsmengen, auch wenn man sich körperlich nicht hungrig fühlt.
   4. Allein essen aus Scham über die Menge, die man isst.
   5. Ekelgefühle gegenüber sich selbst, Deprimiertheit oder große Schuldgefühle nach dem übermäßigen Essen.

C. Es besteht deutlicher Leidensdruck wegen der Essanfälle.

D. Die Essanfälle treten im Durchschnitt mindestens einmal pro Woche über einen Zeitraum von drei Monaten auf.

E. Die Essanfälle treten nicht gemeinsam mit wiederholten unangemessenen kompensatorischen Maßnahmen wie bei der Bulimia nervosa und nicht ausschließlich im Verlauf einer Bulimia nervosa oder Anorexia nervosa auf.

Mangels detaillierter Angaben in der ICD-10 kann man sich an dieser Beschreibung des DSM-5 orientieren.

Die Binge-Eating-Störung ist oft sehr wechselhaft in ihrem Verlauf: Oft herrscht wochenlang ein (fast) normales Essverhalten, dann wieder kommt es zu Phasen, in denen die Essstörung stark im Vordergrund ist und Leben und Erleben bestimmt. Manch schwer erkrankte Patient*innen bingen jedoch (fast) täglich.

Komorbiditäten: Die Störung ist öfter assoziiert mit Depression, Angststörungen oder auch psychogenen, chronischen Schmerzuständen. Manche

Patient*innen konsumieren häufig Schmerz- oder Beruhigungsmittel und sind teilweise auch davon abhängig.

Ich lernte einige Patientinnen mit Binge Eating/psychogener Adipositias kennen, die nach einer bariatrischen Operation alkoholabhängig wurden, da Alkohol eine ähnlich betäubende Wirkung entfaltet, wie sie es vormals durch Essanfälle erreicht hatten.

3.6.2 Körperliche Auswirkungen

Aufgrund der Essanfälle mit dem Verzehr großer Mengen an oft sehr fett- und zuckerhaltiger Nahrung legen fast alle Binge Eater*innen an Gewicht zu; oft so viel, dass man dies als eine psychogene Adipositas bezeichnen könnte. Einige wenige Patient*innen bleiben normalgewichtig, meist gehen sie von einem sehr niedrigen Ausgangsgewicht aus – wenn etwa die Binge Eating Disorder sich aus einer Anorexie oder Bulimie entwickelt.

Damit verbunden können alle körperlichen Erkrankungen auftreten, die mit Übergewicht assoziiert sind (sog. „Metabolisches Syndrom" mit einer Kombination von Übergewicht, Bluthochdruck sowie Zucker- und Fettstoffwechselstörungen). Bei hohem Übergewicht können auch orthopädische Probleme auftreten. Aber auch wenn kein Übergewicht besteht, ist das gesamte Verdauungssystem hoch gefordert und nach längerer Zeit den Bingens oft in Mitleidenschaft gezogen. Manche Patient*innen entwickeln Magen-, Darm- oder Pankreas-Probleme.

Die körperliche Bewegung und sportliche Aktivität sind bei der überwiegenden Anzahl der übergewichtigen Personen (aber nicht allen!!) reduziert. Bewegungsarme Freizeitbeschäftigung werden zumeist favorisiert.

Wichtig zu beachten ist, dass es sich bei der Binge Eating Disorder nicht um eine Ernährungsstörung oder metabolische Entgleisung handelt (dies muss differenzialdiagnostisch ausgeschlossen werden), sondern um eine psychosomatische Erkrankung mit Suchtcharakter, wie die anderen Essstörungen auch. Häufig wird in der medizinischen Behandlung das Hauptaugenmerk auf das Übergewicht und die körperlichen Folgeerscheinungen gelegt und die psychische Komponente außer Acht gelassen. Selbst bariatrische[21] Operationen haben

[21] Unter bariatrischer oder Adipositas-Chirurgie versteht man chirurgische Maßnahmen (metabolisch-bariatrische Operationen) zur Behandlung eines extremen, krankhaften Übergewichts, das durch andere Maßnahmen nicht in den Griff zu bekommen ist. Dabei wird der Magen-Darm-Trakt chirurgisch verändert (Magenband, Magen-Bypass).

bei Menschen mit Binge Eating nicht den gewünschten Erfolg, da die Essensaufnahme nach einer Operation reglementiert werden muss. Genau das ist Menschen mit Binge Eating aber ohne weitere psychologische/psychotherapeutische Begleitung nicht möglich. Sie umgehen dann ihr Magenband etwa, indem sie auf flüssiges/breiiges Essen umsteigen, um weiter größere Mengen essen zu können.

3.6.3 Psychische Aspekte der Binge-Eating-Störung

Susie Orbach, die diese Störung als Esssucht als erste Autorin im Formenkreis der Essstörungen beschrieben hat, führt sie auf emotionalen Hunger zurück, der so gestillt werden soll. Sie interpretiert Esssucht als Konfliktlösungsstrategie in weiblichen Lebenszusammenhängen vor dem Hintergrund der gesellschaftlichen Bedingungen der Postmoderne.

Menschen mit Binge Eating Disorder fühlen sich meist seelisch und körperlich schlecht, abhängig vom Grad ihres Übergewichts bzw. der Heftigkeit ihrer Essanfälle. Sie sind von Schuld- und Schamgefühlen geplagt und ekeln sich nach solchen Anfällen vor sich selbst. Obwohl sie nach außen oft fröhlich und angepasst erscheinen, leiden sie an depressiven Verstimmungen. Beyer (2000. S. 113) beschreibt Esssüchtige (sie wählt diese Bezeichnung in Anlehnung an Susie Orbach): „Frauen, die schon seit vielen Jahren füllig sind, ihren Körperumfang in der Regel stark unterschätzen und wenig Hoffnung haben, dass sie ihr Gewicht reduzieren können. Diese Frauen nehmen häufig gar nicht mehr wahr, was und wie sie essen, und erleben ihr Essverhalten ziemlich chaotisch. Sie gehören zur Gruppe der Esssüchtigen.“

Wie bei den anderen Essstörungen ist auch hier das Phänomen schon ein Schlüssel zum Verständnis der seelischen Dynamiken: Patient*innen mit Binge Eating Disorder schlucken viel – auch im übertragenen Sinne: Sie sind nicht gut imstande, sozial schwierige Gefühle wie Wut, Traurigkeit oder Durchsetzungswünsche zu artikulieren, sondern „schlucken sie hinunter“. Ihre Körperfülle dient als Schutz für ihr marginalisiertes Selbst-Bewusstsein. Andererseits löst diese leibliche Verfassung auch wieder Missstimmung aus, da sie nicht dem gängigen Schönheitsideal entspricht. Die Patient*innen beschimpfen und kritisieren sich und sind oft verzweifelt. Diese heftigen Gefühle führen zu neuen Essanfällen – der Teufelskreis kann nur schwer durchbrochen werden.

Dicke Patient*innen weigern sich wie anorektische Patient*innen, ihren Körper wie eine Ware einzusetzen, um eine Position in der Welt zu erreichen (Orbach 1984). Diesen Widerstand leisten die Frauen jedoch ganz unbewusst und interpretieren ihn als Schwäche und mangelnde Willensstärke, weil sie dem Essen so ausgeliefert sind. Sie haben große Schwierigkeiten, ihre Impulse in Bezug auf das Essen zu kontrollieren, auch wenn sie es sich noch so intensiv vornehmen und jeden Tag von Neuem versuchen, weniger zu essen. Der Drang nach Essen lässt sie sich, ähnlich wie in der Bulimie, machtlos fühlen. Menschen mit Binge Eating Disorder nutzen Essen als Bewältigungsmechanismus für negative Emotionen wie Angst, Stress, Traurigkeit oder Langeweile. Essanfälle können vorübergehend eine Art „Linderung" bieten, machen matt und müde und lassen keine Energie für anderes mehr übrig.

Nach einem Essanfall erleben viele Betroffene intensive Scham- und Schuldgefühle. Sie verurteilen sich selbst für ihr Essverhalten und kritisieren sich übermäßig, was zu einem Teufelskreis aus weiteren Essanfällen führen kann. Durch die oft einhergehende Gewichtszunahme entfernen sie sich immer weiter vom gesellschaftlich geforderten Schönheitsideal und ihr Selbstwert sinkt. Die meisten Menschen mit Binge Eating Disorder haben ein sehr negatives Körperbild und sehen sich eigentlich als schwach und unwert an. Sie erfüllen zwar im sozialen Umfeld ihre Pflicht und funktionieren, tun dies aber oft freudlos und automatisiert. Wenn möglich, ziehen sie sich zurück, in schweren Krankheitsausprägungen leben sie oft in sozialer Isolation.

Andererseits, und das ist den meisten Betroffenen nicht bewusst, hat das Dicksein, das häufig mit Binge Eating einhergeht, auch gute Seiten. Es schützt vor zu viel „Anmache", davor, als Sexsymbol missbraucht zu werden. Es vermittelt eine gewisse Mächtigkeit und Stärke und es macht bereit, die vielen Aufgaben zu erfüllen, die an Frauen gestellt werden (Abschn. 2.3). Die Gratwanderung, Beruf, Kindererziehung, Partnerschaft unter einen Hut zu bringen, bewirkt eine Vielzahl ambivalenter Gefühle und v. a. ein schlechtes Gewissen nach allen Seiten hin, besonders im Hinblick auf die Familie. Die unterschiedlichen Erwartungshaltungen, von denen Frauen meinen entsprechen zu müssen, stellen eine große Belastung dar. Diese wird mit Essen kompensiert, das aber dann in seinen Konsequenzen (Gewichtszunahme) wieder unglücklich macht. Die Frauen versuchen also quasi nach allen Seiten hin die Anforderungen zu erfüllen und zu funktionieren – nur mit sich selbst funktionieren sie nicht. In einem gewissen Maße sind Binge Eating und psychogene Adipositas wesentlich revolutionärer und widerständiger als Anorexie, da sie gegen den gesellschaftlichen Mainstream ausgerichtet ist.

Stark übergewichtige Patient*innen (psychogene Adipositas) mit Binge Eating Disorder, die sich etwa einer bariatrischen Operation unterziehen, entwickeln oft andere psychische Diagnosen. Wenn der Bewältigungsmechanismus des Essens behindert wird, zeigen sich andere dysfunktionale Verhaltensweisen.

3.7 Orthorexie

Der Begriff Orthorexie (in Anlehnung an Anorexie = kein Appetit, Orthorexie = der richtige Appetit) also gewissermaßen „krankhafte Gesundesser“ wurde erstmals 1997 vom amerikanischen Arzt Steven Bratman beschrieben. Damit ist Orthorexie die jüngste Essstörung. Noch wenig ist über sie bekannt und systematisch erforscht (Strahler 2018).

3.7.1 Diagnostische Kriterien

Das Krankheitsbild ist gekennzeichnet durch das übergenaue Einhalten von strengen Kriterien der Nahrungsmittelauswahl. Die Betroffenen bemühen sich, so „gesund“ wie möglich zu essen, und befolgen diverse Empfehlungen bis hin zu obskuren oder esoterischen Nahrungsmittelvorschriften, zumeist nach Kriterien wie gesund, vollwertig, biologisch, vegan, ayurvedisch etc. Anfangs ist das noch moderat und in einem sozial und psychologisch verträglichen Maß. Mit Fortschreiten der Störung aber halten die Betroffenen zunehmend restriktivere Essensregeln ein, die kein ungeplantes Essen möglich machen.

Die Krankheit beginnt zumeist mit einer „Ernährungsumstellung“, oft ausgelöst durch körperliche Beschwerden wie funktionelle Magen- und Darmprobleme (Bratman 2017). Diese Diät kann anfangs durchaus mit medizinischer Anleitung oder diätologischer Unterstützung erfolgen. Oft werden sog. Nahrungsmittel-Unverträglichkeiten (Gluten, Laktose, Fruktose usw.) als Grund für die immer restriktivere Essensauswahl angegeben. Mit der Zeit ziehen die Betroffenen die Grenzen ihrer Nahrungsmittelauswahl und Essensrituale immer strikter. Es wird so z. B. zuerst auf Raffineriezucker und Weißmehl verzichtet, bald auf jegliche Süßungsmittel oder süße Nahrungsmittel. Jegliche herkömmliche Getreide werden gemieden, Fertiggerichte, Milchprodukte etc. sind verboten. Auch andere Essensvorschriften und Rituale können immer restriktiver werden: nur zu bestimmten Zeiten zu essen, nur an einem bestimmten Ort zu essen, allein zu essen, nur bestimmte Zubereitungsmethoden zu tolerieren etc. Aufgrund der vielen Essensregeln ist kein genussvolles oder spontanes Essen mehr möglich. Da die Patient*innen auch kein von anderen zubereitetes Essen mehr zu sich nehmen möchten, da sie da ja die Zutaten nicht kontrollieren können, findet ein sozialer Rückzug statt: Es kann an keinen sozialen Kontakten mehr teilgenommen werden, bei denen Essen wichtiger Bestandteil ist. Oft wird die Störung auch erst dann im sozialen Umfeld auffällig. Die Gedanken kreisen ständig um gesundes Essen und Ernährung. Immer mehr Lebensenergie und

Zeit wird darauf verwendet, das richtige Essen zu finden, zu kaufen und zuzubereiten.

Eine Patientin hatte nach einer Diagnose Candida albicans im Darm[22] nach und nach immer mehr Nahrungsmittel weggelassen, weil sie ihre Bauchbeschwerden durch den Pilzbefall auf die Inhaltsstoffe und mangelnde Güte der zu sich genommenen Nahrungsmittel zurückführte. Als ich sie kennenlernte, nahm nur mehr Reisbrei aus einer bestimmten Reissorte und Kartoffeln eines bestimmten Bauern zu sich. Sie nahm dabei massiv ab und entwickelte körperliche Mangelzustände, v. a. aber psychische Probleme wie eine starke Verminderung ihrer Toleranz gegenüber Außenreizen (Musik, Licht, Geräuschen, fremden Menschen …), Schwindelanfälle, Konzentrationsschwierigkeiten, mangelnde Leistungsfähigkeit bis zu Langzeitkrankenständen, sozialen Rückzug, Angstzustände und eine agitiert-depressive Gemütslage.

Es besteht Ähnlichkeit mit anorektischem Verhalten und bei starker Restriktion ist auch Abmagerung möglich, wie im obigen Beispiel beschrieben. Als Grund für diese Abmagerung wird allerdings nicht das Ideal, möglichst dünn zu sein, angegeben, sondern der Wunsch nach Gesundheit und vollwertiger, zuträglicher Nahrung. Orthorexie ist nicht als klinische Diagnose in ICD-10 oder DSM-5 aufgenommen. Bei Abmagerung kann eine atypische Anorexie (F 50.1) als Diagnose vergeben werden, ansonsten F 50.8 oder F 50.9.

Die Störung ist gekennzeichnet durch einen stark zwanghaften Charakter. Allerdings ist nicht generell bei Zwangserkrankungen oder Depressionen ein erhöhtes orthorektisches Verhalten festzustellen, die Symptomatik ist speziell. Zudem zeigt sich keine Orientierung auf die körperliche Erscheinung, sowohl Normal- wie Unter- als auch Übergewicht können bei von Orthorexie-Betroffenen beobachtet werden. Manchmal steht Orthorexie in Verbindung mit Nicht-Hinunterschlucken und Ausspucken von zerkauter Nahrung. Es werden kaum Essdurchbrüche berichtet, auch kein kompensatorisches Verhalten.

Obwohl der Leidensdruck zunehmend höher wird, besteht zumindest anfangs meist keine Krankheitseinsicht. Die Patient*innen können sich nur schwer eingestehen, dass sie ihr gesundes Essen krank macht.

[22] Dieser Pilz ist bei sehr vielen Stuhluntersuchungen zu finden. Auch viele Mediziner*innen raten ihren Patient*innen beim Vorkommen dieses Pilzes zu einer Zucker-Diät und kohlehydratarmen Diät. Eine wissenschaftliche Bestätigung für die Wirksamkeit solcher Maßnahmen ist nicht zweifelsfrei belegt.

3.7.2 Körperliche Auswirkungen von Orthorexie

Je nach Nahrungsmittelauswahl und Restriktionsgrad können ähnlich wie bei Anorexie Gewichtsverlust und körperliche Mangelzustände auftreten. Je nach Nahrungsmittelauswahl sind unterschiedliche somatische Parameter betroffen. Eine Zusammenarbeit mit (speziell geschulten) Ernährungsberater*innen oder Diätolog*innen ist oft hilfreich, ärztliche Kontrollen sind v. a. in fortgeschrittenem Krankheitsstadium unumgänglich.

3.7.3 Psychische Aspekte der Orthorexie

Menschen, die bestimmte Diäten einhalten, eine Ernährungsumstellung machen oder sich „gesund ernähren" wollen, sind so ein gängiges Phänomen unserer Gesellschaft, dass eher ein gegenteiliges Verhalten auffällt. Auch die Einteilung in „erlaubte, gute" und „verbotene, böse" Nahrungsmittel ist vielen Menschen geläufig. Ähnlich wie Anorektiker*innen erhalten Personen mit Orthorexie anfangs Interesse und Anerkennung von ihrem sozialen Umfeld; gelingt es ihnen doch scheinbar so hervorragend, gesunde Essensregeln einzuhalten. Über gesundes Essen nachzudenken, scheint in unserer Gesellschaft eher die Norm zu sein – die sozialen Medien sind voll von Tipps teils selbsternannter Ernährungscoaches und gesundheitsbewusster Menschen. Das Posten von Zuckerfrei- „Challenges", besonders „gesunden" Mahlzeiten oder das Auftauchen immer neuer sog. Superfoods, die man zu sich nehmen soll, ist tägliche Praxis in den diversen Foren und Blogs (Abschn. 2.1).

Die Verhaltensweisen bei einer Orthorexie wie die Recherche zu Nahrungsmitteln, die Auswahl der geeigneten und die Besorgung der gesunden Ernährung sowie die Rituale bei der Nahrungszubereitung nehmen einen großen Teil der Lebensenergie und freien Zeit der Betroffenen ein. Viele Nahrungsmittel sind tabu, weil sie als „ungesund" und ihnen schädlich bewertet werden. Durch diese permanente Beschäftigung mit Essen (Abschn. 3.2) erleben die Betroffenen zumindest anfangs ein Gefühl von Kontrolle und Sicherheit. Wenn schon so viel im Leben unsicher ist und die Gesundheit permanenten Gefahren ausgesetzt ist, dann kann in der Welt der Menschen mit Orthorexie zumindest dieser Bereich überschaubar und lenkbar gestaltet werden. Sie können kaum mit „vernünftigen" Argumenten beeinflusst werden. Die eigene, von ihnen gewählte Ernährungsweise wird als die einzig richtige gesehen. Sie ziehen teilweise auch moralische Überlegenheit aus ihrer Nahrungsmittelwahl und besitzen oft ein erstaunliches Fachwissen zum Thema Ernährung, besonders was die von ihnen gewählte Form angeht. Oft zeigen sie ein diesbezüglich missionarisches Verhalten gegenüber Familie, Freund*innen und Bekannten. Sie ziehen Selbstwert und Selbstbestätigung aus ihrer „gesunden“ Essensform. Dies ist eng verknüpft mit einem gesellschaftlichen Anspruch, der vorgibt, sich möglichst nachhaltig, gesund, naturbelassen etc. zu ernähren. Wenn Verzicht das neue normal und Einschränkung mit Anerkennung verbunden ist, folgen Menschen mit Orthorexie genau diesem Zeitgeist.

Von Orthorexie-Betroffene zeigen dabei zumeist ein Schwarz-Weiß-Denken sowie hohe Perfektionsansprüche an sich. Leistung ist wichtig und wird allem anderen untergeordnet. Nicht nur in Bezug auf Essen herrschen katastrophierende und negativ verzerrte Gedanken und Einstellungen vor, gekoppelt mit hohem Leistungsanspruch.

Im Lauf der Zeit zeigt sich bei vielen von Orthorexie Betroffenen der Trend, die Essensregeln zu perfektionieren, und so kann sich die Liste der subjektiv „verbotenen“ Nahrungsmittel immer mehr erweitern und die Essensrituale immer enger werden. Dann setzt auch meist der Leidensdruck ein, wenn die Betroffenen nicht mehr gut mit den anderen Aufgaben ihres Lebens zurechtkommen, weil die Planung, Zubereitung und der richtige Verzehr der Mahlzeiten andere Lebensanforderungen verdrängt. Es vermittelt ein Gefühl der Reinheit und Kontrolle, wenn alle diese Regeln eingehalten werden, bzw. Versagens- oder Schuldgefühle, wenn die selbst auferlegten Ernährungsvorschriften gebrochen werden. Manche Betroffene bestrafen sich in solchen Fällen durch Fastentage oder Abführmitteleinnahme, um die schädlichen Nahrungsmittelkomponenten möglichst gut aus ihrem Organismus zu entfernen. Es gibt hier kaum Flexibilität und Toleranz, auch wenn es die Lebensumstände schwierig machen, den Essensgeboten zu folgen. Die Welt wird sehr klein, das gibt Sicherheit. Menschen mit Orthorexie haben oft den Eindruck, dass sie überfordert sind mit all den komplexen Anforderungen ihres Lebens. Auf diese Art ist zumindest der wichtige Bereich der Ernährung überschaubar geregelt. Sie haben oft asketische Züge und verneinen Essensvorlieben und Genuss als wichtige Komponenten – es zählt nur die Gesundheit! Sie vereinsamen zusehends, da sie Einladungen zumeist ablehnen oder nicht mehr mit anderen essen wollen bzw. können. Manchmal zwingen sie auch Familienangehörige, an ihrer Essensform teilzunehmen – was im Falle von Kindern im Wachstum deutliche Mangelerscheinungen mit sich bringen kann.

Wie auch bei anderen Essstörungen geben die Essensregeln der Orthorexie den Betroffenen Halt. Gerade bei gesundheitlichen Problemen oder Zeiten, in denen das Leben von Veränderungen geprägt ist, gibt es Struktur, sich mit dem „richtigen“ Essen zu beschäftigen.

Menschen mit Orthorexie zeigen eine zwanghafte Grundstruktur, auch narzisstische Problematiken können eine Rolle spielen.

Betrifft alle Essstörungen
Mischformen bzw. der Übergang einer Symptomatik in eine andere sind bei Essstörungen häufig. Es gibt viele Krankheitsverläufe, die auf den ersten Blick nicht eindeutig zuzuordnen sind. In einer Übergangsphase von der Binge-Eating-Störung zur Bulimie oder von der Anorexie zur Bulimie können verschiedene Symptome einander abwechseln und ineinander übergehen (Schigl 2013).

3.8 Subklinische und weitere Essstörungen

Prinzipiell können alle bisher besprochenen Essstörungen auch subklinisch verlaufen, d. h. in einer milderen Form auftreten, die nicht als krankheitswertig angesehen wird. In psychotherapeutischen Prozessen mit Frauen, die wegen ganz anderer Problematiken eine Psychotherapie aufsuchen, wird oft im Verlauf der Behandlung klar, dass es Episoden von Essstörungen gegeben hat, mit denen die Betroffenen etwa in Krisenzeiten kompensierten. So können Phasen von Hungern und Kalorienzählen stabilisieren, Erbrechen kurzfristig Erleichterung bringen und viel essen Kummer besänftigen. Es kann Halt geben, sich an Essensvorschriften zu orientieren, und so helfen, Krisen durchzustehen. Solche passageren Essstörungen als Ausdruck von Lebenskrisen sind bei Frauen häufig. Oft sind auch andere psychische Störungen bei Frauen mit Essstörungs-Symptomen verbunden.

Davon heben sich folgende Formen von latenten Essstörungen ab, die ebenfalls viele Frauen betreffen, die aber von sich selbst bzw. von anderen deswegen nicht als behandlungsbedürftig eingeschätzt werden: Zu „normal" erscheint ihr Essverhalten, auch wenn sie selbst darunter leiden.

In meinen Gruppen für Frauen mit Essproblemen (Abschn. 4.7) machten diese Personen ca. ein Drittel der Patientinnen aus.

Im Unterschied zu anderen Essstörungen sind diese Essprobleme nicht auf den ersten Blick sichtbar. Alle Körpergewichtsvarianten möglich: untergewichtig, normalgewichtig, übergewichtig.

Zu den subklinischen Essstörungen zählen:

3.8.1 Latente Essstörung Typ 1: Restraint eating and dieting

Diese Essproblematik ist gekennzeichnet durch jahre- bzw. jahrzehntelanges restriktives, gezügeltes Essverhalten. Die Personen leben in ernährungsbezogener Dauerkontrolle und machen fast durchgehend kalorienreduzierte Diäten bzw. orientieren sich an diesbezüglichen externen Ernährungsvorschriften. Manche Personen bleiben einem Programm sehr lange treu. Andere wechseln unterschiedliche Diäten ab und probieren verschiedene Ernährungstrends aus. Je strikter und einseitiger eine Diät ist, umso weniger lang wird sie in der Regel durchgehalten. Es gibt in dieser Subvariante kaum Essensdurchbrüche und unkontrolliertes Essen, nur Phasen mit etwas gelockerter Kontrolle. Die Personen stehen in einer Dauerbeschäftigung bezüglich ihrer Mahlzeiten und in einer latenten Beunruhigung bezüglich ihres Gewichts. Trotz dauernder Diäten ändert sich dieses aber nicht mehr wesentlich, der Stoffwechsel hat sich an die reduzierte Nahrungsmenge gewöhnt. Die Betroffenen denken viel über ihr Gewicht und ihre Körperformen nach und stehen diesbezüglich in einer permanenten leichten Beunruhigung.

Eine Patientin in meiner Gruppentherapie war seit fast 20 Jahren auf Diät. Sie hatte im Laufe ihres Lebens schon viele Diäten ausprobiert und einige auch längere Zeit durchgehalten. Der Erfolg einer Gewichtsreduktion war bei Crash-Diäten mit sehr einseitiger oder kalorienrestriktiver Vorgabe etwas besser, bei den „milderen" Diäten – wie etwa dem Weight- Watchers-Programm – kaum merkbar. Dieses verfolgte sie bereits seit einigen Jahren, als ich sie kennenlernte. Sie konnte diese Diät zwar durchhalten, allerdings änderte sich nichts mehr an ihrem Gewicht. Falls sie aber versuchte, wieder etwas mehr „normal" zu essen, ohne auf Kalorien zu achten, nahm sie regelmäßig einige Kilo zu. Das löste große Angst aus (sie war ein dickes Mädchen gewesen und deshalb viel gehänselt worden) und sie kehrte reumütig und voll der besten Vorsätze zu ihren Programmen zurück. Sie lebte in einem mehrgenerationalen Familienverband, in dem sie für das Wohlergehen aller zuständig war und ihr fürsorgliches Kümmern um alle Angehörigen von diesen oberflächlich mit leichter Genervtheit, aber doch gerne angenommen wurde. Sie kochte für alle anderen, gönnte sich davon aber nur wenig bzw. nur jene „erlaubten" Elemente, die mit ihrer jeweiligen Diät vereinbar waren. Es war ihr völlig unbekannt, eigene Bedürfnisse wahrzunehmen, geschweige denn durchzusetzen. Das Einzige, was sie für sich tat, war, Diäten zu halten und sich in zum Teil teure derartige Programme einzuschreiben.

Die Betroffenen finden ihr Essverhalten schon ganz normal und denken kaum mehr über die Restriktion nach, in der sie leben.

3.8.2 Latente Essstörung Typ 2: Dieting and overeating

Die Betroffenen leben in einem jahrelangen Wechsel zwischen niedrigkalorischen Diäten und der Wiederaufnahme vordiätischen Essverhaltens. Dabei kommt es oft zu binge-ähnlichem Verhalten, Essanfällen und Phasen von Überessen, meist mit deutlicher Gewichtszunahme. Oft haben die Betroffenen starke Gewichtsschwankungen, in der Regel ist die Zunahme zumindest gleich hoch, wenn nicht höher als die vorige Abnahme: Denn Diäten führen bei esssüchtigen Menschen langfristig nicht zu einer Gewichtsabnahme, sondern eher zu einer Zunahme an Körpergewicht (Jojo-Effekt, Hill 2004, vgl. Abschn. 3.2.2). Diese Menschen befinden sich daher schnell in einem Teufelskreis, aus dem sie schwer ausbrechen können.

Es sind wieder zumeist Frauen, die ihr Gewicht, um dem Schönheitsideal zu entsprechen, nach unten manipulieren, um glücklich zu werden, wenn sie nur endlich einmal schlank sind. Wenn sie ihr Diätverhalten aufgeben, dann nehmen sie unweigerlich zu. Ihr natürliches Gefühl für Hunger und Sättigung ist gestört. Mit jeder Gewichtszunahme empfinden sie ein Versagen und Hilflosigkeit ihrem Körper gegenüber. Sie beschimpfen sich oft als willensschwach und gierig und hoffen dennoch immer wieder, mit der nächsten Diät den ersehnten Zustand des Dünnseins endlich erreichen zu können. Manche Frauen wollen ursprünglich nur ein paar Kilo abnehmen, andere bemühen sich gleich um eine Verringerung des Gewichts um zehn oder mehr Kilo.

Eine Patientin in meiner psychotherapeutischen Gruppe berichtete, dass sie im Laufe ihres Lebens schon sicher hunderte Kilo zu- und wieder abgenommen hatte. Als ich sie kennenlernte, war sie leicht übergewichtig, verlor dann im Rahmen einer Diät einiges an Gewicht, das sie allerdings bald wieder zulegte. Wir konnten diesen Kampf in der Gruppe hautnah miterleben. Der Beginn mit guten Vorsätzen und Hoffnungen, jetzt endlich die ultimative, zu ihr passende Diät gefunden zu haben; dann erste Erfolge, die sie ganz euphorisch stimmten. Anlässlich eines Urlaubs mit ihrem neuen Freund allerdings kippte das Programm und sie konnte beim Buffet des All-inklusive-Hotels ihre strengen Nahrungsmittelrichtlinien nicht durchhalten. Als sie nach Hause kam, hatte sie deutlich an Gewicht zugelegt. Sie wollte die strenge Diät sofort wieder aufnehmen, allerdings brachte sie nicht mehr die Kraft dazu auf. Das Gewicht ging weiter nach oben, bis es sich endlich etwas über ihrem Ausgangsgewicht einpendelte. Die Patientin litt stark unter einem verminderten Selbstwertgefühl und hatte die Idee, wenn es ihr nur gelänge, dauerhaft abzunehmen, dann würde ihr Leben glücklich sein. Ebenso wie das Gewicht waren ihre Liebesbeziehungen starken Schwankungen ausgesetzt und es gelang ihr nicht, in einer dauerhaft guten Partnerschaft zu bleiben. Beruflich war sie recht erfolgreich und auch sozial gut eingebunden, aber sie sah immer voller Bewunderung und Neid auf andere Frauen, die in ihren Augen schlanker waren und daher glücklicher sein mussten. Sie verglich sich viel mit anderen und schnitt dabei in ihren Augen immer schlechter ab. Sie kritisierte sich selbst unbarmherzig, erörterte exzessiv jede „Problemzone" an ihrem Körper und lag in einem ständigen Kampf mit sich und ihrer Leiblichkeit. Sie war der Meinung, mit einem perfekten Körper dann die perfekte Partnerschaft finden zu können.

3.8.3 Nachtessen

Diese subklinische Essstörung ist dadurch gekennzeichnet, dass ein großer Teil der Nahrung nach der letzten Mahlzeit eingenommen wird. Die Betroffenen essen tagsüber oft wenig, haben kaum Appetit – was anlässlich der nächtlichen Portionen nicht verwundert. Sie haben am Tag ein unauffälliges Essverhalten. Nach dem Zubettgehen und meist einer ersten Schlafphase wachen sie auf und gehen wie in Trance, um sich Essen zu holen. Manche verzehren es am Küchentisch, andere wiederum holen sich das Essen ins Bett und essen dort im Halbschlaf. Oft sind es Süßigkeiten und Schokolade, die so gegessen werden. Die Betroffenen berichten, dass sie nicht wirklich wach sind und keine willentliche Steuerung über ihr Verhalten haben. Sie schlafen dann wieder ein und es wird ihnen am nächsten Morgen aufgrund eines schlechten Geschmacks im Mund (die wenigsten putzen nach einer nächtlichen Essepisode die Zähne) und Krümeln oder verschmierten Schokoladereste im Bett ihre nächtliche Essattacke bewusst.

Personen mit nächtlichen Essphasen haben manchmal erlaubte und verbotene Nahrungsmittel. Ist das der Fall, dann werden die verbotenen vorzugsweise nachts gegessen.

Oft berichten sie auch über Schlafprobleme, Albträume und leichten Schlaf. Diese Essstörung kann mit anderen psychischen Störungen verbunden sein.

Eine Patientin mit multipler Symptomatik (Zwang, Depression, Angststörungen) stand jede Nacht auf, um zu essen und zu rauchen. Sie tat dies bei laufendem Fernseher und im Halbschlaf. Bevorzugte Nahrungsmittel waren Schokolade und Kuchen, von dem sie nachts große Mengen aß, dann wieder ganz einschlief. Während des Essens sei sie „nicht ganz bei sich". Bei Tag aß sie nur wenig und tendenziell restriktiv, um nicht zu dick zu werden.

3.8.4 Sonstige Essverhaltens-Störungen

Diese können in der ICD-10 unter F 50.8 diagnostiziert werden:

- Das **Ausspucken,** d. h. Nicht-Herunterschlucken von gekauten Lebensmitteln: Dabei werden Bissen in den Mund genommen, zerkaut, dann aber nicht

hinuntergeschluckt, sondern wieder ausgespuckt. Manchmal ist diese Verhaltensweise auch als ein Symptom bei anorektischen Patient*innen zu finden.
- Das **Heraufwürgen** von schon gekauter und geschluckter Nahrung. Diese kann dann neuerlich verschluckt oder auch ausgespuckt werden. Auch dieses Symptom kann bei anorektischen Patient*innen auftreten.

Die beiden zuletzt genannten Verhaltensformen sind eher selten und werden zumeist nur bei kleineren Nahrungsmittelmengen angewandt.

3.8.5 Krankheitswertigkeit/Behandlungsnotwendigkeit von Essstörungen

Bestimmend dafür, ob eine behandlungswürdige Essstörung vorliegt, sind folgende Aspekte (Abschn. 3.2). Sie können als Checkliste für die Diagnoseerstellung, aber auch für die Intensität der Behandlung dienen – und sollten jeweils in der Anamnese mit den Patient*innen besprochen werden.

- Wie häufig bzw. massiv ist das dysfunktionale Verhalten? Es macht einen Unterschied, ob eine Person dreimal im Monat oder dreimal am Tag erbricht. Vgl. die Angaben zur Häufigkeit der Symptomatik in der ICD-10 (Abschn. 3.4, 3.5).
- Gibt es noch symptomfreie Phasen? Zum Beispiel erbrechen manche Bulimiker*innen nur zu Hause und nicht am Arbeitsplatz oder nicht, wenn andere Menschen in der Wohnung sind. Ist die Teilnahme an gemeinsamen Mahlzeiten ohne problematisches Verhalten noch möglich? Können noch Einladungen angenommen und Auswärts-Essen praktiziert werden?
- Wie lange besteht die Störung schon? Auch hier ist ein wichtiges diagnostisches Kriterium zu erheben, wann das Verhalten zum ersten Mal aufgetreten ist und wie lange es besteht. Chronifizierte Störungen sind schwieriger zu behandeln als erstmals akut auftretende.
- Wie hoch ist der subjektive Leidensdruck? Achtung: Dieser muss nicht unbedingt auf die Essstörung zurückgeführt werden. Viele Anorexie-Betroffene sind sehr unglücklich mit ihrem Leben und klagen über zahlreiche Symptome – die sie allerdings nicht mit ihrem Essverhalten in Verbindung bringen. Der Leidensdruck ist dennoch hoch – wie generell bei den meisten deutlich ausgeprägten Essstörungen.
- Wie gut ist der körperliche Zustand? Hier ist besonders auf Unter-/Übergewicht zu achten bzw. auch auf Mangelerscheinungen bei normalgewichtigen

Betroffenen. Da Essstörungen eine psychosomatische Erkrankung mit Suchtcharakter sind, ist eine Abklärung der somatischen Aspekte unbedingt nötig, auch wenn auf den ersten Blick keine besondere Abmagerung oder Übergewicht registriert werden kann (Abschn. 4.8, 4.9). Menschen mit Anorexie oder Bulimie können auch noch andere körperliche Probleme haben (Abschn. 3.4.2, 3.5.2).

Als Untergewicht wird (altersabhängig) ein BMI von etwas unter 18,5 angenommen – was allerdings ja nach Alter und genetisch bedingtem Körpertypus noch durchaus im gesunden Bereich liegen kann. Ein guter Marker ist hier, ob bei Frauen eine Regelblutung vorhanden ist (Achtung bei diversen Verhütungsmethoden ist dies nicht erkennbar). Unter 17,5 ist eindeutig Untergewicht gegeben. Bei einem BMI von 14,5 ist eine stationäre Behandlung indiziert. Bei einem BMI unter 13,2 kg/m ist eine Ernährung über Magensonde nötig.

Auch bei sehr raschem Gewichtsverlust in den letzten Monaten (Akutgefährdung) ist körperliches Monitoring mit ggf. stationärem Aufenthalt unbedingt nötig. Dies auch dann, wenn das Untergewicht noch nicht so dramatisch ist. Der schnelle Gewichtsverlust ist gefährlich.

3.8.6 Differenzialdiagnosen: Was sind keine Essstörungen im engeren Sinn?

Generell kann jede Störung des Essverhaltens eine kompensatorische Wirkung in Krisen und Zeiten erhöhter Belastung darstellen, das heißt jedoch noch nicht, dass eine behandlungswürdige Essstörung im engeren Sinne (klassisch: Anorexie, Bulimie, Binge Eating, ggf. Orthorexie) vorliegt. Sehr wohl kann allerdings die Lebenskrise nach einer professionellen Begleitung und Unterstützung verlangen.

Häufig können Essprobleme bei Depressionen auftreten – und zwar in beide Richtungen: Entweder mehr oder auch deutlich weniger zu essen sind häufige Symptomatiken bei affektiven Störungen. Auch bei Zwangsstörungen verzeichnen wir eine Involvierung von Essen: Dabei können Rituale in Bezug auf Nahrungsmittelauswahl, -zubereitung oder -verzehr eingeführt werden. Menschen mit körperdysmorphen Störungen beschäftigen sich übermäßig mit dem Aussehen oder einen Teil des Körpers. Einige Persönlichkeitsstörungen begünstigen Esssymptomatiken wie etwa Emotional instabile oder impulsive Persönlichkeitsstörung. Auch bei Schizophrenie kann es zu Essensverweigerung oder dem Vorzug nur ganz bestimmter Nahrungsmittel kommen, manchmal gekoppelt mit paranoiden Ängsten wie der, vergiftet zu werden oder schädliche Stoffe aufzunehmen (Heedt 2021).

Folgende weitere Syndrome eines gestörten Essverhaltens werden in der ICD-10 aufgelistet, sind allerdings nicht als Essstörungen in dem hier beschriebenen engeren Sinne zu betrachten. Sie zeigen wohl gestörtes Essverhalten, dieses steht aber nicht im Zusammenhang mit wenig, zu viel oder sehr ausgewählt essen, sondern ist zumeist ein Begleitsymptom bei anderen Erkrankungen. Die Betroffenen zeigen auch keine übermäßige Beschäftigung mit Schönheit, Schlankheit oder ihrem Gewicht und haben keine veränderte Körperwahrnehmung.

- **F50.4 Essattacken bei anderen psychischen Störungen**

„Psychogene Essattacken“: Darunter wird in der ICD-10 übermäßiges Essen als Reaktion auf belastende Ereignisse verstanden. Solche sind oft life events wie der Verlust einer wichtigen Bezugsperson, eigene Erkrankungen oder Unfälle, Geburt eines Kindes, Änderungen in den Lebensumständen wie Verlust materieller Güter, Umzug, Sich-zurechtfinden-Müssen in neuen sozialen Situationen etc. Auch Menschen mit Depression oder Angstzuständen können solche Essattacken aufweisen, sie sind dann ein Begleitsymptom der hauptsächlichen Störung und kein Binge- Eating-Syndrom. Sie werden auch nicht, wie in der Bulimie durch kompensatorische Maßnahmen versucht, ungeschehen gemacht.

- **F50.5 Erbrechen bei anderen psychischen Störungen**

„Psychogenes Erbrechen“ wird im ICD 10 als Begleitsymptom eines wiederholten Erbrechens bei z. B. bei dissoziativen Störungen (F44.-) und Hypochondrie (F45.2) diagnostiziert. Auch bei exzessivem Erbrechen in der Schwangerschaft, wenn hauptsächlich emotionale Faktoren dieses Übergeben auslösen, kann diese Diagnose vergeben werden.

- **F 50.8 Psychogener Appetitverlust**

Diese Diagnose fällt in der ICD-10 unter Sonstige Essstörungen. Dabei haben die Betroffenen keinen oder nur sehr wenig Appetit und verspüren kaum Hunger. Das Symptom tritt, wie die obigen Problematiken, zumeist als Reaktion auf ein belastendes Lebensereignis auf. Meist handelt es sich dabei um einen Verlust, aber auch Erkrankungen oder plötzliche andere Änderungen der Lebensumstände können dem vorausgehen. Einige Personen berichteten etwa bei Ausbruch der Covid-Pandemie und zuvor nicht gekannten Einschränkungen der persönlichen Freiheit von einem (vorübergehenden) Verlust des Verlangens nach Essen. Auch bei psychischen Störungen wie etwa Depression (sehr häufig bei schwerer Depression), Schizophrenie, Demenz oder körperlichen Erkrankungen kann diese Symptomatik auftreten. Sie ist dann aber nicht als ein Symptom der Erkrankung, sondern eine damit verbundene Reaktion.

- **F 50.8 Pica bei Erwachsenen**[23]

Diese Störung wird auch als qualitative Essstörung bezeichnet, da nicht die Menge, sondern die Art des Gegessenen die Störung ausmacht: Menschen mit Pica-Syndrom essen unverdauliche, z. T. auch ekelerregende Dinge wie Erde, Lehm, Sand, Haare und Pelz, Seife, Mörtel, Holz und Papier etc. – oder manchmal auch Fäkalien. Häufig sind Menschen mit schweren psychiatrischen Grunderkrankungen betroffen wie etwa Schizophrenie oder Demenz. Manchmal zeigt sich die Symptomatik auch bei schwangeren Frauen und manchmal auch ohne sonstige psychische Auffälligkeiten. Das andere Essverhalten ist zumeist unverändert, die Personen essen abseits ihrer sonderbaren Gelüste normal. Zumeist nehmen die Betroffenen die ungenießbaren Dinge eher heimlich zu sich und sind eher beschämt über ihre seltsamen Gelüste. Es gibt aber auch Fälle, in denen das öffentlich und fast provokant passiert.

Diese Störung kann auch zu ernsthaften körperlichen Problemen führen, je nachdem, welches ungenießbare Material gegessen wird. Bei bestimmten Stoffen (z. B. Kleber, Farbe, Reinigungsmitteln etc.) kann es auch zu Vergiftungen kommen, beim Essen von Lehm und Erde zum Parasitenbefall. Auch eine zahnärztliche Kontrolle ist je nach Art des Gegessenen empfehlenswert, öfter leidet der Zahnschmelz unter dem Essen von Unverdaulichem. Überprüft muss auf jeden Fall werden, ob ein Nährstoffmangel vorliegt.

Zu unterscheiden ist dieses Verhalten von selbstverletzendem Verhalten etwa bei Menschen mit einer Borderline-Persönlichkeitsstörung, die spitze und scharfkantige Dinge wie Nägel oder Rasierklingen schlucken, in der Absicht, sich zu verletzen.

- **E 66 Adipositas**

[23] Achtung: Das Essen unverdaulicher Dinge ist bei Kindern in einer gewissen Entwicklungsphase natürlich und gibt sich von alleine wieder.

Allen Essstörungen gemeinsam ist, dass das existenzielle Bedürfnis nach Essen in ein krankheitswertiges Symptom umgewandelt wird. So unterschiedlich die Krankheitsbilder sind, zeigen sie doch gemeinsame Züge (Abschn. 3.2). Sie sind Ausdruck persönlicher Probleme vor dem Hintergrund familiärer und gesellschaftlicher Bedingungen. Essstörungen können, müssen sich aber nicht an der Körperform zeigen.

Nicht zu den Essstörungen zählen Übergewicht und Fettleibigkeit (Adipositas). Dies sind in höheren BMI-Klassen ernstzunehmende Gesundheitsstörungen. Sie resultieren aus vielfältigen Ursachen wie genetischer Veranlagung, Bewegungsmangel, Stoffwechselstörungen und natürlich übermäßigem Essen. 30 bis 40 % der Binge Eater*innen (Abschn. 3.6) sind auch adipös, sie müssen es aber nicht sein (Heedt 2021). Binge Eating ist zu unterscheiden von einem **„Big Eating"**. Big Eater:innen sind Menschen beiderlei Geschlechts, die viel, häufig und gerne (genussvoll) essen und deshalb bei zu wenig Bewegungsverhalten mehr oder minder stark übergewichtig sind. Übergewichtige Frauen können sehr wohl psychische Probleme entwickeln, sie zeigen oft dysphorische Verstimmungen und haben Selbstwertzweifel, weil sie nicht dem gesellschaftlichen Schönheitsideal entsprechen. Diese Adipositas ist jedoch von der psychogenen Adipositas der Binge Eater*innen zu unterscheiden. Letztere entsteht durch oft heimliche Essattacken oder unkontrollierbares Daueressen, ohne jedoch viel Genuss aus dem Essen zu ziehen.

Bei Übergewicht ist es wichtig, zwischen schwerem, krankhaftem und einem eher ästhetischen, d. h. nicht dem Schönheitsideal entsprechenden zu unterscheiden. Prinzipiell ist moderates Übergewicht nicht (zwangsläufig) an vermehrte Morbidität und höhere Mortalität geknüpft. Auschlaggebend dürfte das Bewegungsverhalten sein, das ein wesentlich besserer Prädiktor für somatische Erkrankungen (v. a. das Metabolische Syndrom) darstellt. Die gesellschaftliche Norm des schlanken und trainierten Körpers ist ja auch gut in der Medizin und Pharmaindustrie verankert, wie viele Lifestyle-Medikamente zeigen, die Rekordumsätze erbringen (Abschn. 2.4). Deshalb werden auch (leicht) adipöse Menschen oft mit der gesundheitlichen Forderung abzunehmen konfrontiert.

- **F98.2 Fütterstörung bei Babys und im frühen Kindesalter**

Auch diese Symptomatik zählt nicht zu den Essstörungen im engeren Sinne, sondern zu Verhaltens- und emotionalen Störungen im Kindes- und Jugendalter (ICD-10), und ist wie die Schrei- oder Schlafstörung eine frühkindliche Regulationsstörung. Fütterstörungen haben vielfältige Ursachen, häufig sind psychosoziale Faktoren maßgeblich beteiligt. Bei der Fütterstörung verweigern

Babys oder Kleinkinder das Essen oder Trinken. Später im Kleinkindalter oder frühen Kindesalter sind sie gekennzeichnet durch ein sehr wählerisches Essverhalten (bei ausreichendem Nahrungsangebot) bis hin zur Nahrungsverweigerung oder sehr einseitiger Nahrungsakzeptanz (z. B. nur Butter, nur Bananen). Manche Kinder würgen dabei die schon geschluckte Nahrung wieder herauf, um sie erneut zu schlucken oder auch auszuspucken. Es liegt keine organische Ursache vor.

Viele Fütterungsstörungen im frühen Kindes- oder Säuglingsalter sind Ausdruck einer gestörten Beziehung zwischen dem Baby und seinen Betreuungspersonen und müssen in speziellen Settings beobachtet und therapiert werden. Es gibt eigene Ambulanzen und stationäre Aufnahmen für Caregivers mit ihren Babys und Kleinkindern, die versuchen, das dysfunktionale Verhalten zu ergründen und behandeln.

- **R 63 Symptome, die die Nahrungs- und Flüssigkeitsaufnahme betreffen**

Diese werden als Zusatzdiagnose in der ICD mit R 63 kodiert. Darunter fallen etwa ein völliger Appetitverlust (R 63.0) ohne organischen Ursprung genauso wie übermäßiger Durst (R 63.1) und übermäßige Nahrungsaufnahme (R 63.2), Ernährungsprobleme wie unsachgemäße Ernährung (R 63.3), starke, plötzliche Gewichtszu- oder -abnahme (R 63.4, R 63.5) bzw. Vernachlässigung von Essen und Trinken generell (R 63.6). All diese Symptome treten jedoch NICHT im Rahmen einer Essstörung, sondern im Rahmen anderer psychischer oder somatischer Erkrankungen auf.

3.9 Essstörungen bei Männern

Essstörungen sind v. a. eine Krankheit von sich als weiblich definierenden Individuen, bei männlichen Personen tritt sie im Vergleich dazu etwa im Verhältnis von 10 : 1 auf (Fichter und Krenn 2005, auch Abschn. 3.1.3) (Tab. 3.1).

Tab. 3.1 Häufigkeit von Essstörungen. (Quelle: Bundeszentrale für gesundheitliche Aufklärung, o. J.)

	Von 1000 Frauen erkranken…	Von 1000 Männern erkranken…
An Binge Eating Disorder	28	10
An Bulimie	19	6
An Anorexie	14	2

Es gibt einige deutliche Unterschiede zwischen den Geschlechter-Populationen, die durch unterschiedliche Psychodynamiken und genderbetreffende Unterschiede in den sozialen Erwartungen erklärbar sind.

Der Erstauftritt von Essstörungen (v. a. Anorexie) ist bei Männern etwas später als bei Frauen. Erklärt wird das mit den bei Mädchen früher einsetzenden körperlichen Veränderungen in der Pubertät und einem bei Männern geringeren Druck, möglichst dünn zu sein. Ihr Schönheitsideal unterscheidet sich von dem von Frauen. Männer sind vor dem Beginn einer Essstörung eher übergewichtig (Grabhorn et al. 2003). Das heißt, sie werden eventuell mehr gehänselt und kippen deshalb in Diäten und Essstörungen. Unter essgestörten Männern sind homosexuelle und bisexuelle Männer überproportional häufig vertreten (Feldman und Meyer 2007). Dies erklären die Autor*innen mit dem in homosexuellen Kreisen höheren Druck nach attraktiver Körperlichkeit. Die Verteilung über die Arten von Essstörungen ist ebenfalls unterschiedlich: Weniger anorektische, etwas mehr bulimische und am meisten Binge-Eating-Patienten sind unter Männern zu finden (s. o.).

Wie schon in Abschn. 3.2.1 ausgeführt, kann es derartige Krankheitsentwicklungen bei Athleten in Sportarten geben, bei denen Gewichtsklassen und damit Gewichtskontrolle Teil des Settings sind (Kampfsportarten, Turnen, Skispringen, Jockeys usw.), sind aber auch bei Tänzern häufig. Viele solche Sportler haben ausgeprägte Essstörungssymptome, allerdings ohne Krankheitsbewusstsein.

Heutzutage sind junge Männer ähnlich wie Frauen einem hohen Druck ausgesetzt, einen dem Schönheitsideal entsprechenden Körper zu haben bzw. darauf hinzuarbeiten. Allerdings ist das männliche Schönheitsideal deutlich vom weiblichen unterschieden: Es geht nicht darum, dünn bis zur Magerkeit zu sein, im Gegenteil. Männer sollen durchtrainierte, durchaus muskulöse Körper haben. Dies kann v. a. bei jungen Männern zu einer Unzufriedenheit mit ihrem Aussehen führen und sie beginnen Muskeln aufzubauen und Fett abzubauen, um diese muskulöse und zugleich schlanke Figur zu erlangen. Ein sog. **„Muscularity oriented disordered eating“** (Lavender et al. 2017) zeigt sich als männerspezifische Form der Essstörung: Dabei werden zum Muskelaufbau übergroße Mengen an Eiweiß verzehrt, ggf. auch Anabolika verwendet und missbraucht. Es geht weniger um Dünnsein allein als darum – dem männlichen Schönheitsideal entsprechend –, gut definierte Muskeln zu bekommen. Statt abzumagern, betreiben diese Patienten häufig exzessiv Sport – zum Beispiel suchtartiges Kraft- und Ausdauertraining bis zur völligen Erschöpfung. Selbst anorektische Männer haben meist nicht den Wunsch, möglichst mager zu sein, sondern kippen häufig durch zu viel Sportausübung bei nicht ausreichender Ernährung in eine Anorexie. Ihre

Körperunzufriedenheit bezieht sich weniger auf das Gewicht als auf die Körperform, hier im Speziellen die Muskulatur. Sie können diesbezüglich auch, ähnlich wie Frauen mit Essstörungen, eine verzerrte Wahrnehmung entwickeln, und finden sich noch immer zu wenig gut trainiert, obwohl dies offensichtlich nicht der Fall ist. Man kann diese Störung auch als **Muskeldysmorphie** bezeichnen. Bei dieser spezifisch männlichen Störung ist die Sicht auf den eigenen Körper verzerrt – er wird als unattraktiv, zu schwach und zu wenig muskulös angesehen. Die Ausprägung ihrer Muskulatur wird von Betroffenen auch dann als unzureichend wahrgenommen, wenn sie überdurchschnittlich trainiert ist, stellt also ebenso eine Art Körperschemastörung dar. Die Betroffenen arbeiten exzessiv an ihrem Körper und entwickeln in der Folge auch ein gestörtes Essverhalten. Diese muskelorientierte Essstörung wird erst seit einigen Jahren beschrieben und ist vom gesellschaftlichen Druck her gesehen das Pendant zur Anorexie bei Frauen (Halioua 2019). Eine beträchtliche Anzahl von Bodybuildern dürften an dieser Körperwahrnehmungsstörung leiden.

„Klassische" Essstörungen werden bei Jungen und Männern häufig erst nach einiger Zeit der Symptombelastung diagnostiziert und therapiert. Vor allem männliche Bulimie-Patienten erhalten diese Diagnose häufig erst sehr spät, da sie Essanfälle im Vergleich zu Frauen deutlich besser tolerieren. In ambulanten oder stationären Psychotherapien stellen sich meist nur besonders schwer Betroffene vor. Generell sind die klassischen Anorexie- und Bulimie-Symptome bei Frauen und Männern ziemlich ähnlich. Es ist strittig, ob Männer eher leichter oder schwerer als essgestört erkannt werden als Frauen: Zum einen verleugnen männliche Betroffene ihre Symptome noch viel mehr als weibliche dies tun – sie wissen natürlich, dass Essstörungen eine „Frauenkrankheit" ist, und schämen sich möglicherweise noch mehr für die „unmännliche" Symptomatik. Zum anderen spielen sie ihren dysfunktionalen Umgang mit Essen auch im therapeutischen Gespräch herunter und schildern Symptomatiken nicht so detailliert wie viele Frauen dies tun. Auch Angehörige oder die im Gesundheitssystem Arbeitenden denken bei seltsamen Essgewohnheiten oder starkem Gewichtsverlust bei Männern weniger leicht an Essstörungen als sie das bei weiblichen Patientinnen tun würden (Mangweth-Matzek 2022).

Es gilt aber auch die Regel, dass von der Gendersterotypisierung abweichendes Verhalten auffälliger ist und auch eher psychiatrisiert wird (Schigl 2018a) – insofern müssten Männer, die hungern und abmagern oder erbrechen, viel auffälliger sein als Frauen und auch eher in Behandlung landen. Dies erklärt möglicherweise, warum in stationären Einrichtungen im Verhältnis zur Verteilung der Krankheit in der weiblichen bzw. männlichen Bevölkerung z. T. überproportional viele männliche Patienten angetroffen werden bzw. diese auch als

„schwerer erkrankt“ als weibliche Patentinnen wahrgenommen werden – obwohl Männer mit Sondenernährung in der Anorexie die absolute Ausnahme stellen. Allerdings werden bei Männern mit Essstörungen diese häufiger als Komorbiditäten zu anderen schweren psychiatrischen Erkrankungen wie Substanzmissbrauch und -abhängigkeit, Persönlichkeitsstörungen oder Schizophrenie angegeben (Dechene 2008).

Mögliche Hinweise auf die Entwicklung einer Essstörung bei Männern sind:

- Deutliche Gewichtszunahme oder -abnahme
- Häufige, starke Gewichtsschwankungen
- Intensive Beschäftigung mit dem Äußeren und der eigenen Körperlichkeit
- Ggf. überzogenes Training zum Muskelaufbau bzw. Fettabbau
- Ggf. Missbrauch von Substanzen zum Muskelaufbau
- Ggf. exzessives Sporttreiben, auch bei Krankheit oder Erschöpfung
- Änderungen und Auffälligkeiten im Essverhalten
- Stimmungslabilität
- Sozialer Rückzug und Verlust von Interessen (außer Sport und Essen)
- Leistungsminderung
- Perfektionismus

Die meisten Studien ergeben, dass homosexuelle Männer von Essstörungen häufiger betroffen sind als heterosexuelle. Betrachtet man Körper(un)zufriedenheit und Essstörungen jedoch differenzierter, ergibt sich ein uneinheitliches Bild: Homosexuelle Männer zeigen im Selbstbericht eine höhere Ausprägung in Körperunzufriedenheit und Schlankheitsstreben als heterosexuelle Männer. Sie geben auch ein stärkeres Vermeidungs- und Kontrollverhalten in Bezug auf Essen an. Wenn sie Essstörungen entwickeln, dürften diese tendenziell schwerer ausfallen. Im Wunsch nach einem muskulösen Körper unterscheiden sich homosexuelle und heterosexuelle Männer nicht und es scheinen keine Häufigkeitsunterschiede bezüglich der körperdysmorphen Störungen zu bestehen (Taube und Hartmann 2018).

Meiner eigenen Erfahrung nach entwickeln Männer Essstörungen nicht in erster Linie, um dünn zu sein. Bei anorektischen Männern können oft Traumata, schwerwiegende Persönlichkeitsstörungen oder auch psychotische Krankheitsbilder den Hintergrund der Essstörung bieten. Geht die Essstörung bei einem Jungen/Mann in Richtung klassischer Anorexie, ist dort oft, ähnlich wie bei Mädchen, ein Autonomiekonflikt und der familiäre Hintergrund involviert. Dies sind die schwerer erkrankten Personen. Entwickelt sich die Essstörung jedoch aus dem Wunsch nach mehr Attraktivität und der Entsprechung des Schönheitsideals heraus, ist sie, wie oben beschrieben, mehr an Sport und Muskelaufbau gebunden. Nahrungsverweigerung oder exzessives Erbrechen kommen hier seltener vor.

Ein Patient mit extremem Untergewicht war schon jahrelang bei seinem Hausarzt und verschiedenen Psychiater*innen in Behandlung, bevor wir in der Psychotherapie die Diagnose Anorexie stellten. Er war in einem von väterlicher Gewalt geprägten Elternhaus aufgewachsen, in dem er den Vorstellungen des patriarchalen Vaters an ihn und seine Männlichkeit nicht entsprechen konnte bzw. wollte. Nicht zu essen war seine erst spät, im Erwachsenenalter gefundene Art der Verweigerung, die bis zur Berufsunfähigkeit führte und ihn lebensbedrohlich abmagern ließ. Er entwickelte auch bizarre Vorstellungen über seine Verdauung, was an Nahrungsmitteln ihm guttäte, und berichtete von seltsamen körperlichen Symptomen, wenn er sich nicht an diese selbst gegebenen Leitlinien hielt.

Ein Patient mit Bulimie bezeichnete sich als bisexuell, war aber v. a. im homosexuellen Milieu auf Partnersuche. Er fand sich zu schwammig und zu wenig attraktiv und hatte immer wieder beste Vorsätze, dies durch Sporttreiben zu verbessern. Er konnte sich dann aber nicht dazu aufraffen. Er litt unter Einsamkeit und hatte Sehnsucht nach einer dauerhaften Beziehung, nicht nur kurzen sexuellen Kontakten. Wenn er dann aus diesen Einsamkeitsgefühlen heraus abends Essanfälle produzierte, konnte/wollte er nicht mehr Sport betreiben und wählte darum die Methode des Erbrechens, um die zu großen Mengen an hochkalorischem Essen wieder loszuwerden. So rutschte er in eine relativ hochfrequente Symptomatik mit mehreren Ess-Brech-Episoden täglich.

3.10 Ausblick auf ICD-11

Im Januar 2022 ist die neue Version der International Classification of Diseases, die ICD-11 von der WHO verabschiedet worden und in Kraft getreten. Seit diesem Datum können die Mitgliedsstaaten der WHO ihre Mortalitätsraten über diese Klassifikation an die WHO berichten. Zurzeit allerdings liegt die ICD-11 nur in englischer Sprache vor. Ein konkreter Zeitpunkt für die Mortalitätskodierung im deutschsprachigen Raum ist noch nicht bekannt[24] und eine längere Übergangsfrist (mindestens fünf bis sieben Jahre) vorgesehen (Bundesinstitut für Arzneimittel und Medizinprodukte, o. J.). Die Verwendung als Diagnosemanual zur Morbiditätskodierung liegt in noch weiterer Zukunft, da eine Umstellung aller Systeme im Verwaltungs- und Gesundheitsbereich eine enorme Zeit in Anspruch

[24] Zum Zeitpunkt des Verfassens dieses Buches (bis Mitte 2024).

nehmen wird. Derzeit ist die ICD-10 die noch immer gültige Version und wird es voraussichtlich auch noch einige Zeit bleiben.

Es liegt eine Entwurfsfassung der deutschen Übersetzung der englischsprachigen Version vor, die als eine erste Version die Basis für einen längerdauernden Qualitätssicherungsprozess mit wissenschaftlichen Expert*innen bildet. Diese Entwurfsfassung ist zurzeit vom deutschen Bundesinstitut für Arzneimittel und Medizinprodukte im Internet einsehbar (Bundesinstitut für Arzneimittel und Medizinprodukte, o. J.).

In dieser neuen Fassung der ICD werden Essstörungen als Fütter- und Essstörungen von Kindern und Erwachsenen gemeinsam unter 6 B 8 x kodiert. So wie das DSM-5[25] fasst die ICD-11 diese beiden Bereiche in einem Kapitel zusammen. Adipositas wird weiterhin nicht einbezogen, wohl aber Binge Eating Disorder. Fütter- und Essstörungen umfassen in der ICD-11 jegliches anhaltende abnorme Essverhalten, das nicht durch eine andere krankheitswertige (somatische) Problematik erklärbar ist und nicht dem Entwicklungsstand entspricht. Wichtig ist der Beisatz, dass kulturabhängig geprüft werden sollte, ob ein bestimmtes Essverhalten kulturell erklärbar ist. Es wird unterschieden in **Essstörungen,** die als abnormales Essverhalten und Beschäftigung mit dem Essen sowie ausgeprägte Bedenken hinsichtlich des Körpergewichts und der Körperform definiert werden. Dem entgegen sind sog. **Fütterungsstörungen** auffälliges Essverhalten, das nicht mit der Sorge um Körpergewicht und der Körperform zusammenhängt, wie z. B. das Essen von nicht essbaren Substanzen oder das freiwillige Erbrechen von Lebensmitteln.

In einem Vergleich von ICD-10 und ICD-11 ergeben sich folgende Diagnosen (Häffner und Erbas 2022) (Tab. 3.2):

Interessant bei der ICD-11 ist die Unterscheidung der Anorexie nach Gewichtsklassen (was psychodynamisch möglicherweise die im stationären Setting vorkommende Konkurrenz unter Mädchen und Frauen mit Anorexie befördern könnte: Wer hat noch eine „normale" Anorexie, wer hat schon ein gefährlich niedriges Körpergewicht?).

Dementgegen wird Bulimie nicht untergliedert, eine Kategorie von nicht klassischem bulimischen Verhalten zur Feindiagnose fällt weg. Wichtig und nötig ist die Aufnahme der Binge Eating Disorder als eigene Essstörung. Als „vermeidend restriktive Ernährungsform" wird die Diagnose für Orthorexie bzw. alle überzogen einseitigen und restriktiven Ernährungsvorschriften, die

[25] DSM: Diagnostic and Statistical Manual of Mental Disorders, das im US-amerikanischen Raum verwendete Diagnosemanual für psychische Erkrankungen.

Tab. 3.2 Vergleich ICD-10 und -11 in Bezug auf Essstörungen

ICD-10	ICD-11
F 50. Anorexia nervosa • F 50.00 Restriktiver Typ • F 50.01 binge/purging Typ F 50.1 Atypische Anorexia nervosa	**6B80** Anorexia nervosa • 6 B 80.0 Mit signifikant niedrigem Körpergewicht • 6 B 80.1 Mit gefährlich niedrigem Körpergewicht • 6 B 80.2 In Remission mit normalem Körpergewicht • 6 B 80 Y Sonstige Anorexia nervosa • 6 B 80 Z Unspezifische Anorexia nervosa
F 50.2 Bulimia nervosa **F 50.3** Atypische Bulimia nervosa	**6 B 81** Bulimia nervosa
F 50.4 Essattacken bei anderen psychischen Störrungen	**6 B 82** Binge Eating Disorder
	6 B 83 Vermeidend restriktive Essstörung (Avoidant-restrictive food intake disorder). ARVID
F 50.8 Sonstige Essstörungen	**6 B 84** Pica
	6 B 85 Ruminations- oder Regurgitationsstörung: Heraufwürgen und Wiederverschlucken von Nahrung
	6 B 8 Y Sonstige spezifische Essstörungen
F 50.9 Essstörungen, nicht näher bezeichnet	**6 B 8 Z** Fütter- oder Essstörung, nicht näher bezeichnet (Feeding or eating disorders, unspecified)

sich Menschen ohne gesundheitliche Not selbst geben und die ein genussvolles Essen unmöglich machen, bezeichnet (Abschn. 3.7 und auch latente Essstörung Typ 1 3.8.1 Abschn. 3.8.1). Unter den Restkategorien von Essstörungen nimmt Pica eine eigene Diagnose ein, ebenso das Heraufwürgen und Wieder-Verschlucken von Nahrung.

All diese Überlegungen sind noch vorläufig, genaue Definitionen und Beschreibungen werden wir erst mit dem Vorliegen einer deutschen Übersetzung haben.

4 Praxeologien der gendersensiblen integrativen Therapie von Essstörungen

Ich werde im Kap. 4 meine Erfahrungen der Arbeit mit Patient*innen mit Essstörungen versammeln. Begonnen hat meine vertiefte Beschäftigung 1995 mit einer Weiterbildung mit Verena Vogelbach und Barbara Krebs vom Frankfurter Zentrum für Essstörungen[1], organisiert von der Frauenberatung Wien. Daraus entwickelte sich mein psychotherapeutischer Schwerpunkt – seit 30 Jahren arbeite ich so mit Betroffenen. Später habe ich (z. T. gemeinsam mit Verena Vogelbach) für das Zentrum für Essstörungen in Wien selbst frauenspezifische Fortbildungen für die Arbeit mit Essstörungen geleitet sowie zahlreiche Workshops für psychosoziale Fachkräfte verschiedener Einrichtungen und Vorträge für Interessierte und Betroffene angeboten.

Dieser Buchabschnitt ist wahrscheinlich für viele der Grund, warum sie dieses Buch in die Hand nehmen. Das Kapitel 4 funktioniert auch für sich selbst, man kann hier Hinweise zu einzelnen Störungsbildern, Settings und Herausforderungen in der Arbeit mit Menschen mit Essstörungen finden. Dennoch empfehle ich dringend, auch die vorherigen Kapitel durchzulesen, denn eine gendersensible Behandlung fußt auf den zuvor erläuterten Grundsätzen. Ohne das Verständnis für diesen Hintergrund bleiben Interventionen ohne die Elastizität und Tiefe, die es braucht, um dieses bio-psycho-sozial-ökologisch verortete

[1] Beide Psychotherapeutinnen arbeiten nicht mehr dort, Barbara Krebs ist in Pension, Verena Vogelbach arbeitet als Psychotherapeutin in freier Praxis. Die Angebote des Frankfurter Zentrums sind sehr empfehlenswert: https://essstoerungen-frankfurt.de/

B. Schigl, *Psychotherapie von Essstörungen,* Integrative Modelle in Psychotherapie, Supervision und Beratung,
https://doi.org/10.1007/978-3-658-45306-0_4

Störungsbild zu erfassen und zu behandeln. Wenn man als Psychotherapeut*in oder Berater*in über die aufrechterhaltenden gesellschaftlichen Bedingungen und die begleitenden körperlichen Probleme Bescheid weiß, dann kann man das auch als Psychoedukation immer wieder in die Therapie/Beratung einfließen lassen. So können sich Patient*innen ein neues Verständnis für ihr Störungsbild aneignen und auch entlastet werden, wenn nicht nur ihre eigene Biografie und psychische Verfasstheit, sondern ebenso gesellschaftliche Bedingungen in Bezug auf Schönheit, Schlankheit, Essen und Diäten als mit verursachende Faktoren benannt werden.

In einer Überschau über die Störungsbilder, die mit Essen verbunden sind, wird klar, dass vielfach schon in der Phänomenologie der Erkrankung grundlegende Themen der Problematik sichtbar werden (Abschn. 3.4 bis 3.7).

Frauen sollen andere mit Essen versorgen und verwöhnen, sich selbst jedoch eher zurückhalten, damit sie dem Schlankheitsideal entsprechen und nicht zu dick werden. Dieser Grundwiderspruch in der Ausgestaltung der Genderrolle macht Mädchen ab der Pubertät (und manchmal schon früher) zu schaffen: Frauen entwickeln vielfach ein verzerrtes Verhältnis zum Essen und auch zu ihrem Körper. Gleichzeitig benutzen sie Essen und Körper, um sich zu regulieren und zu kommunizieren; ihre Symptome sprechen für sie.

Die Phänomene der jeweiligen Essstörung sind Wegweiser zu den jeweiligen psychischen Problematiken und damit den Ansätzen der Behandlung (Abschn. 4.3.1–4.3.5). Anorektiker*innen führen das Schlankheitsideal ad absurdum, indem sie es extremst verkörpern. Sie werden manchmal heimlich bewundert für ihre Willensstärke, die sich destruktiv gegen sich selbst wendet, um ein Zeichen der Selbstbestimmung zu setzen. Bulimie-Patient*innen persiflieren das Bild der perfekten Frau, indem ihre Perfektion auf selbstzerstörerischem Verhalten aufbaut – der makellose äußere Schein hat selbstschädigende Schattenseiten. Binge Eater*innen wiederum essen sich eine dicke Schutzhülle an. Ihre Sehnsucht, schlank zu sein, heißt aber auch, es „noch nicht" geschafft zu haben – und dient als Begründung, jetzt all den damit verbundenen Träumen, aber auch Anforderungen noch nicht entsprechen zu können. Menschen mit Orthorexie verlieren sich im Dschungel der modernen Nahrungsvorschriften und Ratschläge, bis sie in einem Dickicht von Vorschriften steckenbleiben. Und ungezählt sind all jene Frauen, die wegen anderer Probleme zur Behandlung kommen und dann so nebenbei erzählen, welch lange Geschichte sie mit Essen, Diäten und permanenter Kontrolle ihrer Mahlzeiten haben.

4.1 Zu Beginn und als Basis: Selbstreflexion und Selbsterfahrung für Therapeut*innen und Berater*innen

Um all diese Phänomene von innen heraus verstehen zu können, sollten sich Psychotherapeut*innen und Berater*innen zuerst selbst auf die Suche nach ihren eigenen Erfahrungen mit Essen und Leiblichkeit begeben[2]: Besonders weibliche Therapeutinnen kennen viele Phänomene von Essstörungen aus eigenem Erleben. Das Bewusstsein, als Psychotherapeutin und weibliche Person in dieser Gesellschaft die Mechanismen der Verwendung von Essen und Implikationen der Leiblichkeit (wenn auch vielleicht abgeschwächt) aus eigener Erfahrung zu kennen, kann Patient*innen vermittelt werden: Sie teilen ja einen gesellschaftlichen Makrohintergrund (Abschn. 2.3 und 2.5).

Jede Person kennt Phänomene wie Futterneid, Übersattheit, Gier, Genuss und Lust, Übelkeit, erzwungenes Essen, Bewertung von Körperlichkeit etc. (Abschn. 2.1 und 2.4.) aus eigener Erfahrung. Alle Phänomene, die Menschen mit Essstörungen erleben, sind in abgeschwächter Form allgemeines Erfahrungsgut. Sich dem anzunähern, wenn wir mit Menschen mit Essstörungen arbeiten, ist eine wichtige Verständnisgrundlage. Als Einstieg empfehle ich das Anti-Diät-Buch von Susie Orbach (1979 und 1984, in vielen Neuauflagen).

Als Vorbereitung auf eine gelingende Psychotherapie oder Beratung von Personen mit Essstörungen sollten Behandler*innen sich mit der eigenen Geschichte von Essen und Leiblichkeit beschäftigen. Was sind die eigenen Erfahrungen mit Essenssituationen und Essen? Diese Selbstreflexion und Selbsterfahrung dient dazu, sich selbst als Psychotherapeut*in allen Aspekten, die mit Essen verbunden sind, gut zu kennen und zu reflektieren, dass Essstörungen nichts anderes sind als überbordende Varianten des Umgangs mit Essen vor dem Hintergrund der Gender-Sozialisation.

Im Folgenden gebe ich einige Anregungen, entlang derer ein Nachdenken und Nachspüren der eigenen Erfahrungen, Anschauungen und Herausforderungen erfolgen kann. All diese Fragen dürfen natürlich auch in die Arbeit mit Patient*innen einfließen und Therapeut*innen sollen und dürfen gerne auch verschiedene Methoden und Techniken (Abschn. 4.4) an sich ausprobieren.

[2] All unsere Fortbildungen zum Thema Essstörungen waren aus gutem Grund so aufgebaut.

Was sind meine Erfahrungen mit Essenssituationen und Essen?

- Was ist mein Lieblingsessen? Wie, wodurch hat sich das im Laufe der Zeit gewandelt?
- Welchen Stellenwert hatte Essen in meiner Herkunftsfamilie? Welchen Stellenwert hat Essen in meiner jetzigen Lebenssituation?
- Fühle ich mich besser mit leerem/halbvollem/vollem Magen bzw. Bauch? Vor/nach dem Essen?
- Was hat man mir über meine Essensgewohnheiten als Kind erzählt: War ich eine „brave Esser*in“, beim Essen ein wählerisches, mäkeliges Kind? Wie viel Mühe hatten meine Ernährer*innen damit, mich zu füttern, zum Essen zu bringen/oder vom Essen abzuhalten?
- Unterscheide ich „gute“ und „schlechte“ Nahrungsmittel, wonach unterteile ich diese? Welches wären die einen, welches die anderen?
- Wie sehr beeinflusst diese Wertung von Essen meine Essgewohnheiten?
- Was bedeutet Essen für mich? Wann ist es was? Habe ich schon Gefühle mit Essen/Nicht-Essen geregelt? Welche?
- Welche Essenssituationen/Speisen kenne ich aus eigenem Erleben, in denen ich nicht genug kriegen konnte/kann, in denen ich mich überessen habe/überesse?
- Wie reagiere ich dann? Habe ich schon einmal überlegt, zu erbrechen oder den Wunsch verspürt, das zu viel Gegessene wieder loszuwerden? Wie fühle ich mich dann?
- Wann habe ich erbrochen? Wie schwer/leicht/angstbesetzt/... ist Erbrechen für mich? Gibt es hier unterschiedliche Abstufungen, unterschiedliche Situationen?
- Kenne ich Situationen, in denen mir „der Magen zugeht“ und ich keinen Bissen (mehr) essen mag?
- Kenne ich Situationen, in denen man mich drängt, doch noch zu essen und ich nichts mehr mag, ablehne und verweigere zu essen?
- Habe ich schon einmal gefastet, einen oder mehrere Tage lang nichts gegessen? Unter welchen Umständen? Warum? Was waren die Folgen?
- Faste ich vor besonderen Gelegenheiten wie großen Einladungen und Festen, um schlank(er) zu sein?
- Musste ich mich selbst schon einmal zwingen zu essen? Oder haben andere versucht, mich zum Essen zu überreden, zu zwingen? Welche Gefühle waren damit verbunden?
- Wie sehr folge ich selbst Essensregeln, Diäten oder wähle meine Nahrungsmittel nach bestimmten Kriterien aus?
- Esse ich unter Stress und Anspannung mehr oder weniger? Bei Liebeskummer? Wenn ich gelangweilt bin? Wenn ich viel leisten muss?

- Esse ich auf, was andere übriglassen? Damit es nicht verdirbt?
- Gibt es Situationen, in denen ich nicht aufhören kann zu essen?

Was sind meine Erfahrungen mit meiner Leiblichkeit in Bezug auf Attraktivität?
- Welches Feedback bzw. welche Kommentare geben andere über meine Körperlichkeit?
- Wie geht es mir damit?
- Wie bewerte ich selbst meinen Körper? Welche Punkte sind hier für mich wichtig? Welche Rolle spielt das Gewicht dabei?
- Wie gut gefalle ich mir auf Fotos? Wonach beurteile ich das?
- Wer bin ich, wenn ich schlank bin, wer bin ich, wenn ich dick(er) bin?
- Ziehe ich manchmal den Bauch ein?
- Habe ich Bekleidung über mehrere Größen im Schrank hängen?
- Kaufe ich manchmal zu kleine Kleidung, in der Hoffnung, ich würde da bald hineinpassen?
- Wie sehr vergleiche ich mich mit anderen in Bezug auf Körperlichkeit? Welche Aspekte/Körperzonen sind mir da wichtig? Wie ist das Resultat dieser Vergleiche?
- Wie hängen Körpergefühl und Sexualität bei mir zusammen?
- Wie stark sind meine Bewertung meiner Körperlichkeit und mein Wohlbefinden/Glücklichsein voneinander abhängig?
- Mache ich Sport? Welchen? Warum?
- Tracke ich körperliche Parameter? Kilos (wie genau?) Körperfettanteil, Schrittanzahl, Kalorienaufnahme oder -verbrauch, Grundumsatz, Schlaf …
- Verfolge ich Social Media mit Inhalten zu Essen/Sport/Körper/ Schönheit? Poste ich selbst Dementsprechendes?

Welche Bedeutungen hat Gender-Zugehörigkeit für mich?
Für alle Fragen zum Thema Gender verweise ich auf Schigl (2018a, S. 194 ff.); hier geht es darum auszuloten, welche Haltungen ich zu Gender einnehme.

Hier einige Beispiele:

- Glaube ich, dass die Geschlechtszugehörigkeit und -konstellation in der Psychotherapie eine Rolle spielen? Was sind meine diesbezüglichen Erfahrungen?
- Was sind meine eigenen Erfahrungen als Patient*in, als Auszubildende/r mit Therapeut*innen der gleichen/einer anderen Geschlechtsidentität?

- Welche Gender-Themen oder mit Gender verbundenen Themen fallen mir generell im therapeutischen Prozess auf? Welche kann ich besser, welche schlechter bearbeiten?
- Spreche ich mit meinen Patient*innen darüber, was es für die Bearbeitung in der Therapie heißt, dieses Thema mit einer/einem gleichgeschlechtlichen/andersgeschlechtlichen Therapeut*in zu bearbeiten?
- Berühre ich Patient*innen körperlich? Eher Patient*innen des gleichen Geschlechts oder eines anderen Geschlechts? Bei welchen Gelegenheiten, wo, wie?
- Wie sehr spüre ich bei Patient*innen Ähnlichkeit, Vertrautheit, Nähegefühle, tiefes Verständnis und drücke ich das aus? Bei welchem Gender?
- Wie sehr spüre ich Fremdheit, Anderssein, Konkurrenz, Anmaßung, Kritik und drücke dies aus? Bei welchem Gender?
- Welche Gefühle zu meiner Patient*in als geschlechtlichem Wesen habe ich? Wirkt sie/er/x angenehm, attraktiv, abstoßend, (sexuell) anziehend auf mich?[3]
- Wie verhalte ich mich in genderhomogen zusammengesetzten Gruppen, wie in gemischtgeschlechtlich zusammengesetzten Gruppen?

Für die Arbeit mit von Essstörungen Betroffenen sind die Beachtung der Gender-Zugehörigkeit von größter Bedeutung, da alle Themen der Leiblichkeit hoch „gender-aufgeladen“ sind (vgl. Schigl 2018a).

Zur Einstimmung ist auch Abschn. 2.3 eine gute Hilfe: Hier kann beim Lesen dieses Abschnitts darauf geachtet werden, wo Sie als Leser*in spontan zustimmend oder ablehnend reagieren und dementsprechend eigenen Erfahrungen und Haltungen nachspüren und sie reflektieren.

Zu den Spezifika der weiblich/weiblichen Therapiedyade – die im Bereich Essstörungen die häufigste sein wird, siehe Abschn. 4.2.4.

4.2 Gendersensible integrative Psychotherapie bei Essstörungen

Die Elemente, aus denen sich dieser gendersensible, integrative Ansatz speist, sind, wie schon aufgeführt, als Therapieverfahren die Integrative Therapie (Kap. 1). Diese Therapie eignet sich aufgrund ihres Menschenbildes und ihrer

[3] Achtung, nicht verführen lassen, den Eindruck als „neutral” zu definieren – jede Wahrnehmung hat eine emotionale Tönung; diese kann aber nur sehr leicht sein!

Grundannahmen sehr gut für eine gendersensible bzw. im Fall der Essstörungen frauenspezifische Arbeitsweise (Abschn. 2.5) in der konkreten Umsetzung eines Anti-Diät-Ansatzes (Abschn. 3.3). Auch andere (v. a. humanistische und systemische) Psychotherapieverfahren eignen sich gut als Grundlage eines praktischen Vorgehens in der Behandlung, wie es in diesem Kapitel 4 beschrieben wird.

4.2.1 Allgemeine Grundsätze

- **Essstörungen sind bio-psycho-soziale Phänomene**

Essstörungen sind nur zu verstehen, wenn wir die seelische Not vor dem Hintergrund gesellschaftlicher Dynamiken und unter Beachtung der leiblich-körperlichen Parameter verstehen. Wie wenig andere psychische Störungsbilder umfassen Essstörungen den gesamten Menschen in seiner Leiblichkeit, d. h. mit Physis und Psyche – im Kontext der social world und des gesellschaftlichen Umfelds. Alle diese Komponenten wirken zusammen, entweder in Richtung Heilung oder in Richtung Verschlechterung. Das zeigt sich auch in der Behandlung: ein Monitoring der körperlichen Gefahrensignale (am besten durch einen/eine kooperierenden/kooperierende Mediziner*in) ist ebenso wichtig wie das Arbeiten am Symptom, aber auch der Einbezug der Gesamtverfasstheit der Betroffenen und oft auch ihres familiären Hintergrunds. (Letzteres kann ggf. auch in eine Familienberatung ausgelagert oder auch in die Therapie mit einbezogen werden (Abschn. 4.5 und 4.6.)

- **Frauen und Essen, Frauen und ihr Körper waren schon immer zusammengedacht und zusammengesehen**

Essstörungen sind psychische Störungen, die vornehmlich Frauen entwickeln (Abschn. 3.1.3). Deshalb ist es naheliegend, dass Essstörungen etwas mit Frausein in unserer Gesellschaft zu tun haben. Eine solche Haltung, die speziell genderspezifische Perspektiven einbezieht, ist in der Arbeit mit Essstörungen daher notwendig. Eine allein individualisierend psychisch-biografische oder nur auf das Esssymptom bezogene psychotherapeutische Arbeitsweise greift zu kurz. Berater*innen und Therapeut*innen sollten sich in Selbsterfahrung (Abschn. 4.1) mit ihrem Dasein als gendered individual auseinandergesetzt haben, um eine Sensibilität für Gemeinsamkeiten und Unterschiede zu entwickeln. Die betroffenen Mädchen und Frauen sollen sich als weibliche Wesen in ihrem Gewordensein vor dem Hintergrund unserer sozialen Bedingungen verstehen. Dabei werden körperliche, psychische, familiäre, soziale und gesellschaftliche Aspekte berücksichtigt.

Beraterinnen und Therapeutinnen stellen sich als weibliche Subjekte mit ihrer eigenen Erfahrung zur Verfügung, sind solidarisch und bilden so einen Resonanzboden für die Betroffenen. Die Lösungswege, die die Patientinnen bisher beschritten haben, werden wertgeschätzt, auch wenn sie dysfunktional waren. Es ist wichtig, nicht (nur) die Defizite zu beachten. Die Patientinnen sollen als Frauen auf der Suche nach einer möglichst gut zu ihnen passenden Lebensweise mit all den damit verbundenen Schwierigkeiten verstanden werden. Dabei sollen neben persönlichen Schwierigkeiten auch die gesellschaftlichen Zwänge und der Druck, der auf Frauen ausgeübt wird, bewusst gemacht werden. Diese Ausweitung des Horizonts entlastet die Betroffenen, die ihr „Versagen" nun nicht mehr allein sich selbst oder ihrer Familie zuschreiben müssen.

Auch wenn Männer mit Essstörungen sich ihrer Essproblematik bewusst sind, suchen sie dennoch viel seltener deswegen eine Psychotherapie auf: Ihnen ist klar, dass sie eine weiblich konnotierte Erkrankung haben, und die Scham ist noch größer als bei Frauen mit Essstörungen (de Beer und Wren 2012). Deshalb ist es im therapeutischen Prozess wichtig klarzustellen, dass nicht nur Frauen Essstörungen entwickeln können. In der Arbeit mit männlichen Betroffenen gilt es, Akzeptanz und Verständnis zu zeigen und die spezielle Situation proaktiv anzusprechen. Die Themen, die im Hintergrund einer Essstörung liegen, können bei Männern unterschiedlich zu denen von Frauen sein – hier ist es wichtig, auf deren Bedürfnisse einzugehen: Ein Arbeiten am Bild von Männlichkeit, von Kontrolle-Haben, ist vielfach nötig. Männer bevorzugen eine strukturiertere Vorgangsweise in der Therapie (Ogrodniczuk und Staats 2002).

Bei Essstörungen empfehlen sich geschlechterhomogene Dyaden in der Einzeltherapie und geschlechterhomogene Gruppen in der Gruppentherapie.

- **Essstörungen erfassen das gesamte Subjekt in seiner Leiblichkeit**

In der Integrativen Therapie betrachten wir Leiblichkeit eines Menschen als *enkulturierte Natur* in einer persönlichen, einmaligen Form. Es gibt keinen „natürlichen" Körper. Jeder Leib ist nur in Verbindung mit dem ihn umgebenden sozialen und ökologischen Umfeld in seiner historischen Zeit beschreibbar. Da Leiblichkeit in dieser Konzeption nicht nur Körperfunktionen, sondern ebenso seelische Vorgänge meint, arbeiten wir immer auf allen Ebenen (siehe oben: Essstörungen sind bio-psycho-soziale Phänomene). Der Leib ist das Medium, über das Gefühle wahrgenommen, ausgedrückt oder unterdrückt werden. Essen bzw. Nicht-Essen manipulieren diesen Leib und damit auch die Emotionen. Die betroffenen Frauen liegen im Kampf mit ihrem Körper und ihrer Leiblichkeit, den sie als willentlich formbares Gestaltungsmedium sehen oder als gieriges Ungeheuer, dem sie ausgeliefert sind.

In der Psychotherapie sollen die Betroffenen lernen, Gefühle, also leibliche Phänomene, die sie sich bisher nicht eingestanden oder erlaubt haben, aufzufinden, zu benennen und auszudrücken. Dieser Prozess läuft sehr behutsam und immer im Tempo der Patientinnen ab. Wir sind nahe an den Patientinnen, die in der therapeutischen Beziehung ein Übungsfeld haben, Gefühle zuzulassen und zu zeigen. Dazu können etwa kreative Medien, Körper- und Bewegungsübungen beitragen (Abschn. 4.4). Diese Übungen sollen helfen, die Störung der Körperwahrnehmung und negative Besetzung der Leiblichkeit aufzuheben. Patient*innen sollen in eine neue Beziehung zu sich selbst und ihrem Körper eintreten und sich mehr innerlich spüren als mit äußerlichem Blick zu kritisieren. Der Leib soll wieder eine gute Wohnstätte für die Seele werden.

- **Essen und Leben hängen zusammen**

Man kann nicht nur sein Essverhalten ändern und glauben, dass alles andere gleich bleiben kann. Umgekehrt helfen Änderungen in den Lebensumständen – sei es äußerlich oder innerlich –, das Verhältnis zum Essen zu verändern.

Kleine Interventionen haben langfristig oft große Wirkungen. Es ist nicht notwendig und auch nicht zielführend, in der Therapie und Beratung von Menschen mit Essstörungen den Hauptteil der Zeit über das Essen zu reden. Magersüchtige Patient*innen und Menschen mit Orthorexie tun das gerne und wollen Therapeut*innen dazu „verführen", mit ihnen in einen Fachdiskurs um Ernährung zu gehen. Eine genaue Anamnese des Essens und der Symptomatik in Bezug auf Frequenz und Ausprägung ist zu Beginn wichtig. Danach aber soll sich die Aufmerksamkeit auf die sonstigen Lebensumstände und die dadurch hervorgerufenen Gefühle richten. Therapeut*in und Patient*in erforschen dies gemeinsam und gehen diesen Zusammenhängen nach. Immer wieder kann auch die Frage aufgeworfen werden, wie diese oder jene Situation das Essen/Nicht-Essen/Essen und Brechen beeinflusst hat. Mit diesem Vorgehen wird klar, wie Beziehungen mit anderen, eigene Lebensumstände und die Ess-Symptomatik miteinander verbunden sind.

Ziele sind die Änderung unerträglicher Lebensumstände, das Wahrnehmen und adäquate Umsetzen eigener Gefühle und damit die Etablierung eines neuen und anderen Verhältnisses zum Essen ebenso wie zum eigenen Körper und der eigenen Gesamtperson.

- **Anti-Diät-Grundsatz: Kontrolle ist keine Lösung**

Es ist eine Standardsituation bei Erstgesprächen mit Frauen mit Essstörungen, v. a. Bulimie und Binge Eating: Die Betroffenen erzählen von ihren Symptomen, ihren Gedanken und Gefühlen rund ums Essen und von dem Druck, den sie dahingehend verspüren. Und bei der Besprechung der Ziele fällt wortwörtlich in fast allen Erstgesprächen der Satz: „Ich möchte mein Essen endlich in den Griff kriegen!“ Und ich antworte dann fast jedes Mal: „Das Anliegen verstehe ich gut. Aber ich glaube, der Weg ist nicht, Essen in den Griff zu bekommen, sondern Essen loszulassen“. Dann erkläre ich den Patient*innen, dass viel von ihrem Leid dadurch entsteht, dass sie Essen zu kontrollieren versuchen und immer wieder Durchbrüche von Essattacken haben. Und dass Essen viel mit Gefühlen zu tun hat und mit der gesamten Lebenssituation.

Im Anti-Diät-Ansatz (Abschn. 3.3) wird diese Haltung umgesetzt: Der Anti-Diät-Ansatz soll auch als Grundlage der Behandlung erklärt werden. Es ist auch durchaus sinnvoll, Patientinnen das Anti-Diät- Buch (Orbach 1979) zu empfehlen bzw. die Anti-Diät-Grundsätze (siehe Anhang) mit ihnen zu besprechen und sie in die Psychotherapie mit einzubinden.

4.2.2 Abschnitte des Therapieprozesses

Zu den jeweiligen Methoden, die zur konkreten Bearbeitung in der Psychotherapie herangezogen werden können, siehe Abschn. 4.4.2 bis 4.4.4, 4.5.2 und 4.7.4.

In Anlehnung an das tetradische Modell (Petzold 1994) und die phänomenologisch-hermeneutischen Arbeitsweise der Integrativen Therapie werden im Folgenden vier idealtypische Phasen des Prozesses beschrieben (für Gruppen auch Abschn. 4.7.2). Diese sind nicht voneinander abgegrenzt, sondern gehen ineinander über und verlaufen häufig zirkulär: Die „Initialphase“ dient dem Aufbau einer vertrauensvollen und tragfähigen Beziehung unter Berücksichtigung der besonderen situativen und biografischen Situation der Patient*innen vor dem Kontext der gesellschaftlichen Gegebenheiten. Hier werden die Weichen für den weiteren Therapieverlauf gestellt. In der nächsten Phase, der sog. „Aktionsphase“, wird mithilfe erlebnisfokussierender Methoden eine emotionale, kognitive und somato-motorische Stimulierung angestrebt. Die verfestigten dysfunktionalen Strukturen sollen so in Bewegung geraten und Erlebnisse von Evidenz und ganzheitlichem Erfassen befördern. In der dritten sog. „Integrationsphase“ geht es darum, das zuvor Erlebte kognitiv einzuordnen und zu integrieren, sodass es verfügbar ist und neues Verhalten wachsen kann. Dieses Einsichtslernen führt idealiter zu einer „Neuorientierungsphase“, in der neues Verhalten erprobt und gefestigt wird.

Die Psychotherapie von Essstörungen kann lange dauern, da viele Betroffene erst in einem späten Stadium psychotherapeutische Hilfe suchen und die Störung leicht chronifiziert. Es ist also keine Seltenheit, dass Prozesse über drei bis vier Jahre (manchmal auch deutlich mehr) in Anspruch nehmen[4]. Dabei meine ich Settings, in denen die Patient*innen wöchentliche Sitzungen (mit Ferienpausen) absolvieren, ggf. auch stationäre Aufenthalte dazwischen nötig sind. Die oben genannten Phasen können mehrfach, zirkulär immer wieder durchlaufen werden und stehen modellhaft sowohl für den Ablauf einer einzelnen Sitzung als auch für den gesamten Prozess der Behandlung.

Ich empfehle auf jeden Fall zu Beginn der Psychotherapie zumindest wöchentliche Sitzungen, in sehr belastenden Situationen (etwa bei sehr häufiger Frequenz des Erbrechens oder exzessiven Sporttreibens) auch zwei Sitzungen pro Woche. Statt der zweiten Sitzung kann auch der Besuch einer Gruppe für Essstörungs-Betroffene angeregt werden (Abschn. 4.7). Die wöchentliche Frequenz kann bei gutem Verlauf auch auf 14-täglich verlängert werden.

Viele Patient*innen mit Essstörungen sind relativ jung und kommen häufig auf Druck ihrer Angehörigen in Psychotherapie. Diese Behandlungen können erfolgreich sein, wenn es gelingt, eine Eigenmotivation der Patient*in aufzubauen. Oft allerdings versanden solche Prozesse auch, die Betroffenen kommen einige Male (oft von Angehörigen zur Therapie gebracht oder begleitet), bald aber gibt es Terminprobleme, andere wichtigere, schulische oder berufliche Verpflichtungen, Sitzungen werden abgesagt oder gar nicht wahrgenommen. Ich habe im Laufe meiner Arbeit die Erfahrung gemacht, dass es günstiger ist, solche Phänomene möglichst früh anzusprechen und ggf. die Therapie auch zu beenden, wenn die Motivation nicht ausreicht. Ich finde dies besser als lange, halbherzig, mit vielen abgesagten Treffen einen Prozess aufrechtzuerhalten, der nicht wirklich von Wollen getragen wird. Ich möchte so verhindern, dass das Instrument der Psychotherapie „stumpf" wird und die Betroffenen die Erfahrung machen: Psychotherapie kann mir auch nicht helfen. Dies würde es schwerer machen, später darauf zurückzugreifen. Ich habe auch einige Male erlebt, dass dieselben Patient*innen sich dann, nach längerer Zeit, manchmal nach drei oder vier Jahren, aus eigener Motivation wieder melden und sagen: „Jetzt bin ich bereit, ernsthaft an meiner Essstörung zu arbeiten, denn jetzt will <u>ich</u> das". Selbstverständlich muss

---

[4]Alle hier genannten Prozessdaten sind Erfahrungswerte und können im Einzelfall abweichen. Es soll hiermit lediglich eine Orientierung gegeben werden, der jeweils individuelle Verlauf mit den Patient*innen kann sich jedoch auch ganz anders entfalten.

mit lebensbedrohlich abgemagerten oder extrem kompensierenden Patient*innen ein anderer Weg (meist der einer stationären Behandlung) gegangen werden. Hier ist es wichtig, eine stationäre Behandlung deutlich zu empfehlen oder in Absprache mit behandelnden Ärzt*innen oder Angehörigen einzuleiten, wenn Gefahr für die Entgleisung der somatischen Parameter besteht.[5]

- **Initiale Phase – Wahrnehmen, Erfassen**

Generell gilt: Damit die Therapeut*in ein gutes Role Model darstellen kann, ist es wichtig, die eigene Geschichte in Bezug auf Essen, Körper und Leiblichkeit gut zu kennen (Abschn. 4.1). Dies wird besonders in der Anfangsphase, wenn es darum geht, Verständnis, Sicherheit und Vertrautheit mit den Problemen zu signalisieren, sichtbar.

In den ersten Stunden der Psychotherapie ist es wichtig, eine gründliche **Anamnese** des tatsächlichen derzeitigen Essverhaltens **(baseline)** und der Entwicklung der Symptomatik zu gewinnen. Dabei ist es gut, genau nachzufragen, welche Mahlzeiten, Snacks etc. im Laufe des Tages gegessen werden, und v. a., was und in welchen Mengen dabei zu sich genommen wird. Das Frühstücksmüsli einer anorektischen Person kann aus einem Teelöffel geschroteter Weizenkleie, einer pürierten Erdbeere auf zwei Esslöffeln 0 %-Fett-Joghurt bestehen, das Frühstücksmüsli einer Binge Eaterin aus drei Schüsseln Schoko-Cereals mit einem Liter Soja-Milch und vier Bananen. Beide bezeichnen ihre Mahlzeit als Frühstück. Bei kompensierenden Maßnahmen wie Erbrechen, Abführen, Sport machen sollten auch diese genau erhoben werden, um einen Eindruck von der Schwere der Symptomatik zu erhalten (Abschn. 4.3).

Wir versuchen zu Beginn der Therapie zu erfassen, in welchem interpersonellen Kontext die Betroffene steht und ihre Essstörung entstanden ist und wie ihre Symptomatik derzeit aussieht. Bei der **Diagnosestellung** zu Essstörungen ist immer zu berücksichtigen, dass es nicht bei einer Essstörung allein geblieben sein kann. Die Frage nach Alkohol-, Medikamenten- und/oder Drogenkonsum ist berechtigterweise zu stellen, besonders bei Bulimie. Dies ist wichtig, um die Behandlungsschritte in der richtigen Abfolge zu entscheiden. Liegt z. B. ein aktueller Alkohol- oder Drogenmissbrauch vor, ist dieser vorrangig zu behandeln. Es ist auch zu beobachten, dass im Rahmen der Behandlung

[5] Dies zeigt die Wichtigkeit der Kooperation mit Mediziner*innen in der Behandlung von Essstörungen (Abschn. 4.8).

der Essstörung häufig andere (Sucht-)Erkrankungen in den Vordergrund treten. Nimmt etwa die Essstörung ab, nimmt ein anderes Suchtverhalten zu; derartige Symptomverschiebungen sind häufig.

Je nach Therapiemotivation, Schwere der Symptome und Chronifizierung der Störung kann diese erste Phase in Bezug auf die **therapeutische Beziehungsanbahnung** ganz unterschiedlich verlaufen. Das Spektrum reicht von einem „Therapie-Honeymoon", in der sogar kurze Zeit Symptomfreiheit besteht, über eine vorsichtige Annäherung bis zur (teilweisen) Ablehnung der Angebote und zu einem mühsamen Aufbau von Vertrauen und Nähe. Es ist hier wichtig, mit Geduld und Freundlichkeit, aber auch Klarheit im Benennen von eigenen Beobachtungen zu reagieren und so langsam Vertrauen aufzubauen. Auf jeden Fall sollte die Therapeutin in der ersten Phase vermitteln, dass sie das Leid der Patientin sieht, und es benennen. Im Vordergrund soll das Vermitteln von Akzeptanz stehen, dies ist die Basis des Beziehungsaufbaus. In dieser Phase müssen oft auch die Motivation der Patient*in und das Dranbleiben an der Therapie gefördert (und gefordert) werden (Abschn. 3.4 und 4.3.1).

Zu Beginn der Therapie haben Personen mit Essstörungen Angst vor dem Essen oder hassen es und sich selbst ob ihres Umgangs damit. Hier soll die Therapeutin **Akzeptanz und auch Wertschätzung des Symptoms** als Antwort auf die Herausforderungen der Situation der Patientin vermitteln. Symptome werden als die im Moment bestmögliche verfügbare Reaktion auf krank machende Bedingungen gesehen. Sie stellen inadäquate Lösungsversuche dar, in denen nach außen hin möglichst alles gleich bleiben kann und doch innerlich ein Umgang mit Unaushaltbarem gesucht wird (Frewer et al. 2004). Die Essstörung ist somit ein Warnsignal, das anzeigt, dass im Leben der Patientin etwas nicht stimmt und, in frauenspezifischer Sicht, ein fehlgeschlagener Versuch ist, sich den verschiedenen Anforderungen eines Frauenlebens anzupassen. Denn so quälend die Beschäftigung mit dem Essen für die Patient*innen auch ist – sie überdeckt die noch größeren, gefährlicheren emotionalen Themen (Schigl 2013). Magersüchtige können sich so in beengten Strukturen als selbstbestimmt-bedürfnislos erleben, Bulimiker*innen können ihre geheime Unzufriedenheit und Wut herauskotzen oder Binge Eaterinnen sich mit Essen eine sonst nicht vorhandene Zuwendung holen und von unerfüllbaren Aufgaben ablenken.

In einer gendersensiblen, integrativen Sicht verstehen wir die individuelle Ausprägung der Essstörung als Versuch, seelische Probleme und Widersprüche auf einer körperlichen Ebene zu lösen. Sie ist die im Moment beste verfügbare Möglichkeit für die Patientin, auf eine schwierige Lebenssituation zu reagieren. Als Ziel soll vermittelt werden, diese eigene Lebenssituation so zu verbessern, dass das Symptom nicht mehr (so) nötig ist. Die Arbeit mit und am Symptom beginnt deshalb mit dessen Akzeptanz und Verständnis dafür, dass die Betroffene diese Antwort auf die Herausforderungen ihres Lebens gewählt hat. Die Patientinnen sollen sich in dieser ersten Phase mit ihren Symptomen anfreunden und verstehen lernen, aus welcher Not heraus sie zu dem Mittel des Fastens, Erbrechens oder Überessens gegriffen haben. Im Sinne des ersten Weges der Heilung und Förderung (Petzold 2012b, Abschn. 2.5.4) erfolgt hier Bewusstseinsarbeit und Sinnfindung durch die Vermittlung von Einsicht in die Zusammenhänge von Leben und Essen. So kann die Patientin Verständnis für die eigenen Essprobleme entwickeln und sich dabei auch als kreativ wahrnehmen.

In dieser **Beschäftigung mit dem Symptom** ist es zuerst wichtig, dahingehend zu arbeiten, dass der zerstörerische Charakter des Symptoms langsam geringer wird. Eine Patientin, die etwa mithilfe einer tiefen Reizung der Speiseröhre durch lange Strohhalme erbricht, wird angeregt, eine weniger verletzungsgefährliche Methode auszuprobieren. Eine Binge Eaterin, die in Essanfällen auch tiefgefrorene Nahrung isst, weil sie keine schnell konsumierbaren Lebensmittel vorrätig haben will, wird ermutigt, lieber doch etwas zu Hause zu haben, das sie essen kann, als zu noch eisigen Produkten zu greifen.

Immer wieder soll in der Exploration auf den **emotionalen Zusammenhang** zwischen Symptomatik und Lebenssituation eingegangen werden: Wann etwa gar nichts gegessen werden kann (und wann doch ein wenig), wann der Druck eines Ess-Brech-Anfalls wieder unaushaltbar wird und wann der Binge-Prozess beginnt bzw. wann auch nicht.

In dieser Phase ist auch **Psychoedukation** über körperliche Aspekte von Hungern, Erbrechen oder Abführen, exzessives Sport betreiben oder Bingen angezeigt. Außer bei gesundheitsbedrohlicher Abmagerung oder hoher, d. h. mehrmals täglicher Erbrechensfrequenz sollte in dieser Phase noch nicht auf die Reduktion und das Aufgeben des Symptoms hingearbeitet werden.

- **Aktions- und Integrationsphase – Verstehen, Erklären**

Nach der ersten Phase des ganzheitlichen Erfassens des Symptoms soll in einem **zweiten Schritt an der Veränderung des Selbst- und Lebenskonzeptes** gearbeitet werden. Das in der ersten Phase etablierte **Verständnis** für die eigenen Essprobleme und der Rückhalt, den die Betroffenen in der Beziehung zu ihrer Therapeutin (bzw. den Gruppenmitgliedern im Mehrpersonensetting) erleben, ist das wichtigste Wirkmoment für die weitere Behandlung.

Die emotionalen Gründe, welche sich etwa hinter der Angst vor einer Gewichtszunahme verbergen, werden in dieser Phase gemeinsam erkundet. Idealiter wird den Patientinnen in diesem weiteren Verlauf des Prozesses klar, welche

Emotionen und Problemlagen, die existenzieller sind als die Beschäftigung mit dem Essen, durch die jeweilige Symptomatik verdeckt wurden. In dieser Phase geht es nicht mehr ums Essen per se, sondern um die **dahinter liegenden Gefühle,** die die Patient*innen oft lange hinuntergedrückt und verdrängt haben. Hier können Wut, Verzweiflung, Hass auf sich und andere, auch traumatische Erfahrungen wieder an die Oberfläche kommen. Mithilfe von kreativen Medien und angeleiteten Übungen (Abschn. 4.4), durch Erzählen, Erinnern, Verhaltensanalysen und „Experimente", werden Patientinnen angeregt zu erforschen, was sie unabhängig vom Essen benötigen. Sie werden ermutigt, das auch gegenüber ihrem Umfeld zu benennen und einzufordern bzw. sich selbst zu ermächtigen, sich Gutes zu tun. Die Angst vor dem Essen sollte in dieser Phase langsam abnehmen. Die Patient*innen lernen zunehmend, zwischen **körperlichem und seelischem Hunger** zu unterscheiden.

All dies baut auf einer vertrauensvollen, tragenden Beziehung zum/zur behandelnden Therapeut*in auf. Nur wenn diese gegeben ist, können die Betroffenen lernen, sich unerlaubte oder unerwünschte (vielfach „unweibliche" oder „unmännliche") **Gefühle** einzugestehen und auszudrücken. In einer guten therapeutischen Beziehung ist der/die Therapeut*in oft die erste Person, an dem/der die Patientin diese schwierigen Gefühle erprobt, sie ausdrückt und manchmal auch ausagiert. Das kann zu Verwerfungen in der therapeutischen Beziehung führen, deren Besprechung und Bearbeitung zugleich auch wieder Modell für die Beziehungsarbeit mit Familienmitgliedern, Partner*innen oder Freund*innen aus dem sozialen Umfeld ist. So können in einem zweiten Weg der Heilung durch (Nach-)Sozialisation und Vertrauensbildung neue Verhaltensweisen exemplarisch erlebt und eingeübt werden. Die Therapeut*in stellt sich als individuelles Gegenüber zur Verfügung und ermutigt die Patientin auszusprechen, was diese in Bezug auf die Therapie empfindet, auch wenn es kritisch getönt ist – dies verhindert auch therapeutische Fehler, da sofort erklärt, besprochen und ggf. korrigiert werden kann (Schigl und Gahleitner 2013).

So unterstützt die Therapeutin die Patientin, neue Wege zur **Bedürfnisbefriedigung und Konfliktlösung** zu finden. Bisher unerlaubte Wünsche nach Anerkennung, Zuneigung aber auch Abgrenzung und Für-sich-Stehen werden sichtbar und lebbar.

Gesellschaftliche Erwartungen an Frauen sollen immer wieder thematisiert und die soziale Bedingtheit der Essstörung betont werden. Den Patientinnen soll klar werden, dass es darum geht, ein Gleichgewicht zwischen den individuellen Bedürfnissen und der Erfüllung der äußeren Anforderungen, je nach Situation passend, zu entwickeln. Immer wieder werden beide Seiten besprochen, abgewogen, Abstimmungen im tatsächlichen Verhalten gesucht und erprobt. Dabei ist es wichtig, bisherige beziehungsorientierte Verhaltensweisen der Patientin wertzuschätzen und anzuerkennen: Was sie bisher geleistet hat, um die Bedürfnisse und Anforderungen anderer im engeren oder weiteren sozialen Umfeld zu erfüllen, soll nicht als „Dummheit" und Versagen, sondern als beachtliche Leistung wertgeschätzt werden. Das Anerkennen des Verankert-Seins in Beziehungen und der weiblichen Leistungen für die Familie (Abschn. 2.3) ist dabei gemäß den Grundsätzen feministischer Therapie (Abschn. 2.5) wichtig, um nicht einem einseitigen Autonomieideal hinterherzulaufen, das nicht mit weiblichen Lebensvollzügen übereinstimmt.

So können sich im therapeutischen Prozess eine Veränderung des **Lebensentwurfes** und eine neue Haltung gegenüber sich selbst, den Freund*innen und der Familie entwickeln.

- **Rückfälle**

Wie in jeder Therapie wird es auch Rückschläge geben, mit denen freundlich umgegangen werden soll. Sie gehören zum Prozess der Genesung und können wichtige Hinweise auf noch Fehlendes geben. Es kann etwa vorkommen, dass Essstörungssymptome in besonders belastenden Phasen oder Situationen wieder auftreten, dass Streit, Krisen im Beruf oder Überlastungserlebnisse wieder zu Hungern, Erbrechen, Viel-Essen greifen lassen. Dies soll dann gemeinsam analysiert werden, da es deutlich den Zusammenhang von Essen und Leben klarmacht.

Im Sinne einer **prozeduralen Diagnostik** (Petzold und Osten 1998/2020) sollen auch aktuelle Symptombelastungen und der Umgang mit dem Essen immer wieder im Prozess nachgefragt und aktualisiert werden.

Zum Behandlungsende spielt die Rückfallprophylaxe eine wichtige Rolle. Es wird besprochen und geplant, was in einem solchen Fall zu tun sein und wie sich Emotionen und Essen von der Patientin in Eigenregie wieder entkoppeln lassen können.

- **Konsolidierungs- und Neuorientierungsphase**

In dieser Phase setzen die Patientinnen das in der Therapie Erarbeitete um. Es sollte sichtbar werden, dass es ihnen zunehmend gelingt, ihr Verhältnis zum Essen zu entspannen: Sie können ihrem Gusto oder Hunger folgen und zu essen aufhören, wenn sie satt sind. Die Gewichtszunahme bzw. Aufgabe des unmittelbaren Ess-Symptoms allein genügt aber nicht zur wirklichen Gesundung. Eine Neuorientierung in Hinblick auf eigene Leiblichkeit, eigene Bedürfnisse, Positionierung im sozialen Umfeld ist damit verbunden.

Wichtig ist in dem Zusammenhang auch die Rückfall-Prophylaxe (s. o.), d. h. zu besprechen, an welchen Gefahrensignalen die Patientin merkt, dass die Essstörung wieder mehr Macht über sie gewinnt, und welche Handlungsmöglichkeiten sie dann hat. Dies kann sogar in detaillierten Plänen münden, manche Patientinnen fühlen sich mit solchen Step-by-Step-Anleitungen sicherer („Notfallkoffer").

Als bedeutsamste Veränderung während des Therapieprozesses gaben Patientinnen des Frankfurter Zentrums für Essstörungen (1999) nach einer Therapie ein gebessertes Verhältnis zu sich selbst an. Sie verstehen sich als Frauen in dieser Gesellschaft und sind sich ihrer Frauenrolle bewusster geworden. Stärker als zuvor sehen sie auch die Fähigkeit entwickelt, ihre eigenen Interessen durchzusetzen, Aggressionen und Wut wahrzunehmen, ihre eigenen Distanzbedürfnisse anzuerkennen und auch den Wunsch nach Nähe zu empfinden. Die energieraubende Beschäftigung mit dem Essen und dem Wiederloswerden von Essen nimmt ab. Sie haben mehr Zeit und Energie für anderes, Wichtigeres, Schöneres. Der Körper wird nicht mehr als ein beliebig formbares Anhängsel betrachtet, sondern als Grundlage des eigenen Seins in dieser Welt und gut in seiner Individualität.

Inhaltlich wird in dieser Phase an der Ablösung von der Therapeut*in und das Beenden der Therapie gearbeitet. Viele Patientinnen berichten, dass Sie eine Art „innere Therapeutin" etabliert haben, „hören" etwa innerlich die Stimme ihrer Behandler*in, wenn sie in schwierigen Situationen sind und können sich so selbst helfen. In dieser Phase sind ein Verstärken und Benennen des schon Erreichten wesentlich. Für das Setting bedeutet das, dass eine Abnahme der Frequenz der Sitzungen besprochen werden kann, etwa statt wöchentlich nur 14-täglich, später alle drei Wochen oder seltener. Dies gilt so lange, bis die Patientin sich sicher fühlt, jetzt auch allein den Anforderungen ihres Lebens gewachsen zu sein.

Es kann auch günstig sein, in dieser Phase den Besuch einer Gruppe für Essstörungsbetroffene zu empfehlen, wenn die Patient*innen schon gut zurechtkommen, jedoch noch eine weitere andere Beschäftigung mit ihrer (ehemaligen) Problematik wünschen (Abschn. 4.7).

Auch wenn noch Spuren des Ess-Symptoms da sind, kann dennoch die Therapie beendet werden. Eine völlige Symptomfreiheit tritt oft erst später, nach dem Ende der Psychotherapie auf.

4.2.3 Therapieziele

Die Symptomreduktion wird in der gendersensiblen integrativen Therapie erst als zweitrangiges Ziel betrachtet – sie ist eher die Folge davon, dass die im weiteren beschriebenen anderen Ziele erreicht werden:

Ein erstes Ziel im therapeutischen Prozess (Abschn. 4.2.2) ist, das **Symptom zu verstehen** und sich damit anzufreunden, statt es zu bekämpfen. Die Patientinnen sollen lernen, die symbolische Bedeutung des Überessens und Erbrechens oder des Hungerns in ihrem Lebenszusammenhang zu verstehen. Die Symptome können so als kreative, wenn auch dysfunktional gewordene Strategien zum Umgang mit ihren Lebensproblemen betrachtet werden. Leitfrage ist: „Welche Funktion hat mein Symptom für mich?" (Abschn. 4.7.1)

Dies geht einher mit **steigender Selbstakzeptanz**: Die als „böse", ungenügend und verachtenswert betrachteten Aspekte der eigenen Persönlichkeit sollen zurückgewonnen werden und müssen nicht mehr versteckt werden. Die Patientinnen sollen sich in ihrer Gesamtheit akzeptieren lernen und ihre persönlichen Ressourcen erkennen und schätzen.

Das bedeutet etwa, dass sie **Ambivalenzen** in ihren Gefühlen besser aushalten können – selbst jene Aspekte ihrer Persönlichkeit, die anfangs nicht vom Symptom loslassen wollen. Später dann geht es um die großen Lebensthemen wie die Toleranz gegenüber den eigenen Bedürfnissen nach Abhängigkeit und Bindung, ebenso wie nach Separation und Selbstständigkeit. Diese Pole zu vereinbaren, einmal mehr den einen, einmal mehr den anderen, zulassen zu können und diese Spannungen nicht mehr über Essverhalten ausdrücken zu müssen, ist ein wichtiger Lernschritt. Dabei helfen das Wiederauffinden, Benennen und Erleben verleugneter Gefühle und Bedürfnisse, ein Sich-Wehren-Können gegen einschränkende Rollenklischees oder gegen die Fixierung auf Leistung und Erfolg. Dies führt auf lange Sicht zu einem geänderten, elastischeren und erweiterten Lebensentwurf.

Auf der Symptomebene ist die Entwicklung eines **positiveren Körperbildes** wesentlich: Die Patientinnen sollen verstehen, dass es eine hinderliche und schädliche Annahme ist, dass der Körper mit genügend Anstrengung beliebig nach den jeweiligen Schönheitsidealen formbar wäre. Das gesellschaftliche Idealbild soll entlarvt und hinterfragt werden und dem eigenen Leib Wertschätzung entgegengebracht werden: „Ich bin mein Leib" anstatt nur „Ich habe einen Körper". Dazu ist es nötig, Selbstwert und Körpergewicht so gut wie möglich zu entkoppeln und die „gute Figur", mager, dünn oder schlank zu sein, nicht mehr als einziges Lebensziel oder Mittel zum Glücklichsein – bzw. -werden zu betrachten. Die Betroffenen sollen Wertschätzung für das eigene So-Sein aufbringen können.

Die **Angst vor Nahrungsmitteln** soll abgebaut und die Genussfähigkeit auf verschiedenen Ebenen wiederhergestellt werden. So kann sich ein neues Verhältnis dem Essen gegenüber entwickeln: Die Patientinnen sollen die Einteilung der Nahrungsmittel in gute/erlaubte/gesunde und böse/verbotene/schädliche verlassen und hier elastischer werden. Damit verbunden ist eine wiedergewonnene Genussfähigkeit.

Ganz praktisch sollen Patientinnen das Gefühl für **Hunger und Sattsein** wiedergewinnen und Vertrauen in ihren „Gusto", ihre Lust auf Essen aufbauen. Auf lange Sicht ist das Ziel bei erwachsenen Frauen, eine gewisse Gewichtsstabilität zu erreichen und einen Setpoint zu etablieren. Dies ist aber oft erst nach Jahren, lange nach Beendigung der Therapie möglich.

Generell kann eine Behandlung in beidseitigem Einverständnis auch beendet werden, selbst wenn gelgentlich noch Symptome auftreten, die anderen Ziele jedoch weitgehend erreicht sind. Dazu ist ein guter Umgang mit **Rückfällen** vorzuplanen: Diese sollen nicht als Katastrophen, sondern als wichtige Reaktion auf Krisen und Warnung erkannt und zur Veränderung, Nachjustierung im eigenen Prozess genützt werden. Gut ist es, mit solchen (zumeist vorkommenden) Rückfällen schon im laufenden Therapieprozess in dieser Art und Weise umzugehen und das dann gegen Ende der Therapie wieder aufzugreifen (Abschn. 4.2.2). Denn Symptomfreiheit muss nicht Problemfreiheit heißen! Das Ziel soll vielmehr eine neue Reaktion auf (alte und neue) Probleme und Herausforderungen sein.

4.2.4 Dynamiken der genderhomogen weiblichen Therapiedyade

Die Kombination von weiblicher Patientin mit weiblicher Psychotherapeutin ist in der ambulanten Behandlung von Essstörungen am häufigsten anzutreffen. Mehr als drei Viertel aller Psychotherapeut*innen sind weiblich, und fast ebenso viele der Patient*innen auch. Gerade Patientinnen mit Essstörungen werden häufiger an weibliche Therapeutinnen empfohlen bzw. überwiesen. Auch die Selbstwahl von weiblichen Patientinnen fällt häufiger auf eine gleichgeschlechtliche Therapeutin (Schigl 2018a). Dies macht auch Sinn: Bei der Behandlung von weiblichen Essstörungs-Patientinnen ist m. E. die genderhomogene Dyade die erste Wahl.[6] Sie bietet ein zumeist tieferes Verständnis durch eine als weiblich gelesene Gender-Identität, die Ähnlichkeiten in der Sozialisation in Bezug auf Schlankheit und Schönheit nachvollziehen kann (Abschn. 2.4 und 2.5).

---

[6] Ausgenommen sind etwa biografische traumatische Erfahrungen mit weiblichen Personen oder auch in einer Zweittherapie die Fortsetzung der Behandlung mit einem anderen als dem weiblichen Geschlecht angehörenden Psychotherapeut.

Doing Gender in der Psychotherapie bildet sich u. a. in den Dynamiken ab, die in der Interaktion zwischen Behandler*innen und Patient*innen entstehen (Schigl 2018a). Die Äußerung aggressiver oder empathischer Gefühle, körperliche Berührungen, Dynamiken von Konkurrenz und Macht oder erotischer Anziehung verteilen sich ungleich je nach Gender-Konstellation in der therapeutischen Dyade oder Gruppe[7] (Schigl 2015).

Hierbei können für die Konstellation von Therapeutin mit Patientin folgende Dynamiken beschrieben werden:[8]

Aus der Psychotherapieforschung wissen wir, dass Therapeutinnen ihre Patientinnen eher wohlwollend sehen und sich das auch in einer „milderen" d. h. optimistischeren Diagnostik niederschlägt. Weibliche Dyaden scheinen einen gewissen Anfangsbonus zu haben: Therapeutinnen berichten, dass es ihnen leichtfällt, mit weiblichen Patientinnen einen guten Kontakt herzustellen. Sie haben den Eindruck, dass sie meist recht schnell eine gute Beziehung zu ihrer Patientin aufbauen können. Aufgrund von (zumindest unterstellter) geteilter Erfahrung, wird Nähe und Verständnis angenommen. Auch Patientinnen beurteilen die Qualität der therapeutischen Beziehung in der gleichgeschlechtlichen Dyade am höchsten (Schigl 2014). Dies möglicherweise auch deshalb, weil sie mit großer Wahrscheinlichkeit in ihrer Sozialisation die Erfahrung gemacht haben, dass vertraute, emotionale Gespräche mit weiblichen Personen sie entlasten und hilfreich sein können. Verbundenheitsgefühle entstehen auf beiden Seiten leicht, ggf. geteilte Erfahrungshintergründe können Solidarität und Parteilichkeit bahnen[9]. Leicht ist es für Therapeutinnen in dieser Zusammensetzung Role Model zu sein – gerade intime, leibnahe Themen wie Essen, Körper, Sexualität, generell Anforderungen an Frausein können gut behandelt werden.

Oft wächst aus diesem guten Einvernehmen sogar der Wunsch nach einer Art freundschaftlichen Beziehung. Dies kann im Laufe des Prozesses zu intensiven Nähe-Gefühlen führen, mithilfe derer sich Patientinnen und Therapeutinnen

[7] In der folgenden Darstellung handelt es sich um Tendenzen, es kann selbstverständlich keine Aussagen über jeden Einzelprozess getroffen werden können.

[8] Die hier referierten Aussagen entstammen den qualitativen Daten von über 300 Psychotherapeut*innen und Berater*innen sowie aus den POPP- und RISK-Studien am Department für Psychosomatische Medizin und Psychotherapie der Universität für Weiterbildung Krems, an denen ich beteiligt war/bin.

[9] Diese Haltung ist in der frauenspezifischen, feministischen Psychotherapie gewollt und gefördert (Scheffler 2010) siehe Abschn. 2.5.

verschwestern bzw. – tiefenpsychologisch gedacht – leicht(er) eine präödipale, innige Verbundenheit entsteht. Diese Idealisierung kann auf beiden Seiten stattfinden: „Die beste Therapeutin macht mit der besten Patientin Therapie".

Eine solche Harmonie ist zwar vordergründig angenehm, führt aber unhinterfragt auch zu Schwierigkeiten und Nachteilen: Eine Missinterpretation der therapeutischen Beziehung, in der die Therapeutin als bessere Mutter, Schwester oder intime Freundin angesehen wird, verdeckt Konkurrenz und Machtdynamiken. Distanzbedürfnisse und Aggressionen werden in der homogen weiblichen Dyade oft über lange Strecken der Zusammenarbeit eher ausgeblendet. Konfrontationen mit missgünstigen Gefühlen der Therapeutin gegenüber, mit Aggression und Reaktanz können in homogen weiblichen Dyaden schwerer, oft erst spät im Prozess thematisiert werden. Konkurrenz taucht oft nur versteckt auf und äußert sich eher in Vergleichen und Nachahmen, wenn überhaupt.

Homoerotische Atmosphären werden von (heterosexuell orientierten) Therapeutinnen oft gänzlich ausgeblendet – Daten über sexuelle Übergriffe in der weiblichen Dyade sind bis auf einzelne Fallberichte nicht vorhanden (was nicht bedeutet, dass es sie nicht gibt) (Wolf 2004).

All diese Dynamiken beeinflussen die therapeutische Zusammenarbeit in der Behandlung von Essstörungen in der weiblichen Dyade. Sie können und sollen nicht verhindert werden, entstehen sie doch unbewusst als Doing Gender in der Interaktion. Allerdings ist es wichtig, sie wahrzunehmen bzw. in (gendersensibler) Supervision zu reflektieren (Abschn. 4.1).

Zu besonderen Herausforderungen in der Arbeit mit Betroffenen, siehe auch Abschn. 4.9.

4.3 Die einzelnen Ess-Störungsbilder in der Psychotherapie

Im folgenden Abschnitt stelle ich Erfahrungen aus der Psychotherapie mit Frauen aus den unterschiedlichen Diagnosekategorien vor – die einzelnen Ausprägungen der Essstörungen haben jeweils ihre besonderen Dynamiken (Abschn. 3.4 bis 3.8) und brauchen manchmal unterschiedliche therapeutische Strategien. Die Hinweise gelten wie immer nicht für alle Patient*innen pauschaliert und sind vielleicht nicht in jedem Fall eins zu eins umsetzbar. Jeder therapeutische Prozess ist anders und eine jede therapeutische Beziehung individuell; dennoch können die hier dargestellten Besonderheiten Hilfe geben, wenn die Therapie stockt oder man sich Anregungen holen will.

Zu den einzelnen Techniken dazu verweise ich auf Abschn. 4.4.

4.3.1 Anorexie: „Rein und willensstark: Autonomie im System"

Publikationen zu Anorexie betonen das Ringen um Autonomie: Hungern und Fasten sind als asketische Leistungen in unserer Zeit des Überflusses (im globalen Norden) hoch angesehen. Sie dokumentieren die eigene Unabhängigkeit, demonstrieren höchste Selbstkontrolle, beides in unserer Gesellschaft überaus angesehene Tugenden. Diese Triebkontrolle geht einher mit narzisstischen Hochgefühlen. Deshalb ist es so schwer, Hilfe anzunehmen – denn jedes Hilfsangebot wird zur Gefahr, diese Vollkommenheit zu verlieren. Die Abwehr des Essens kann als Kampf gegen Verschmelzungs- oder Trennungswünsche interpretiert werden: Annäherungen und Kontakte führen zu Ängsten bei gleichzeitigen starken (unbewussten) Wünschen nach nahen und engen Beziehungen (Abschn. 3.4). Die Regulation von Nähe und Distanz ist schwierig. Aus tiefenpsychologischer Sicht diskutieren verschiedene Autor*innen (Bruch 1991; Habermas 1994) Anorexie als eine Abwehr der weiblichen Identität: Die Übernahme einer "weiblichen Rolle" in der Gesellschaft und die Verfügbarkeit ihrer Sexualität wird durch die Magersucht verhindert. Im Kampf gegen das Essen wird so die bedrohliche Libido ferngehalten.

Familientherapeutische Autor*innen (z. B. Selvini-Palazzoli 1982; Reich und Bötticher 2017) diskutieren die meist erheblichen Spannungen zwischen der Patient*in und den übrigen Familienmitgliedern, aber auch Spannungen der Familienmitglieder untereinander; diese Beziehungsmuster sind jedoch nicht nur Krankheitsfolge, sondern gehen (verdeckt) der Erkrankung voraus. Familientherapeut*innen haben hierbei folgende Phänomene als Kennzeichen anorektischer Familien beschrieben: Konfliktvermeidung, aber dabei mangelnde Konfliktbegrenzung, Verstrickung in Schuld, Aufopferung und latente Aggression, Starrheit und Intoleranz gegenüber Veränderungen sowie mangelnde Abgrenzung der Generationen.

Meist beginnen anorektische Störungen schleichend: Mädchen oder junge Frauen „probieren" eine Diät aus, nehmen etwas ab, werden gelobt und bewundert dafür, wollen noch mehr abnehmen und rutschen in einen Teufelskreis. Gerade bei Mädchen, die noch in der Familie wohnen, passiert das oft auch im Rahmen einer selbstgewählten Umstellung der Ernährung: Das Mädchen will sich nur mehr „gesund", vegetarisch oder vegan ernähren, die Nahrungsmittelauswahl wird immer enger. Bald ist etwa nur mehr fettlos gedämpftes Gemüse erlaubt oder nicht zu süßes Obst, möglichst keine Kohlehydrate und schon gar kein Fett oder Zucker. Besonders gefährdet sind Personen, die aufgrund einer körperlichen Erkrankung bestimmte Diätregeln einhalten müssen und etwa aufgrund von Diabetes, Allergien und Unverträglichkeiten nicht ihren spontanen Bedürfnissen entsprechend essen können (Abschn. 3.4).

Die meisten Patient*innen kommen erst nach (dramatischer) Abmagerung in die therapeutische Praxis, wenn alarmierte Eltern, Freund*innen oder Partner*innen darauf drängen. Diese haben, oft unverständlich lange, dem Abmagerungsprozess zugeschaut. Eine **Krankheitseinsicht** besteht – zumindest zu Beginn des Prozesses – zumeist nicht. Die Patientin hier abzuholen kann helfen, eine gute therapeutische Beziehung aufzubauen: Denn es geht den Betroffenen nicht gut und bei diesem Gefühl anzusetzen kann hilfreich sein. Das heißt, wir legen nicht das (sofortige) Aufgeben der Essstörung, sondern die Verbesserung des Wohlfühlens als Ziel fest. In dieses Ziel können die meisten Patientinnen einwilligen, da sie wirklich leiden und dysphorisch sind. Die **Motivation** zur Psychotherapie muss hier erst langsam aufgebaut werden. Das geschieht am besten durch ein Erkunden der Gefühlslagen und Besprechen der Probleme, die die Patientin sieht und von sich aus bringt (z. B. in der Schule, der Arbeit der Familie …). Schon in dieser ersten Annäherung wird meist klar, dass die Formel von Anorektiker*innen „Je dünner, umso glücklicher" nicht haltbar ist. In der Rückschau merken sie, dass sie, als sie noch mehr Gewicht hatten, sich immer vorstellten, wenn sie dünner wären, würden sich die Probleme lösen und ihre Stimmung bessern. Jetzt, da sie nun viel dünner als zu Beginn ihrer Hungerreise sind, ist dennoch das Glück ausgeblieben und sie fühlen sich nicht wohler. Insofern ist das Ziel einer Verbesserung der Stimmungslage und Wohlfühlen etwas, für das sie meist Motivation aufbringen können.

Ist die psychotherapeutische Behandlung in Gang gekommen und eine therapeutische Beziehung etabliert (Phase 2, Aktionsphase, siehe Abschn. 4.2.2), arbeiten wir zum einen vermehrt am Symptom, beschäftigen uns zum anderen auch mit vielen anderen Themen, die im Leben der Patientin eine Rolle spielen. Als wichtigsten Schritt habe ich es immer empfunden, wenn es gelingt, die zu Beginn noch meist völlig Ich-syntone **Symptomatik** langsam und behutsam etwas zu **distanzieren:** Dies passiert am besten dadurch, dass man im Therapieverlauf immer wieder darauf hinweist, dass Gedanken um Mager-Sein, um Besser-nichts-Essen, Kalorien und Diäten, Sich-Kasteien und trotz Erschöpfung massiv Sport betreiben „der Anorexie" oder der „Anorexie-Stimme", dem „Anorexie-Anteil" zuzurechnen sind. Diese Anteile lassen sich dann auch gut etwa in Stuhl-Arbeit oder mittels Symbolen darstellen und ihnen so gewissermaßen eine Stimme verleihen (Abschn. 4.4 und 4.5). Auf diese Art und Weise kann die Patientin sich langsam distanzieren, indem sie neben dem „Anorexie-Anteil" einen anderen Teil, der gesund werden möchte oder es auch ist, etabliert. Diese Arbeit mit diesen Anteilen nimmt lange Zeit in Anspruch und kann immer wieder neu aufgerollt werden.

Patient*innen sollen ermutigt werden zu experimentieren und so herauszufinden, was ihnen guttut, etwa indem sie verschiedene **angenehme Betätigungen** und Körpergefühle ausprobieren. Diese sollen auch nicht unmittelbar an Essen gekoppelt sein, sondern dienen dazu, wieder Genussfähigkeit zu entwickeln und der Entfremdung des Leibes entgegenzuwirken (Baden, gute Gerüche, schöne Musik hören und dazu tanzen …).

Die zentrale **Körperschemastörung** kann etwa durch das Vergleichen von innerem Fühlen beim Betrachten von Fotos der eigenen Person und dem Blick in den Spiegel bearbeitet werden. Auch hier kann mit der Trennung in die kritische Sicht des Anorexie-Anteils und dem eigenen inneren Spüren experimentiert werden. Anorektische Patient*innen sind zutiefst misstrauisch (Seiberl 2013), was ihre Wahrnehmungen und Empfindungen betrifft. Deshalb ist es von größter Bedeutung in der Psychotherapie, diese Gefühle und Wahrnehmungen ernst zu nehmen und zu erkunden, woher sie stammen, statt sie zu verdammen und als falsch hinzustellen. Seiberl argumentiert, dass die Patient*innen ihre Bedürfnisse als so immens groß und überbordend empfinden und diese Emotionen in leibliche Anmutungen transformieren, sich selbst also groß und fett wahrnehmen – was genau genommen ihre unerfüllten Wünsche und Bedürfnisse sind. „Kann diese Divergenz in der Betrachtungsweise aber erklärt und darauf hingewiesen werden, dass die Empfindung richtig ist, kann ein erster Schritt in Richtung Wahrnehmung von Bedürfnissen und Vertrauen in die eigene Leiblichkeit gelegt werden“ (ebd., S. 194). Bei all dem nötigen Verständnis für diese Zusammenhänge soll ein bedrohlich abgemagerter Körperzustand nicht verharmlost, sondern benannt werden.

Vorsicht ist angesagt, wenn Patient*innen zu lange und ausführlich über **Essen und Kalorien** sprechen wollen – damit würde dasselbe geschehen, wie sie auch in ihrem Leben machen: Hungern verdrängt alle anderen Gefühle und die Beschäftigung mit Nicht-Essen lässt andere wichtige Themen in den Hintergrund treten. Hier gilt es das Gepräch wieder behutsam auf die auslösenden Situationen und dahinterliegenden Gefühle zu lenken, anstatt sich in Argumentationen und Fachsimpeln über Nährstoffe und Nahrungsmengen zu verirren.

Je nach Alter der Betroffenen gilt es, **Unabhängigkeitsbestrebungen** behutsam zu unterstützen, und die Gefühle, die dadurch bei der Patientin und in deren Umfeld entstehen, im Detail zu erforschen, verstehen und langsam aushalten zu lernen. Strategien können entwickelt werden, wie eine schrittweise Eroberung eines eigenen Raumes möglich ist – allein Spaziergänge unternehmen können, die eigene Zimmertüre zusperren zu dürfen, nicht an einer Familienfeier teilzunehmen, sondern auf ein Konzert zu gehen – all das kann langsam ins neue eigene Leben zurückführen. Der Akt des Hungerns und Nahrung-Verweigerns steht ja für den Wunsch nach Selbstwirksamkeit und Selbstbestimmung – der Leib ist die letzte Bastion, über die ein Mensch bestimmen kann, auch wenn sein Leben sonst vielen Reglements unterworfen ist. Wenn dieser Zusammenhang den Patient*innen klar wird, dann können Sie den Schritt tun, ihre Selbstbestimmung auch in anderen Situationen zu erproben, denn an der Nahrungsauswahl oder -verweigerung.

Damit hängen die oft **komplexen Strukturen** zusammen, in die Frauen und Mädchen mit Anorexie eingebunden sind. Zumeist leben sie in Familien, die von **engem Zusammenhalt,** wenig Individualität bei hoher Leistungsanforderung gekennzeichnet sind. Nicht selten spiegelt sich das in der Behandlung der Essstörung wider. Es ist keine Seltenheit, dass die Eltern für eine anorektische Tochter etwa neben der Psychotherapeutin und Hausärztin noch eine Internistin, Physiotherapeutin, „Heilerin", Diätologin beschäftigen sowie mit Spurenelementen, Nahrungsergänzungsmitteln, Schüssler-Salzen, Homöopathie oder anderen komplementärmedizinischen Behandlungen das Problem zu lösen versuchen. Manchmal werden auch zwei verschiedene Psychotherapeutinnen gleichzeitig aufgesucht. Hier gilt es in der Anamnesephase aktiv zu explorieren, wer aller mit der Problematik beschäftigt ist und entsprechend darauf zu reagieren. Eine begleitende Familientherapie zur Einzeltherapie kann bei jungen Mädchen hilfreich und indiziert sein (Abschn. 4.5), allerdings nie zwei parallel laufende Einzeltherapien.

Vor allem bei Mädchen und jungen Frauen, die noch bei ihrer Herkunftsfamilie wohnen, kann es hilfreich sein auch am Thema der Macht zu arbeiten, die das Mädchen mit der Nahrungsverweigerung gewinnt. Patient*innen können durch Deutungen hier Einsicht in Zusammenhänge gewinnen und vielleicht halbbewusst wahrgenommene Dynamiken bestätigt sehen.

Wichtig in dem Zusammenhang ist auch der Blick in die **Zukunft** (dies auch, da viele Betroffene ja sehr jung sind). Wo will die Patientin in Zukunft hin? Wenn sie die Schule beendet hat, wenn sie großjährig ist, wenn sie ihre Ausbildung abgeschlossen hat, wenn sie berufstätig ist, wenn sie über sich selbst bestimmen kann und darf? Eine solche Bewusstmachung eigener Perspektiven eröffnet die Sicht auf andere, neue Möglichkeiten und lenkt den Blick auf bessere Zeiten, weg von der jetzigen, so begrenzten Situation.

Wenn man in der Psychotherapie **direkt am Essen** arbeiten will, dann haben sich die Strategien von **„Ausweiten"** und **„Anreichern"** bewährt. Ausweiten bedeutet, dass andere Nahrungsmittel als die wenigen erlaubten langsam wieder in die Ernährung eingebaut werden sollen. Auch dass neue Zubereitungsmethoden hinzukommen dürfen. Anreichern bedeutet, die konsumierten Nahrungsmittel etwas höherwertig zu machen, z. B. durch die Beifügung eines Löffels Olivenöls oder Creme fraiche. Ist der Konsens über solche Strategien zumindest mit dem zugänglichen Teil der Patientin hergestellt, kann man mit ihr entscheiden, wie sie hier experimentieren kann.

Bei manchen Betroffenen ist auch eine **psychopharmakologische Unterstützung** anzudenken, v. a. wenn depressive und angstvolle Emotionen überwiegen (Heedt 2021).

Bei **sehr abgemagerten Patientinnen** (BMI 16–15) bin ich dazu übergegangen, die therapeutische Behandlung an die Bedingung zu knüpfen, nicht weiter abzunehmen. Ich erkläre dabei, dass ein weiterer Gewichtsverlust somatisch gefährlich wäre und ich die Verantwortung in der ambulanten Psychotherapie nicht übernehmen kann und will. Dies kann in Form eines mündlichen oder schriftlichen Vertrags in den ersten Sitzungen oder bei Notwendigkeit auch später vereinbart werden. Die Gewichtskontrolle muss dabei nach außen, am besten zur behandelnden Ärztin verlagert werden (siehe Abschn. 4.5, 4.8 und 4.9).

Hier zur Illustration der Text einer Betroffenen, den sie für das Buch zur Verfügung gestellt hat:

NINA: Auszug einer Eintragung ins Tagebuch während meiner Essstörung:
Ich fühl mich ständig im Kampf zwischen „richtig leben wollen" und meiner Gedanken „Halte dich im Zaum".
Panische Angst bekomme ich jedes Mal, wenn ich mir ausmale, mich nicht zurückhalten zu können.
Streng auferlegte Regeln, die ich selbst geschaffen habe, um das Gefühl zu haben, mich nicht zu „verlieren".
Wir waren heute Essen, meine Kolleginnen und ich. Es hätte ein geselliger Abend sein sollen:
Spaß, reden, lachen, ein Glas Sekt, gutes Essen ...
Beim neuen Mexikaner – aber eigentlich konnte ich es gar nicht genießen, ich habe meine Gedanken schon davor beobachtet – machte mir schon wieder schlechtes Gewissen. Und wie erwartet, konnte ich mich auch gar nicht auf das Schöne konzentrieren.
Viel zu fettiges Essen – geht mir bestimmt wieder schlecht danach.
Aber ich muss ja nicht alles aufessen – es schmeckt aber und ist für mich so verboten, dass ich nicht aufhören kann.
Und wie schon erwartet, wurde ich danach wieder unruhig. Ich wollte gehen, wollte mich bewegen, um dieses ungute Gefühl im Magen loszuwerden.
Also bin ich gegangen – und ich spürte sie sprechen über mich, und warum ich nicht einfach bleibe und mit ihnen zusammen gehe. Warum ich den weiten Weg jetzt zu Fuß gehen will, anstatt mit ihnen später mitzufahren …
Und das lässt mich noch schlechter fühlen.
Ich weiß, ich habe ein Problem, aber um es mir nicht eingestehen zu müssen, rede ich mir halt ein, dass ich nicht komisch bin, nur etwas anders.
Meine Essstörung gestand ich mir lange nicht ein – ich lief davon. Ich gab mir lange nicht die Gelegenheit mir darüber näher Gedanken zu machen.

Eine lange Zeit gab es für mich nur Schlafen, Arbeiten, so wenig wie möglich zu essen, um grad so bei Kraft zu bleiben, und das in Dauerschleife.
Rundherum nahm ich vieles nicht wahr – alles stresste mich, ich konnte und wollte nicht lange unter Menschen sein, ich zog mich von Freunden und Bekannten zurück.
So lange, bis ich merke, dass ich körperlich am Limit bin. Ich bin müde. Ständig.
Kraftlos – ich wusste nicht, welche Stelle am Körper mir nicht weh tat. Und wenn ich mal weniger spüre, ist das sehr komisch für mich. Ich wollte richtig ausgepowert sein, um mich im Vertrauen zu sein, dass ich genug getan hab.
Viel schlimmer war es jedoch mit meiner Konzentration. Ich war schnell mit Kleinigkeiten überfordert. Wurde ich abgelenkt bei irgendeiner Tätigkeit, machte mich das richtig fertig.
Ich war unglaublich leicht genervt und stand ständig unter Strom.
Der Einzige, der einen Teil dessen wusste, war mein bester Freund. In guten Momenten riet er mir, zu einer Therapie zu gehen. Ich fragte mich, was er eigentlich von mir will.
Andere Menschen kamen kaum an mich heran – irgendwann hörten alle auf, etwas in dieser Richtung anzuschneiden. Denn wurde ich auf meine Statur angesprochen (ich war unnormal dünn), gabs entweder Streit oder ich zog mich zurück.
Irgendwann kam der Punkt, an dem ich so unglücklich und fertig war, dass ich nicht mehr weitermachen wollte. Nicht so.
Es gab ein paar schwache Versuche, etwas zu ändern – Arbeitsplatz und Positionswechsel, andere Arbeitszeiten, weniger pendeln, erneuter Einzug bei meiner Mutter. Aber ich verfiel schnell wieder in meine alte Situation.
Irgendwann wurde ich in Urlaub geschickt. Und was für eine Überraschung – ich wusste nicht wirklich etwas anzufangen, also habe ich mich in die Wohnung meines besten Freundes zurückgezogen (meine Mutter war mir zu viel und er war beruflich unterwegs) und dachte mir: Hey – ich kann mir doch mal was gönnen. Pizza. Und Filme!
Geht schon mal, hab doch jetzt so lange brav gefastet und viel gearbeitet.
Aber es war zu viel. Mein Körper konnte diese Menge nicht verarbeiten, denn ich hatte meinen Magen zu lange daran gewöhnt, kaum etwas zu essen.
Mir wurde mit einem Schlag bewusst, wie unglücklich und unzufrieden ich war.
Ich saß auf der Couch mit so vollem Magen, dass mir schlecht war, mit dem Bewusstsein, dass mein ganzes Leben grad völlig anstrengend war.
Ich konnte die Tränen nicht aufhalten, sie liefen. Und liefen und hörten scheinbar nicht mehr auf.
Als sie dann doch endeten, kam in mir ein fester Entschluss auf:
Entweder ich ändere etwas oder ich will nicht mehr weiterleben.
Bevor ich es mir wieder anders überlegen konnte, rief ich eine Therapeutin an, die auf Anorexie spezialisiert war.
Therapeutin, ich hoffe du kannst mir helfen.
Und ich war so ehrlich wie noch nie zuvor. Alles kam auf.
Und so durfte die Reise aus diesem Schlamassel beginnen.
Denn für mich war sehr schnell klar – dort, wo ich war –: In so eine Situation wollte ich nicht nochmal zurück.

Ab einem **BMI von 14 kg/m²** ist eine Therapiefähigkeit zumeist nur in eingeschränktem Maß gegeben. Wissenschaftliche Studien und klinische Erfahrung zeigen: Je geringer der BMI einer Patientin ist, desto höher ist das Risiko für Komplikationen sowie eingeschränkte kognitive Leistungen (Wiener Programm für Frauengesundheit 2011). Das heißt, die Indikation einer weiteren Behandlung in der ambulanten Praxis muss genau geprüft werden, v. a. wenn es um die Erstbehandlung einer neu aufgetretenen Störung geht. Es gibt allerdings manche langjährig chronifiziert-anorektische Patientinnen, die sich mit einem extrem niedrigen Gewicht in einem gewissen Sinne adaptiert haben und auch in Therapie kommen. Inwieweit hier ein Veränderungswille besteht oder es mehr um eine **palliative Begleitung** geht, muss im Einzelfall geklärt und offen angesprochen werden.

Ab einem **BMI von 13,2 kg/m²** ist eine stationäre Behandlung in einer auf Essstörungen spezialisierten Einrichtung unumgänglich (eine allgemeine internistische Abteilung ist meist nicht der richtige Ort für die Behandlung einer fortgeschrittenen Anorexie). Ebenso ist ein stationärer Aufenthalt dann angebracht, wenn es in den letzten Monaten/Wochen einen sehr raschen Gewichtsverlust gegeben hat. In einem solchen Fall sind besonders die inneren Organe in Mitleidenschaft gezogen; ebenso wenn körperliche Faktoren, wie z. B. Elektrolytverschiebungen, diagnostiziert werden (Wiener Programm für Frauengesundheit 2011). Bei solch niedrigem BMI wird zumeist auch eine Ernährung über **Nasensonde** durchgeführt Manche Patientinnen müssen auch per Unterbringungsgesetz stationär aufgenommen werden, d. h. es besteht eine akute und erhabliche Selbstgefährdung (etwa durch Hungern oder hochfrequentes Erbrechen/Abführen), die nicht durch gelindere Mittel ambulant behandelt werden kann.

4.3.2 Bulimie: „Ambivalenz von verborgener Scham und perfekter Oberfläche – an eigenen Ansprüchen scheitern"

Menschen mit Bulimie kommen häufig erst nach längerer Zeit in psychotherapeutische Behandlung. Es ist ihnen von den Körperformen her oft keine Essproblematik anzusehen. Die meisten Patient*innen imponieren dem herkömmlichen Schlankheitsideal entsprechend normalgewichtig, eher dünn. Die Entwicklung einer Bulimie verläuft schleichend, lange verharren die Betroffenen in der Illusion, sie könnten ja jederzeit wieder aufhören mit ihrem kompensatorischen Verhalten (Abschn. 3.5). Erst wenn die Verzweiflung groß ist und die Einsicht kommt, dass sie doch Hilfe beim Aufhören brauchen, suchen sie von sich aus Psychotherapie auf. Im Unterschied zu anorektischen Patient*innen ist die

Störung zumeist weniger Ich-synton, Frauen mit Bulimie möchten ihr Essverhalten ändern und schämen sich für ihre kompensatorischen Maßnahmen wie Erbrechen oder Abführen. Auch zwanghaft Sport zu betreiben, um die gegessenen Kalorien wieder loszuwerden, um (wieder) essen zu dürfen, kann sich zu einem extrem belastenden quasi bulimischen Ritual entwickeln, in dem Kalorienverbrauch und -aufnahme ständig gegengerechnet werden.

Die Patient*innen kommen mit dem Anliegen in die Therapie, ihr Essverhalten „in den Griff zu kriegen". Sie wollen mehr Kontrolle über ihre Essanfälle (und die nachfolgenden Maßnahmen). Es ist ein langer Weg, bis sie nicht nur verstehen, sondern auch am eigenen Leib erleben, dass mehr Kontrolle nicht die Lösung des Ess-Problems bringt (Abschn. 3.3). Es gilt das Paradoxon: Um das Essen wieder in den Griff zu bekommen, müssen sie es aus der Hand geben und loslassen. Das heißt lernen, dass Hunger gestillt werden kann, ohne gleich einen Essanfall auszulösen und dass dem Verdauungsprozess sein Lauf gelassen werden kann.

Zu Beginn der Therapie ist es auch hier besonders wichtig, dass die Patientin, ohne verurteilt zu werden, über ihre Symptome sprechen darf und soll. In der Psychotherapie wird das unterstützt durch die Haltung, dass das **Symptom als Lösungsversuch** gesehen wird für etwas, was die Betroffenen anders noch nicht bewältigen konnten. Dies soll der Patientin auch so mitgeteilt werden. Ist die erste Abklärung der Symptomatiken, ihrer Auslöser und ihres Ablaufes klar, werden die Patientinnen ermutigt, genau zu beobachten, wie sich der Druck nach Essen/Erbrechen aufbaut und welche begünstigenden oder verhindernden Faktoren es gibt. In dieser Auseinandersetzung kommen wir zumeist auf **die extrem hohen Ansprüche** der Betroffenen, die schon eine kleine Abweichung von vorgenommenem oder geplantem Essverhalten (oder auch anderer Aufgaben) zu Selbstbeschimpfung und Selbstverurteilung führen: Der eine Bissen zu viel setzt einen Mechanismus in Gang, in dem „ohnehin alles schon egal ist" und die Essattacke ihren Lauf nimmt.

Einige Betroffene tracken mittels Smartwatch oder anderen Apps ständig ihre eigene Bewegungsintensität und damit auch Kalorienverbrauch und Nahrungsaufnahme. Eine Reduktion dieser ständigen Kontrolle ist sinnvoll, auf lange Sicht sollte dieses Verhalten abgelegt werden und Hunger und Sattsein, körperliches Wohlbefinden und Gleichgewicht leiblich gespürt und nicht mit äußeren Kennzahlen gemessen werden. Das **Ablegen dieser Kontrolle** kann extrem Angst machen und sollte von der Therapeutin (v. a. zu Beginn) nicht zu stark forciert werden, allerdings immer wieder darauf hingewiesen werden, was die Folgen dieser ständigen Überwachung sind. Ebenso kann eine Abstinenz von Influencerinnen, die ihre perfekten Körper, ihre Nahrungsmittelauswahl, Rezepte und Fitness zur

Schau stellen, sinnvoll sein und ein Ausstieg aus Instagram und ähnlichen sozialen Medien dabei helfen, sich selbst zu akzeptieren. Die Zusammenhänge mit Schönheitsidealen, manipulierten und geschönten Fotos und den gesellschaftlichen Anforderungen an Frausein können hier gut in die Psychotherapie einfließen (Abschn. 2.4).

Bulimiker*innen instrumentalisieren ihren Körper – das Maß der Bewertung ist der kritisch-strenge Blick von außen. Diesem vermeinen sie nie zu genügen, da sie ja auch ihre schwachen, hungrigen und verzweifelt unperfekten Zustände kennen. Dies bezieht sich nicht nur auf das Essen und die Figur, sondern ebenso auf alle möglichen Lebensaufgaben, sei es beruflich oder vom sozialen Umfeld gefordert. In der Therapie geht es immer wieder um ein Bewusstmachen der Anforderungen der Patientin an sich selbst in ihrem Wunsch nach Perfektion und der damit verbundenen permanenten Überforderung. In dem Zusammenhang kann es nützlich sein, sich selbst als Therapeut*in in eigener Fehlerhaftigkeit zu zeigen: Wenn ein Termin falsch notiert, eine Stunde überzogen, ein Fehler in der Abrechnung passiert, ist die Therapeutin Role Model, das zeigt, dass eigene Fehler zugegeben, analysiert und besprochen werden können, ohne dass die Welt zusammenbricht und man in Selbstbeschimpfung versinken, sich tausende Male entschuldigen oder sich wütend rechtfertigen muss.

Kennzeichnend für diese Form der Essstörung sind die extremen **Spannungen und Ambivalenzen,** ein Schwarz-Weiß-Denken ohne Zwischentöne, das sich in den verschiedensten Aspekten zeigt: So haben etwa viele Patient*innen eine innere Liste von „guten“, erlaubten und „bösen“ verbotenen Nahrungsmitteln. Zu den ersteren gehören – wenig verwunderlich – niedrigkalorische Gerichte, Salate, Obst und Gemüse, fettreduzierte Milchprodukte, ballaststoffreiche Kost. Verboten und gefürchtet sind Süßigkeiten, Kuchen, Eis, aber auch oft Teigwaren, fette Aufstriche und Würste, Pizza, Weißbrot, Chips und ähnliche Knabbereien. Diese verbotenen Nahrungsmittel werden meist nur in einer Essattacke konsumiert. Deren Konsum kann auch eine solche auslösen. Ähnliches Schwarz-Weiß-Denken gibt es aber auch bei der Beurteilung von Eigenschaften und dem Verhältnis zu Personen. Entweder es wird ganz große Zuneigung und Liebe geäußert, in der sich die Patientin selbst verleugnet, sich verliert und das Wohlergehen und den Willen der anderen Person über eigene Bedürfnisse stellt. Oder sie wendet sich ganz ab von dem bestimmten Menschen, hat nur mehr Hass und Verachtung und tiefe Enttäuschung für sie/ihn. Dieses Verhalten erinnert an die Borderline-Persönlichkeitsstörung und es gibt nicht wenige Bulimie-Patient*innen mit dieser Komorbidität (Abschn. 3.5.1). In der Psychotherapie ist daher auf einen freundlichen, zugewandten und v. a. gleichmäßigen **Beziehungsaufbau** zu achten. Die Patient*innen können dazu tendieren, zu Beginn der Therapie ihre Behandler*innen in den Himmel zu heben und ihnen alles recht machen zu wollen. Das kann sich dann im Verlauf des Prozesses auch gegen die Therapeut*innen kehren – hier ist Ruhe und freundliche Beständigkeit gefragt – die Patientin erprobt oft in der therapeutischen Beziehung, wie es wäre, Wut und Distanzierung auszuleben. Hier ist es wichtig, auf die Bedeutung von Grautönen, Ambivalenzen und Ambiguitäten sowie deren Aushalten hinzuarbeiten.

Es kann dazu hilfreich sein, die unterschiedlichen Pole, die Gefühls-/Persönlichkeitsanteile der Patient*innen (die „Gierige", die „Strenge", die „Lebenslustige", die „Wütende", die „Chaotische" etc.) zu symbolisieren oder etwa mittels Stuhlarbeit sichtbar zu machen (Abschn. 4.4). Dies ist wichtig, damit nicht die Therapeutin für einen Teil Partei ergreift und als Reaktion darauf die Patientin in Opposition geht – sie soll sich mit ihren unterschiedlichen Strebungen und Widersprüchen erleben und selbst annehmen lernen. Das gelingt am besten, indem man sie die verschiedenen Anteile/Positionen immer wieder selbst ausprobieren lässt und die dabei entstehenden Gefühle exploriert (Abschn. 4.4).

Bei vielen Mädchen und jungen Frauen mit einer bulimischen Essstörung ist die **Beziehung zur Mutter** ein wesentliches Thema. Diese ist meist durch eine ganz spezifische hohe Ambivalenz auf beiden Seiten gekennzeichnet: Einerseits wird die Beziehung als besonders eng, stützend und wichtig beschrieben, andererseits können die Ansprüche und (unausgesprochenen) Aufträge der Mutter von den Töchtern (unbewusst) als ungeheure Belastung, Einengung und Zumutung empfunden werden. Mütter und Töchter verstehen einander scheinbar wortlos, kennen einander bis in die kleinsten Regungen und kommunizieren oft nonverbal durch Schweigen, Blicke, Seufzen, Abwenden etc. Eine offene Auseinandersetzung war zwischen Müttern und Töchtern meist nicht möglich, die Wünsche und die Rebellion finden im Verborgenen statt, vermittelt durch die Symptomatik (Abschn. 2.2.2). Solch typischen **Mutter-Tochter-Konflikte** und Konstellationen sind etwa mütterliche (Double-bind-)[10] Botschaften wie „Mach es wie ich und mach es besser", „Hab ein schönes, unabhängiges Leben und lass mich daran teilhaben" oder „Du bist wie ich, Du bist so anders!". Diese Botschaften sollen im Laufe der Therapie exploriert, besprochen und die Unmöglichkeit, es recht zu machen, sollte aufgezeigt werden. Die Töchter schwanken oft zwischen großer Zuneigung und immenser Wut auf ihre Mütter. Sie ist die Unverständige, Gehasste,

[10] Als double bind bezeichnet man Aufträge und Situationen, in denen jede der möglichen Reaktionen vom Gegenüber als falsch interpretiert werden kann. Es handelt sich dabei um komplexe, paradoxe Kommunikationsmuster, bei denen widersprüchliche Nachrichten zur selben Zeit übermittelt werden.

aber auch die geliebte beste Freundin (Winkler & Schigl 2024). Auch hier empfiehlt es sich, diese widersprüchlichen Strebungen phänomenologisch sichtbar zu machen und die Patientin darin zu bestärken, ihre eigene, passende Nähe und Distanz zu ihrer Mutter zu finden. Hier ist es in der Psychotherapie wichtig, die Ablösebewegungen der Tochter zu erkennen, zu benennen und zu unterstützen, aber nicht zu sehr Partei zu ergreifen. Denn in der Ambivalenz der Dynamiken könnte die Patientin dann wieder dazu neigen, ihre Mutter zu verteidigen und sich selbst ob der Distanzwünsche zu verdammen. Wieder ist es besser, all diese Strebungen zu symbolisieren, aufzuzeigen und sie als innerpsychische Konflikte zu bearbeiten.

In einer frauenspezifischen Sicht soll auch die geschlechtsspezifische Sozialisation in der Art der Konfliktregelung von Frauen mit berücksichtigt werden. Weibliche Aggression ist vielgestaltig, oft sehr subtil und wird lange nicht offen gezeigt, sondern wirkt unterschwellig (Hamburger Arbeitskreis für Psychoanalyse und Feminismus 2002). Oft kommen im Laufe des therapeutischen Prozesses **Wut, Zorn** und heftige Enttäuschungsreaktionen zum Vorschein, die sich gegen Personen aus dem Umfeld richten, wenn sich bei fortschreitender Gesundung die Aggression nicht mehr gegen sich selbst wendet. Denn über das bulimische Symptom wird viel ausagiert und ausgedrückt: Das Ausspeien von Unverdaubarem ist auch die geheim gehaltene Aggression, dass die Patientin alles ankotzt. Das Symptom kann als Symbol der Ambivalenz (essen und von sich geben, eine Aktion setzen und sie ungeschehen machen) interpretiert werden, als Kampf der Frau zwischen Bezogenheit und Autonomie. Vor diesem Hintergrund können in der Psychotherapie dann krank machende Muster erkannt und langsam verändert werden.

Manche bulimische Patientinnen sind so in ihrer **Scham** über eigenes Ungenügen und Unvollkommenheit gefangen, dass sie sich selbst in der Psychotherapie nicht trauen, ehrlich zu sein. Sie beschönigen Symptome, verschweigen etwa zusätzliche Drogeneinnahme oder andere selbstschädigende Verhaltensweisen. Hier gilt es für Psychotherapeut*innen, achtsam zu sein und gut zu hinterfragen, wenn sich Hinweise darauf zeigen. Dies muss allerdings sehr behutsam und wertschätzend geschehen, um nicht weitere Beschämung und noch mehr Ausweichen und Zurückziehen hervorzurufen.

Der Königsweg der Therapie ist es, bei und mit den Patient*innen ein freundliches, tolerantes Verhältnis sich selbst gegenüber aufzubauen. Es geht darum, die eigenen unerwünschten, verhassten Schattenseiten zu akzeptieren und sich mit jenen Seiten der eigenen Person anzufreunden (oder sie zumindest zu tolerieren), die bei all dem Perfektions- und Leistungsstreben nicht so mitkönnen. Diese Anteile zu integrieren heißt auf Symptomebene auch zuvor unerlaubtes Essen zu konsumieren und zu verdauen. Diese Prozesse vollziehen sich sowohl auf Ebene der Symptome als auch in Bezug auf die Persönlichkeitsentwicklung. Das Ziel ist es, das eigene Maß zwischen den Anforderungen von außen und den eigenen Wünschen und Bedürfnissen zu finden, sich von innen zu spüren, statt von außen zu bewerten.

Text einer Betroffenen: Sarah und die Essstörung

An einen richtigen Anfang wie „das erste Kotzen" kann ich mich nicht erinnern, es begann jedenfalls schleichend. Erst habe ich nach den Mahlzeiten erbrochen – anfangs manchmal, sehr bald regelmäßig, was ich weiters mit sehr reduziertem Essen ergänzte. Auf den dadurch aufkommenden Heißhunger folgten Essanfälle und anschließendes Erbrechen – zu Beginn noch nicht täglich, bald täglich, bald mehrmals täglich. Es gab unterschiedliche Phasen der Intensität, zwischen einmal täglich erbrechen und in Hoch-Zeiten bis zu sechs Mal täglich. Restriktives Essverhalten und Essanfälle mit anschließendem Erbrechen und der Einnahme von Abführmitteln wechselten sich ab und ergänzten sich. Ich bevorzuge deswegen auch den Überbegriff der Essstörung für mich, da ich anorektische wie bulimische Züge in meinem Suchtverhalten hatte. Trotz meiner guten sozialen Einbettung – gute familiäre Struktur, viele Freunde, Leben in einer Wohngemeinschaft – fühlte ich mich zutiefst einsam. Ich hatte das Gefühl, niemand, inklusive mir selbst, weiß, wer ich wirklich bin. Weiters fühlte ich mich zu dieser Zeit sehr verloren. Ich arbeitete und studierte zwar in dieser Zeit, aber nie aus meiner tiefen inneren Überzeugung. Vielmehr hatte ich die Arbeit und das Studium aus mir selbst auferlegten, fremdbestimmten Gründen gewählt. Die Unwissenheit über mich selbst, wer ich war und was ich wollte, zeigte sich in meiner Angepasstheit. Meine Selbstentwicklung hat, unter anderem durch meinen frühen Cannabiskonsum und durch meine erste langjährige Beziehung, in welcher ich mich ausschließlich angepasst habe und meine Bedürfnisse stetig übergangen habe, bis dahin nicht stattgefunden. Diese unbeantwortete Identitätsfrage, meine gefühlte Verlorenheit und meine ständige Selbstunsicherheit waren sicher wesentliche emotionale Faktoren, denen ich durch die Essstörung zu entkommen versuchte. Diese Einsamkeit, Unsicherheit und Verlorenheit wurden mit fortschreitender Krankheit jedoch immer intensiver und so steckte ich in dem Teufelskreis fest. Nun schreibe ich das natürlich heute, aus einer nachträglichen und weitreichend reflektierten Perspektive, welcher einige Jahre der Therapie vorausgehen.

Wie an den Anfang der Essstörung erinnere ich mich auch wenig an die Anfänge meiner ambulanten Psychotherapie. Ich nehme an, weil ich diese, trotz eines eindeutigen Bewusstseins für meine Problematik, eher als eine Art Pflichtprogramm begriff. Dieses begann ich jedenfalls nach circa zwei Jahren des Erbrechens und restriktiven Essverhaltens, als meine damalige Mitbewohnerin und Freundin mich darauf ansprach, weil sie den Kotzegeruch am Klo wahrnahm. Daraufhin erzählte ich meinen Eltern von meiner Problematik und ich begann mit einer wöchentlichen (mit Ferienpausen) ambulanten Einzel-Psychotherapie. Die Tatsache, dass ich nun nicht mehr ganz alleine mit „meinem Geheimnis" war, änderte nichts an meiner emotionalen Einsamkeit, da dieser kleine Kreis von fünf Leuten (Eltern, Bruder,

Freundin, Therapeutin) für die nächste längere Zeit – genauer: bis zu meiner stationären Therapie – die einzigen „Eingeweihten" blieben. Meine anfängliche Motivation, oder besser Hoffnung, beziehungsweise mein damaliges Gefühl, ich würde die Sache durch den Fakt der Anwesenheit bei einer Psychotherapie und der „Kundmachung" in den Griff bekommen, erwiesen sich mit der Zeit als – natürlich – nicht ausreichend. Es folgten weitere drei Jahre intensiver Essstörung mit den typischen Symptomen, wie Untergewicht, massives restriktives Essverhalten, Ess-Brech-Anfällen, ständigem essensgeleiteten Gedankenkonstrukt und schweren depressiven Verstimmungen. Oft gab es Phasen, in denen ich aufwachte mit dem Gedanken, nicht aufwachen zu wollen, da ich mich gedanklich nicht mit dem, was ich essen oder nicht essen wollte und sollte, beschäftigen wollte. Am liebsten hätte ich gar nicht über Essen nachgedacht. Nach kurzem Überlegen und der Entscheidung, nichts zu essen, folgte bald der Weg ins Lebensmittelgeschäft, um einen Einkauf für den folgenden Ess-Brech-Anfall zu tätigen. Das wiederholte sich bis zu fünf Mal täglich. Zwischenzeitlich begleitet von Schweiß-, Schwindel- und Zitteranfällen auf körperlicher Ebene, lag ich im Bett und wünschte mir, diese Hölle zu verlassen. Beim Inhalt der Einkäufe zeigte sich deutlich, ob ich für einen Essanfall einkaufte. An einem Tag, an dem ich versuchte, nicht zu brechen, lagen ein bloßes Weckerl und ein Apfel als Tagespensum am Förderband, bei Einkäufen für Ess-Brech-Anfälle war das Förderband voll mit ungesunden Sachen, die ich mir nicht zu essen erlaubte, wie fettreiche und zuckerhältige Lebensmittel. Oft bestellte ich mir auch Essen in die Wohnung, weil die Geschäfte schon geschlossen waren oder ich zu paranoid war, nochmal aus meiner Wohnung zu gehen. Es ist wirklich verrückt, wie viel Geld ich ins Klo versenkt habe! Diese schlimmen Phasen dauerten teilweise bis zu vier oder fünf Tage lang. Phasen, in denen ich mich extrem zurückzog, keine sozialen Kontakte hatte, auch keinen Telefonanruf entgegennahm, weil ich niemandem sagen wollte und konnte, wie es mir wirklich geht und ich auch keine Kraft mehr hatte, eine Fassade aufrechtzuerhalten. Begleitet waren solche Phasen auch immer von einem ausgeprägten Schamgefühl und extremer Paranoia, jemand könnte von meiner Bulimie wissen und mitbekommen, welchen Wahnsinn ich betreibe. Ich wechselte die Geschäfte, in denen ich meine Fressanfall-Einkäufe tätigte, hatte die Vorhänge am Tag zu, versuchte in den Wohngemeinschaften meinen Mitbewohnern aus dem Weg zu gehen. Trotz dieses extremen Rückzuges fühlte ich mich oft beobachtet. Obwohl ich versuchte, einen Überblick zu bewahren, wann meine Mitbewohnerin nicht zu Hause war, wurde ich regelmäßig von ihrem Heimkommen überrascht, während ich mich heimlich in meinem Zimmer vollstopfte. In diesen Fällen fuhr ich dann zur Uni oder auf ein U-Bahn-WC, um das Essen wieder loswerden zu können. Der Gedanke, das Essen, vor allem einen solch gigantischen Essanfall in meinem Körper lassen zu müssen, war unaushaltbar für mich. Für zu Hause entwickelte ich später die Strategie im Badezimmer, unter „Einlassen des Badewassers" mit duftendem Zusatz, in einen Müllsack zu erbrechen, wenn jemand zu Hause war. Ständig hatte ich Angst, jemand würde mich ertappen. Während Zugreisen stopfte ich mich voll und entleerte mich am WC im Zug. Die Bulimie war ein ständiger Begleiter – auf jedem Weg und zu jeder Zeit. Der Gedanke, mit Freunden gemeinsam essen zu gehen, war furchtbar für mich, es stresste mich vom Moment des Ausmachens an, weil ich am liebsten gar nichts gegessen hätte, und wenn doch, gern danach erbrochen. Ich studierte on-

line vorab die Speisekarte des Restaurants, um ein für mich verträgliches Gericht zu finden. Feiertage wie Weihnachten oder Ostern und familiäre Feierlichkeiten, bei denen es naturgemäß viel zu essen gab, empfand ich als schrecklich und stressten mich schon im Vorfeld sehr. Vor allem diese Zweigleisigkeit empfand ich als sehr erschöpfend. Alleine konnte ich mich immerhin in meinen paranoiden und depressiven Spei-Orgien zurückziehen. Im sozialen Umfeld wollte ich neben der Bulimie meinen Schein des „Alles-läuft-super"- Lebens wahren. So wurde meine emotionale Einsamkeit immer größer und die Rückzugsphasen immer intensiver. Hier hat mir die ambulante Therapie dahingehend geholfen, dass ich aus solchen tiefen Phasen wieder schneller rauskam als vorher. Weiters entstand ein gewisses Verständnis in mir dafür, dass ich Bulimie habe. Ich habe es mir anfangs nicht zugestanden, mir fehlte eine eindeutige Begründung für meine Bulimie – aus gutem Elternhaus kommend, gut sozialisiert, keine (sichtbaren) traumatischen Erlebnisse oder Ähnliches. Im Nachhinein fällt es mir schwer zu beurteilen, inwieweit mir die ambulante Psychotherapie geholfen hat. Ich hatte dadurch jedenfalls das Gefühl, etwas dagegen zu machen. Ich schreibe ihr im gesamten Prozess jedoch eine bedeutende Rolle zu. Zum einen war es eine beständige Form, mich immer wieder mit meiner Essstörung zu konfrontieren und hinzuschauen, und zum anderen war es meine Psychotherapeutin, die mir – schon von Beginn an – eine stationäre Therapie empfohlen hatte.

Nach einigen Ausreden bezüglich unpassenden zeitlichen Faktoren und anderen vorgeschobenen Gründen war ich nach nun insgesamt fünf Jahren der Bulimie-Gefangenschaft endlich bereit zu einer stationären Therapie. An diesem Punkt hatte ich erkannt, dass ich es in gegebenem Setting nicht schaffe, aus meiner Situation rauszukommen, und ich wollte dieses Leben so nicht mehr führen. Im Nachhinein betrachtet, war dies die weiseste Entscheidung. Nach dieser Erfahrung im stationären Setting würde ich mir wünschen, dass sich jeder von einer Essstörung betroffene Mensch so früh wie möglich auf eine stationäre Therapie einlassen könnte. Bevor ich meinen fast dreimonatigen Aufenthalt begann, erzählte ich all meinen guten Freunden von meiner Essstörung. Ich wollte kein Geheimnis mehr herumschleppen, mich befreien und es als Teil meiner persönlichen Geschichte akzeptieren. Die Tatsache, dass es schwierig sein würde, den Leuten für drei Monate irgendetwas anderes vorzugaukeln, erleichterte mir diese Entscheidung vermutlich. Es waren einige Faktoren, die mir im stationären Setting weiterhalfen, meine Bulimie wirklich als eine Krankheit zu erkennen und zu akzeptieren. Die Begegnung mit anderen Betroffenen im psychosomatischen Zentrum und im Gruppensetting verhalf mir zu mehr persönlicher Stabilität. Die Tatsache zu erkennen, dass ich nicht allein mit meinem Problem bin, bestärkte meine persönliche Akzeptanz zu meiner Essstörung und ich hörte auf nach dem „Warum ich?" zu fragen. Der Kontakt mit unterschiedlichen Betroffenen zeigte mir deutlich auf, wie schlimm diese Krankheit ist, wie weit sie gehen kann, dass sie verschiedenste Menschen treffen kann und wie ausgeliefert die Betroffenen ihrer Suchtkrankheit gegenüber sind. Ich empfand mich damals als eine der „am wenigsten Betroffenen". Das Zusammenkommen mit diesen Menschen bestärkte mich in meinem Willen, davon loszukommen. Die bisherigen Jahre war ich ja mit mir allein und kannte keine anderen Betroffenen. Das Gruppentherapie-Setting war für mich spannend und half mir, mich zu positionieren und dadurch zu einem Gefühl der Selbstbestimmtheit. In den Musik- und Tanzgruppentherapien freute ich mich, aus mir herauszukommen, mich in einem safe space ausprobieren zu können und mich körperlich wahrzunehmen. Meine körperliche Wahrnehmung war naturgemäß sehr verzerrt, aber vor allem habe ich mich die vorangegangenen Jahre nicht gespürt, auf emotionaler und körperlicher Ebene. Während des Aufenthalts begann ich soziale Prozesse und Strukturen zu erkennen und konnte diese für mich und mein soziales Handeln verwerten. Im Nachhinein reflektiert, machten – und machen wahrscheinlich immer noch – diese Gruppensettings für mich großen Sinn, da sie mich in meiner Persönlichkeit bestärkt haben. Natürlich war der Aufenthalt auch hart, vor allem das Ankommen. Die strikten Regeln für Betroffene von Essstörungen, wie das Bewegungsverbot, die strikten Regeln das Essen betreffend, auch durfte das Gebäude die ersten Tage nicht verlassen werden, sowie das Einfinden in einer bereits bestehenden Gruppe – was ich aus heutiger Sicht sehr spannend finde –, das Essen selbst, der Druck einer Mindestgewichtszunahme und eine Reihe weiterer Richtlinien stellten meinen Willen zu Beginn vor Herausforderungen. Rückblickend wirken das gesamte Programm und die Vorgaben natürlich konsequent und nachvollziehbar. Durch das Genusstraining, in dem gemeinsam gekocht, gekostet und gegessen wurde, und vor allem durch das Essen an sich, habe ich wieder einen Realitätsbezug herstellen können, was „normales" Essen ist. Nach fünf Jahren eines ständig leeren Kühlschranks, der Essanfälle und jeglichem Bezugsverlust zu Portionsgrößen und einer Diversität an Zutaten, war es anfangs sehr schwer für mich zu glauben, was eine „normale" Portionsgröße ist – sie schien mir riesig! Das Wiedererlernen eines realitätsbezogenen Umgangs mit Essen, also den verschiedenen Gerichten und der Vielfalt an Zutaten, war für mich ein wesentlich hilfreicher Punkt, den ich aus meinem stationären Aufenthalt mitgenommen habe. Das half mir auch für später und gab mir Orientierung in der unsicheren Zeit nach dem Aufenthalt.

Nach meinem stationären Aufenthalt schaffte ich es, einige Zeit weitgehend symptomfrei zu bleiben. Ich suchte mir eine Art Tanzgruppe, was sich leider schnell wieder verlief, und ging zu Treffen einer Selbsthilfegruppe. Es war herausfordernd für mich, das wieder erlernte „normale" Essverhalten im Alltag weiterzuführen. Ich merkte, dass sich wieder bestimmte Essverhalten einschlichen, nicht vergleichbar mit der Zeit vor dem stationären Aufenthalt, aber ich musste sehr aufmerksam bleiben. Ich war schnell verunsichert, was diesbezüglich im „normalen" Bereich lag und wo es wirklich essgestörte Tendenzen waren. Das war noch eine lange Zeit, mit Unsicherheiten verbunden. Im Anschluss an meinen stationären Aufenthalt begann ich zu arbeiten, was sich sicher im Genesungsprozess förderlich auswirkte, da es mir, im Gegensatz zu der Zeit davor als Studentin, Struktur gab. Trotzdem folgten Rückfälle von Ess-Brech-Anfällen und kontrolliertem Essen. Bei weitem nicht in der vorherigen Intensität. Ich machte mit meiner ambulanten Psychotherapie weiter. Nun konnte ich diese für mich besser nutzen, hatte ich das Gefühl. Ich kann es schwer in Worte fassen, ich empfand es als ehrlicher für mich, vielleicht weil ich offener war. Es folgten zwei weitere Jahre eines Kampfes mit immer wieder kehrenden vereinzelten Rückfällen. Es war schwierig, dem Verlangen nach einem Ess-Brech-Anfall nicht nachzugeben oder bei einem vollen Bauchgefühl den Spei-Druck auszuhalten. Es ist wirklich unglaublich, wie abgespeichert und verinnerlicht diese Verhaltensmuster sind und wie schwer es ist, gegen sie zu steuern! Ich musste mich wirklich bemühen, mein wieder erlerntes Essverhalten beizubehalten, einmal eine Mahlzeit auslassen oder mal mehr Essen verunsicherte mich sofort und brachte mich in Gefahr, rückfällig zu werden. Mein Esstagebuch half mir diesbezüglich, einen rationalen Überblick und Bezug beizubehalten. Die Rückfälle wurden weniger und es besserte sich tendenziell. Meine Lebensfreude kehrte wieder zurück. Ich freute mich, diesen Schritt getan zu haben, fühlte mich unter anderem auch durch die Ehrlichkeit und Offenheit meinen Freunden und mir selbst gegenüber gestärkt. Ich war mehr bei mir als zuvor und lernte immer mehr, meine Gefühle wahrzunehmen, diese einzuordnen und mit ihnen umzugehen. Diesbezüglich denke ich, dass der stationäre Aufenthalt durch das Gruppensetting weitgehend hilfreicher war als die ambulante Therapie. Ich nehme wohl auch an, dass dies an der Intensität und der zeitlichen Komponente liegt. In den Gruppenprozessen wurde ich dahingehend gefordert, für mich einzustehen. Die Selbsthilfegruppen besuchte ich nach einer Zeit nicht mehr, da die Personen wechselten und es so für mich nicht mehr passend war. Anfangs war ich beeindruckt und bestärkt durch die Anwesenheit von ehemalig Betroffenen, die es geschafft hatten, die Krankheit ganz hinter sich zu lassen. Dann nahm ich wahr, dass es mich mehr mitnahm als es mich bestärkte, wenn aktuell betroffene Personen viel Raum einnahmen. In diesem Setting ist es wirklich wichtig, dass man sich gut abgrenzen kann, das ist mir mal besser und mal schlechter gelungen. Meine Symptomatik ging zurück und mir ging es zunehmend allgemein besser, ich konnte meine Gefühle immer mehr wahrnehmen und lernte, mit ihnen umzugehen. Ich bemühte mich, auf mich Acht zu geben und meine Bedürfnisse wahrzunehmen. Vor allem trat ein Gefühl der Selbstbestimmtheit ein und ich konnte wieder „normal" essen. Nun bin ich seit mehreren Jahren symptomfrei, das heißt kein restriktives Essverhalten, keine Ess-Brech-Anfälle, ein voller und umfangreich ausgestatteter Kühlschrank zu Hause und vor allem: Ich genieße das Essen wieder und habe Freude daran! – Das hatte ich während meiner Krankheit niemals für möglich gehalten.

4.3.3 Binge Eating Disorder: „Hilflosigkeit, Schutz, Grenze und Macht"

Viele Personen mit Binge Eating Disorder wissen nicht, dass sie von einer veritablen Essstörung betroffen sind. Sie haben zwar einen hohen Leidensdruck, betrachten ihr Problem aber als mangelnde Willensstärke und abartige Gier oder ungünstiges Essverhalten und nicht als krankheitswertige Störung. Deshalb braucht es lange, bis sie, wenn überhaupt, Psychotherapie dafür in Anspruch nehmen. Obwohl laut epidemiologischer Daten Binge Eating die häufigste Essstörung darstellt, finden doch nur wenige Betroffene deswegen den Weg in die Praxis. Immer wieder kann es aber vorkommen, dass im Laufe der Behandlung anderer Probleme, wie etwa Angst und Depressionen, Prokrastinationsprobleme, aber auch

Persönlichkeitsstörungen und Traumafolgestörungen, Symptome dieser Essstörung beschrieben werden.

Der erste Schritt in der Psychotherapie besteht darin, die Störung ernst zu nehmen und ihr das Gewicht zu geben, das sie hat. Es ist wichtig, Patient*innen zu vermitteln, dass sie nicht einfach „ungesund essen", sondern dass sich in ihrem Essverhalten ihre Not ausdrückt. Sie kann im Moment noch nicht besser bewältigt werden als durch Bingen; daran soll in der Psychotherapie gearbeitet werden.

Es ist nicht so wichtig, die auftretenden Essanfälle sofort zu reduzieren – so wie bei allen Arten von Essstörungen nicht der Kampf mit dem Symptom im Vordergrund stehen sollte[11]. Die Patient*innen sollen in einer ersten Therapiephase einmal beobachten, wann die Essanfälle auftreten. Manchen kann es auch helfen, darüber Aufzeichnungen anzulegen. Dabei können die Auslöser beachtet werden. Wenn das noch zu schwierig ist, kann auch einfach beobachtet werden, zu welchen Uhrzeiten, an welchen Orten, mit welchen Nahrungsmitteln die Essdurchbrüche stattfinden. Auch, ob es sich um vorgeplante Aktionen handelt oder ob es „einfach so passiert".

Wenn die Betroffenen eine Idee haben, welches die besonders gefährdeten Situationen sind, kann man diese mit Lebensereignissen und -aufgaben in Verbindung bringen. Hier ist viel Psychoedukation und Aufklärung darüber nötig, wie essen sonst unaushaltbare Spannungen moderiert und überdeckt, bis außer dem Gefühl der Völle und der Reue bzw. Selbstbeschimpfung ob des Essanfalls von den ursächlichen Auslösern oder langfristig schwelenden Problemkonstellationen nichts mehr wahrzunehmen ist. Die Patient*innen lernen so die Mechanismen zu analysieren, die bei ihnen zum Bingen führen. Eine Änderung kann manchmal auch recht „oberflächlich" sein, etwa indem eine klassische Auslösesituation (vor dem Laptop auf der Couch Serien schauen und dabei essen) dadurch entschärft wird, dass Essen und Fernsehen getrennt werden[12].

Sind diese Schritte in die Wege geleitet, geht es darum, die schwierigen Emotionen wahrzunehmen und sich zu trauen, ihnen ins Gesicht zu schauen – vielleicht tauchen diese mittels einer Stuhlarbeit (Abschn. 4.4) auf. Es gilt, im

[11] Ausnahmen stellen natürlich lebensbedrohliche oder stark selbstgefährdende Praktiken dar.

[12] Es fällt auf, dass die Kombination von fernsehen und essen ein sehr beliebtes und häufiges Zusammenspiel zweier „Entspannungspraktiken" ist, die sich so gegenseitig verstärken und festigen. Nimmt man eine Komponente weg, ist die andere auch für sich weniger gefährlich (vergleichbar mit der gewohnten Zigarette zum Kaffee, wenn man zu rauchen aufhören will).

geschützten Raum der Psychotherapie dem auf den Grund zu gehen, was sonst nicht benannt und gefühlt sein darf – etwa Wut, Überforderung, Wunsch nach eigener Freiheit etc. Das Ans-Licht-Bringen und Betrachten dieser "hidden agendas" ist anfangs sehr angstbesetzt – hier ist es für Psychotherapeut*innen wichtig, ruhig und behutsam zu agieren und der Patientin die Zeit zu geben, die sie braucht, um sich dem anzunähern. Wird aus Trotz, aus Verzweiflung, aus Wut oder Überforderung gegessen? Im Konterkarrieren der allgegenwärtigen Essens- und Abnehmgebote liegen auch Stärke und Selbstbehauptung verborgen – obwohl die Patientinnen sich zu Beginn als schwach wahrnehmen. Das Spiel mit stark/mächtig/schwach/hilflos stellt ein wichtiges Thema der psychotherapeutischen Behandlung dar.

Sind die Emotionen benannt und ist ein Gefühl für die Hintergründe, aus denen sie entstanden sind, etabliert, geht es darum, an der Regulierung dieser so unangenehmen Teile des eigenen Erlebens zu arbeiten. Bis dahin sollten die Patient*innen schon gelernt haben, dass ein Wegschieben und ein So-Tun, als ob es sie nicht gäbe, nicht erfolgreich ist: Die schwierigen Emotionen sind damit nicht aus der Welt zu schaffen, weil sie aus Bedingungen entstehen, in denen sich die Betroffenen befinden. Es müssen alternative Wege gesucht werden, mit dem Erleben und Wünschen umzugehen, anstatt sie unter einem Berg von Essen zu begraben. Diese Selbstregulation zu etablieren, zu stärken und unliebsame Gefühle neu zu bewerten ist wesentlich in einer mittleren Therapiephase (Abschn. 4.2.2). Die Patient*innen sollen lernen, Emotionen ohne Essanfälle wahrzunehmen, auszuhalten und ggf. zu regulieren.

So wird in einem nächsten Schritt daran gearbeitet, die **Bedürfnisse**, aus denen die unangenehmen Gefühle erwachsen zu beachten, ernst zu nehmen und zu prüfen, wie man sie – zumindest teilweise – erfüllen kann. Es kann größere Veränderungen im Leben mit sich bringen, wenn die Patient*innen ihre Wünsche ernst zu nehmen beginnen, besonders bei jüngeren Patient*innen. Etwa Ausbildungen zu beginnen oder abzubrechen/abzuschließen, Partnerschaften zu verändern etc. Die Patient*innen gewinnen dadurch vermehrt an Selbstwert und können besser zu sich stehen.

Oft ist mit einer Verringerung der Binge-Situationen auch eine (moderate) Verringerung des Körpergewichts verbunden – was für die meisten Patient*innen angenehm und erwünscht ist. Das kann noch einmal die Selbstakzeptanz verstärken. Wichtig in der Psychotherapie ist dabei aber, dies nicht zu sehr in den Vordergrund zu stellen, um nicht dem gesellschaftlichen Schlankheitsideal das Wort zu reden. Es ist nicht das vorrangige Ziel der Psychotherapie, eine durch Binge Eating bedingte **psychogene Adipositas** zu verbessern, aber dies ist natürlich eine willkommene Begleiterscheinung. Selbstverständlich müssen begleitend bereits eingetretene körperliche Probleme bei einer krankhaften Adipositas medizinisch behandelt werden.

Interessant ist, dass sich Frauen und Mädchen mit Adipositas eher dünner einschätzen als sie sind, während sich magere Menschen eher voluminöser einschätzen, als sie von anderen wahrgenommen werden. So schätzen sich 2,9 % der Mädchen mit Adipositas als normalgewichtig oder dünn ein. Nur knappe 50 % der adipösen Mädchen schätzte sich richtig als (stark) übergewichtig ein (Wiener Programm für Frauengesundheit 2015). Oftmals scheint es so, als ob ein kleines „Ich", eine instabile Identität in einem großen Körper wohnte. Die Unsicherheit und die Selbstzweifel der Patientinnen sind von einer mächtigen Schicht beschützt. Dieses Ich ans Tageslicht zu holen, es in all seinen Zweifeln da sein zu lassen und zu akzeptieren macht einen wichtigen Teil der therapeutischen Arbeit in mittleren und späteren Therapiephasen aus. Orbach argumentiert in ihrer Anti-Diät-Doktrin zum Thema Esssucht, dass Dicksein sehr wohl eine Entscheidung ist, die allerdings nicht bewusst getroffen wird. Der mächtige Körper symbolisiert Schutz, Stärke und Kraft. Sie argumentiert, dass Frauen nicht glauben, die Anforderungen, die ihr Leben stellt, als die zarte, zerbrechliche Person, die als Ideal propagiert wird, zu meistern (Orbach 1979, S. 34 ff.). Dies ist eine sicher sehr auf die Spitze getriebene Theorie, viele Patientinnen würden sie nicht teilen. Man kann sie aber im Hinterkopf haben und bei passender Gelegenheit als eine Deutung anbieten.

Gerade bei stark übergewichtigen Patientinnen muss oft lange daran gearbeitet werden, dass sich die ersehnte Idealfigur trotz einer Änderung des Essverhaltens nicht einstellt. Zu lange musste der Stoffwechsel mit extremen Bedingungen des Bingens zurechtkommen. Es gibt aber auch Patientinnen, die wie von selbst und ohne darauf viel zu achten zu einer adäquaten Gewichtsklasse zurückkehren. Auch das kann sehr verunsichern. Oft kommt es vor, dass mit einer Gewichtsabnahme das Auftauchen neuer Symptome verbunden ist – es zeigen sich Ängste, die Anforderungen an sich werden stärker. Denn jetzt, da die Patientin Gewicht abgenommen hat, müsste sich das Glück doch automatisch einstellen. In dieser Phase der Therapie gilt es (wie zu Anfang) Essen, Gewicht und Lebensglück als unabhängige Parameter zu etablieren und zu stärken.

Schließlich sollten gegen Ende des therapeutischen Prozesses die Interaktionen mit wichtigen **Bezugspersonen** verbessert sein – oder eine adäquate (größere) Distanz zu Menschen, die nicht guttun, hergestellt werden können. Wie bei allen Essstörungen spielt auch die Diskussion von eventuellen Rückfällen mit Plänen, was dann zu tun sei, im letzten Abschnitt der Therapie eine wichtige Rolle.

4.3.4 Orthorexie: „Zwang und Kontrolle – alles richtig machen"

Patient*innen mit Orthorexie haben oft keine Idee von der Krankheitswertigkeit ihrer Beschäftigung mit Nahrungsmitteln und deren Zubereitung. Sie kommen oft erst nach langen Irrwegen in Psychotherapie, weil sich ihr seelischer, manchmal auch körperlicher Zustand immer mehr verschlechtert und Ärzt*innen oder Diätolog*innen keine Hilfe mehr bieten können.

Die meisten Personen sind überzeugt, dass ihre Art des Essens die einzig richtige für sie ist, und führen als Beweis zahlreiche selbst- oder fremddiagnostizierte Unverträglichkeiten, Allergien oder körperliche Symptome an, die sie mithilfe ihrer Essensauswahl in den Griff bekommen möchten.

Dagegen zu argumentieren hilft in der Psychotherapie kaum weiter. Es gibt Parallelen zur Behandlung von Patient*innen mit Anorexie, bei denen zumindest am Beginn der Psychotherapie auch wenig bis keine gemeinsame Sicht auf die Symptomatik herzustellen ist.

Ein wichtiger Part vor allem zu Beginn der Behandlung ist Psychoedukation, mit der den Patient*innen vermittelt werden soll, dass zu „gesundes" Essen seelisch krank machen kann. Manchmal sind auch körperliche Parameter von der Verschlechterung betroffen, v. a. wenn die Orthorexie immer strenger wird und nur mehr ganz einseitige Ernährung erlaubt wird. Auch hier ist wieder die Zusammenarbeit mit einer Ärzt*in unumgänglich.

Ansatzpunkte der gemeinsamen therapeutischen Arbeit können sich in der zunehmenden Mühsal und Einschränkung bzw. dem Zeitaufwand, den die Betroffenen für die Auswahl, Besorgung und Zubereitung ihrer Nahrungsmittel haben, bieten. Und natürlich auch bei den Schwierigkeiten im Zusammenhang mit Essenseinladungen oder Essen in Restaurants und den damit verbundenen Problemen in sozialen Kontakten. Wenn man bei diesen Themen ansetzt, kann sich punktuell eine Mitarbeit etablieren. Vor allem der Bereich der sozialen Kontakte ist bei längerdauerndem Krankheitsverlauf meist in Mitleidenschaft gezogen. Manche Betroffene leiden darunter, andere sind froh, nun für sich alleine ihre Essenskultur ungestört pflegen zu können.

Orthorexie steht an der Grenze zwischen Essstörung und Zwangsstörung – strukturierte Behandlungsmethoden wie für Zwangsstörungen können hier Abhilfe schaffen. Etwa eine Rangreihung der Nahrungsmittel von „Absolut verboten" über „Unter Nachsicht genehmigt" zu „Erlaubtes Essen". Mittels dieser kann daran gearbeitet werden, wieder eine größere Vielfalt zuzulassen, mehr Varianz in die Ernährung zu bringen und die Restriktionen langsam zurückzunehmen (vgl. Ausweiten und Anreichern bei Anorexie). Die Patientin kann hier etwa aussuchen, welches der Nahrungsmittel aus der mittleren Kategorie sie bis zur nächsten Sitzung ausprobieren wird, und berichtet dann über ihre Erfahrungen. Ziel ist es, immer mehr tolerierte Nahrungsmittel bzw. Zubereitungsarten in die Liste der erlaubten überzuführen und diese so auszuweiten.

Es kann auch hilfreich sein, Tage einzulegen, an denen die Restriktionen (etwa in bestimmten Aspekten) geplant gelockert werden, um wieder ein Gespür für den eigenen Gusto zu bekommen. All dies macht Angst, und mit der Angst zu arbeiten kann ein guter Weg in die Dimensionen seelischer Befindlichkeiten sein. In einer mittleren Therapiephase kann so etwa über die Angst (vor dem Leben?), das Bedürfnis nach Kontrolle, den Wunsch, alles richtig zu machen, der Besorgnis, sich selbst (unabsichtlich) zu schaden etc., gesprochen werden. Sind diese Themen erst einmal vom Essen abgelöst, bieten sie eine Vielzahl von Ansatzpunkten zur Erkundung von Glaubenssätzen und die daran geknüpften psychischen Dynamiken. Wie bei allen Essstörungen verbergen sich hinter der Symptomatik auch dysphorische Verstimmungen und diffuse Ängste. Mit diesen ist ein psychotherapeutisches Arbeiten gut möglich, wenn erst einmal der Fokus von der Fixierung auf das Essen abgezogen ist.

Wie bei allen Essstörungen ist es wichtig, nicht am Essverhalten kleben zu bleiben. Gerade mit Personen mit Orthorexie soll möglichst bald das Augenmerk auf andere, nicht auf Ernährung bezogene Themen gelenkt werden. Möglichkeiten der Freizeitbeschäftigung jenseits vom Nachdenken über und Besorgen von Nahrungsmitteln sind wieder aufzubauen; Genussfähigkeit jenseits von Essen zu fördern und die Aufmerksamkeit auf andere Lebensbereiche zu richten, die Erfüllung und Befriedigung versprechen sind wichtige Schritte. Der Anti-Diät-Ansatz ist natürlich für Menschen mit Orthorexie eine gewaltige Herausforderung. Es ist anzunehmen, dass die Betroffenen auch nach einer Psychotherapie weiter an Essen interessiert sind und sich gesund ernähren wollen. Allerdings sollte dem die (krankhafte) Spitze genommen sein.

4.3.5 Unspezifische Essstörungen: „An endless Story"

Menschen mit subklinischen unspezifischen Essstörungen (siehe Abschn. 3.8) kommen zumeist nicht wegen der betreffenden Ess-Symptomatik in Psychotherapie. Vielmehr stellt sich ihr problematisches Essverhalten im Rahmen von anderen Behandlungswünschen als weitere Symptomatik heraus.

In all diesen Fällen ist kein besonderes Eingehen auf die Essstörung vonnöten. Vor dem Hintergrund einer gendersensiblen Haltung (Abschn. 2.5) wird an der Problematik, die die Patient*innen präsentieren, gearbeitet. Wenn die Rede auf Essen und Körperlichkeit kommt, kann entlang des Anti-Diät-Ansatzes und der hier beschriebenen Leitlinien der Behandlung (Abschn. 3.3) interveniert werden. Essen und seine Störungen werden als Symptome für dahinterliegende Konflikte, Störungen und Überforderungen gedeutet. Diese gilt es ans Licht zu heben, zu betrachten, zu akzeptieren und dann darauf zu reagieren. Das Verhältnis der Patient*innen zu ihren Bezugspersonen und v. a. zu sich selbst sind dabei oft im Zentrum. Gelingt es, intra- und interpersonelle Spannungen zu reduzieren, wird sich auch die Essproblematik verringern. Wichtig ist ebenso eine **Steigerung des eigenen Selbstwertgefühls** der Patient*innen durch Psychotherapie, damit sie sich mit ihrer Leiblichkeit wieder wohlfühlen können.

Die meisten bekannt werdenden Essprobleme betreffen latente Essstörungen vom restriktiven Typus oder dieting and overeating Typus (Abschn. 3.8.1 und 3.8.2). Hier kann es hilfreich sein, an den bewussten, v. a. aber unbewussten Körperkonzepten zu arbeiten. Schlanksein und Dicksein sind hochambivalent besetzt und viele Betroffene haben verborgene Angst vor dem Schlanksein und seinen implizierten Anforderungen (Beyer 2000). Sie haben innere Konzepte wie: „Wenn ich erst dünn bin, dann muss ich das und jenes tun, dann habe ich keinen Grund mehr, dass ich keine so gute Partnerschaft, zu wenig beruflichen Erfolg, zu anstrengende Kinder etc. habe".

Wichtig ist es, wie bei allen Essstörungen, unabhängig vom Gewicht ein entspanntes Verhältnis zum Essen und eigenen Körper zu etablieren (Abschn. 3.3). Denn bei Patient*innen, die ihr Leben lang übergewichtig waren, besteht ein erhöhtes Gewicht oft auch nach einem Ende der Diät und des Überessens weiter (Abschn. 4.3.3).

In allen unspezifischen Essstörungen finden wir den Gegensatz von Haltlosigkeit und strenger Struktur. Dies zeigt sich einerseits im Essen mit Überessen/Essanfällen und Phasen von Diäten, aber auch im Leben, wenn Grenzüberschreitungen geduldet und eigene Bedürfnisse nicht wahrgenommen oder ignoriert werden. Erschwerend kommt hinzu, dass Verbote, wie sie in allen Diäten enthalten sind, natürlich hungrig machen und die Lust auf „Verbotenes" steigern – ein Teufelskreis. Diese Mechanismen psychoedukativ zu erklären und den Patient*innen Verständnis entgegenzubringen ist Teil der Behandlung und passt meist sehr gut zum therapeutischen Auftrag, denn hinter Symptomen liegen die Strukturen, die es zu ändern gilt.

Die Grundregel des Anti-Diät-Ansatzes im Umgang mit Essen lautet:

- Iss (nur), wenn Du Hunger hast, so lange, bis Du satt bist. Nimm wahr, worauf Du Lust hast, und iss das, so lange, bis Du genug hast.

Zum Abschluss: Text einer Betroffenen.

Jules (f) und die Essstörung

Lange Jahre war die Essstörung eines der zentralen Themen in meinem Leben. Um das sich alles gedreht hat. Um das sich mein Leben gedreht hat. Um das ich mich gedreht habe. Heute, nach vielen Jahren an Therapie, ist das anders. Sie ist nicht weg. Wird vielleicht nie weg sein. Ich kann sie nicht ganz aus meinem Gedächtnis streichen. Jedoch ist sie schon lange kein zentrales Thema mehr.

Sie war Zuflucht. Sie war Orientierung. Sie war Halt und Unterstützung. Sie war das einzige, das ich zu haben schien, das einzige, das mir gehörte und mich wollte. Egal, was ich fühlte, egal, was ich dachte, egal, was ich bewältigen musste, eines schien sicher – das Essen und Nicht-Essen, das Voll-Essen und Wieder-Entleeren. Danach schien alles leichter, bewältigbarer und aushaltbarer. Scheinbar.

Sie war Kampf. Sie war Gefängnis. Sie war Selbsthass und Zerstörung. Sie war das einzige, das ich gegeben habe, das einzige, das ich besaß und das mich besaß. Egal, was ich fühlte, egal, was ich dachte, egal, was ich bewältigen wollte, eines schien sicher – das Ausweichen und Davor-Zurückschrecken, das Mich-Schwächen und das Mich-Zerstören.

Sie war das, was jeden Funken in mir zerstörte. Das, was jedes Leben in mir zerstörte.

Ich habe das lange nicht gesehen. Auch viele Jahre in der Therapie nicht gesehen. Was ich hier an Kampf und Gefängnis und Waffe gegen mich selbst vor mir hergetragen habe. Rückblickend hätte ich sie gerne früher losgelassen. Mich früher für das Leben und für mich entschieden. Und nicht dafür, ihren Grenzen und Gesetzen und ihrem starren System zu folgen.

Jedoch darf ich sie nicht gänzlich verurteilen. Sie hat mir geholfen, in einer Welt zurechtzukommen, für die ich mich nicht gemacht fühlte. Ich – mit all meinen Empfindungen und Emotionen und Gedanken und Gefühlen, die zu viel, zu laut, zu kompliziert, zu stark schienen. Da waren ihre Grenzen und ihre Gesetze und ihr starres System ein hilfreicher Anker, um leben und überleben zu können. Und wenn die Essstörung nicht dafür gemacht gewesen wäre, nicht mit ihr überleben zu können, wäre es eine perfekte Beziehung gewesen.

Und genau darin, im dem „perfekt", liegt wohl auch einer der Schlüssel, um sie loslassen zu können. Die perfekte Tochter. Die perfekte Studentin. Die perfekte Freundin. Die perfekte Partnerin. All dieses Perfekt-sein-Wollen hat sie wohl in mein Leben gerufen. Perfekt brav. Perfekt freundlich. Perfekt erfolgreich. Perfekt lieb. Mit der Essstörung hat dieses Perfekt-Sein einen ziemlich deutlichen Kratzer bekommen.

Und plötzlich war für mich selbst und für alle anderen sichtbar und deutlich, das Perfekt ein Schein ist, den es nicht gibt und nie gab.
Therapie gibt Raum und Luft zum Atmen und einen Ort, an dem das Nicht-Perfekt-Sein okay ist. Und angenommen wird. Und sein darf. Ein Ort, an dem auch ich sein durfte. Mit all meinen Empfindungen und Emotionen und Gedanken und Gefühlen – wie auch immer sie waren. Viel, laut, kompliziert und stark. Und Schritt für Schritt war da eine andere Art von Orientierung, Halt und Unterstützung.
Mich selbst kennenlernen und mich selbst halten lernen – und vielleicht mich selbst aushalten lernen – waren für mich die wertvollsten Geschenke, die ich in der Therapie lernen durfte.
Ich weiß nicht mehr genau, wie lange es her ist. Das Ende der Therapie. Und ich mag eigentlich auch gar nicht mehr viel darüber nachdenken. Es kommt mir vor wie in einem anderen Leben. Auch die Essstörung kommt mir vor wie in einem anderen Leben. Auch wenn Gedanken daran, an ihre Grenzen und Gesetze und Vorgaben ab und an aufblitzen. Auch wenn ich sie aus meiner Lebensgeschichte nicht mehr streichen kann. Jedoch, so lange es auch her sein mag, weiß ich und spüre ich tief in mir, was ich Therapie zu verdanken habe. Ich hätte ohne Therapie nicht zu mir gefunden. Mich nicht so kennengelernt, wie ich bin und sein kann und sein möchte. Und dass mir die Essstörung vorkommt wie in einem anderen, fernen Leben, ist wohl das deutlichste Zeichen dafür, was ich Therapie zu verdanken habe.
Was habe ich durch Therapie gefunden, um die Essstörung zu bewältigen?
Ich weiß nicht, ob ich das in klare Worte fassen kann. Ich habe gefunden, wer ich bin. Durch Erzählen und von mir sprechen. Darüber sprechen, was mich im Inneren bewegt und ausmacht. Was ich fühle und denke. Und durch das Zuhören meiner Therapeutin und das Annehmen, von dem, wer ich bin. Vor allem das wertfreie Annehmen. Egal, ob essend oder nicht essend. Es war okay, wie ich bin und nicht bin. Und dann dieses sanfte Schupsen. Dieses Aufzeigen von neuen Wegen.
Mit Therapie war es mir möglich, den einen und anderen Schritt in meinem Leben in eine neue Richtung zu gehen. Auf neuen Wegen zu gehen. Studium. Arbeit. Freundeskreis. Familie. Überall einen Schritt mehr in die Richtung, die meine war. Und langsam habe ich Schritt für Schritt Orientierung, Halt und Unterstützung in mir und in meinem Leben gefunden.
Wenn ich jetzt zurückdenke, fällt mir eine Erkenntnis ein, die mich seit der Therapie begleitet, obwohl mir das vor dem Schreiben dieser Zeilen nicht wirklich bewusst war. Die Erkenntnis: Die anderen und das andere werden sich nicht ändern. Wenn sich im eigenen Leben etwas ändern soll, liegt der Schlüssel darin, für sich selbst etwas zu verändern und sich selbst zu ändern.
Das habe ich durch Therapie gefunden: mich selbst. Und die Erkenntnis, wenn ich möchte, dass in meinem Leben etwas anders ist, kann nur ich dieses andere schaffen und bewirken. Durch das Annehmen und den Ausdruck meiner Empfindungen und Emotionen und Gedanken und Gefühlen. So viel, laut, kompliziert und stark sie auch sein mögen. So perfekt und unperfekt sie auch sein mögen. So perfekt und unperfekt ich auch sein mag …

4.4 Methoden und Praxeologien einer gendersensiblen integrativen Therapie

Die Integrative Psychotherapie ist allen Therapieverfahren gegenüber offen und integriert unterschiedliche Herangehensweisen, so sie mit ihrem Welt- und Menschenbild (Kap. 1) kompatibel sind (Hintenberger 2016). Generell können wir aus allen vier psychotherapeutischen Orientierungen zentrale Ansätze der Behandlung von Essstörungen verwenden:

- Aus dem verhaltenstherapeutischen Paradigma: Psychoedukation über körperliche Aspekte von Essstörungen, Symptomaufzeichnungen und punktuelles Führen eines Esstagebuchs, konkretes Einüben bestimmter Essverhaltensweisen, Skills-Training und Entspannungsübungen, Hierarchien von Nahrungsmittel-Verboten, die abgebaut werden sollen ...
- Aus dem tiefenpsychologischen Paradigma: Betrachtung der individuellen Biografie, besonders der Dynamiken mit nahen Angehörigen, Ergründung der Mutter-Tochter-Dyade, Beachtung von Übertragungs- und Gegenübertragungsdynamiken in der therapeutischen Dyade, Deutungen, etwa über die Funktion des Symptoms ...
- Aus dem systemischen Paradigma: der Blick auf das Familiensystem. Betrachtung des Symptoms als ein Zeichen der Dysfunktionalität, das das gesamte (Familien-)System betrifft, Fragetechniken, weg von der „Problemtrance" ...
- Aus dem humanistisch-existenziellen Paradigma: Arbeit am Selbstbild, am Wachstum, daran, sich selbst anzunehmen, Zukunftsorientierung, Assertiveness als gute Kraft, den Widerstand, der im Symptom sichtbar wird, schätzen und transformieren, sich selbst annehmen als ersten Schritt der Veränderung, Verantwortung für das eigene Leben jenseits fremdbestimmter Perfektionsvorstellungen übernehmen ...

Die Integrative Therapie verfügt über ein großes Methodenrepertoire, das sich in der Hauptsache aus psychodramatischen und gestalttherapeutischen sowie kreativen Elementen speist. Der Einbezug naturtherapeutischer Ansätze kann integrativ-psychotherapeutisches Arbeiten weiter bereichern (Petzold et al. 2019).

Es wird dabei nicht nach Manualen oder vorgefertigten Therapiekonzepten gearbeitet. Die Leitidee ist, dass der/die Therapeut*in entlang der Bedürfnisse der Patient*innen die Therapie im Prozess für sie/ihn/them gleichsam neu erfindet, personalisiert – um ein Modewort der Medizin zu gebrauchen. Deshalb seien die hier beschriebenen Elemente als Anregungen gedacht, die jeweils abgewandelt werden können und sollen – je nach Bedarf im jeweiligen spezifischen Prozess mit dem/der jeweiligen spezifischen Patient*in. Die in diesem Kapitel beschriebenen Methoden und Techniken haben sich in der Psychotherapie von Menschen mit (diversen) Essstörungen bewährt – aber natürlich kann es vorkommen, dass eine Übung oder Bearbeitungsanregung für eine bestimmte Patient*in gar nicht passend ist. Es obliegt den ausführenden Psychotherapeut*innen, die Vorschläge gut zu prüfen und gegebenenfalls für ihre Zwecke zu adaptieren.

4.4.1 Die vier Wege der Heilung und Förderung bei Patient*innen mit Essstörungen

In der Integrativen Therapie benennen wir vier Wege der Heilung und Förderung (Petzold 2012b), die sich aus den Hintergrundtheorien und der Anwendung Integrativer Therapie ableiten lassen (Kap. 1). Sie lassen sich gut mit den Forderungen gendersensibler Psychotherapie konnektivieren (Abschn. 2.5.4). Alle diese vier Wege sind in Psychotherapie von Essstörungen indiziert.

1. Weg: Bewusstseinsarbeit und Sinnfindung
Dieser therapeutische Weg verfolgt seelische Heilung und Persönlichkeitsentwicklung durch sog. Bewusstseinsarbeit. Damit ist eine Evokation und Zusammenschau unterschiedlicher Perspektiven[13] gemeint, die unterschiedliche Facetten von Einsicht in die eigene Entwicklung entstehen lassen. Auch durch Erfahrungen von „vitaler Evidenz", d. h. einer gesamthaft ergreifenden Einsicht („Ja, so ist es!"), und durch intersubjektive Ko-respondenz[14] (Abschn. 2.5.4) entsteht Bewusstsein für die eigene Verfasstheit und Symptomatik: Im ersten Weg der Heilung und Förderung sind dies etwa der gemeinsame Blick auf die Biografie mit besonderer Beachtung der Umstände, die als „Auslöser" für die Essstörung angegeben werden; das gemeinsame Aufspüren und Verfolgen von

[13] Mehrperspektivität ist in der Integrativen Therapie ein wichtiges Konzept, um multiple Wirklichkeiten/Anschauungen einzubeziehen und der Komplexität der Welt gerecht zu werden.

[14] Intersubjektive Ko-respondenz ist das Interaktionsmodell der Integrativen Therapie, in der zwei Subjekte ihre Sichtweisen auf die Welt austauschen und miteinander in Beziehung treten (Petzold 2017).

Denklinien und Grundüberzeugungen in Bezug auf leib- und essensassoziierte Themen; die Betrachtung der social world der Betroffenen, ihrem sozialen und (sub-)kulturellen Umfeld: Welche Überzeugungen in Bezug auf Körper und Essen herrschen dort? Insgesamt also sollen sich die Patient*innen der persönlichen und gesellschaftlichen Bedingungen, die das Symptom entstehen ließen, bewusst werden sowie die körperlichen Aspekte und Folgen ihres Essverhaltens verstehen. Auf dem ersten Weg der Heilung und Förderung ist gemäß dem leibphilosophischen Paradigma der Integrativen Therapie nicht ein ausschließlich kognitives Erfassen zentral, sondern ein gesamtheitliches Verstehen, das mit den emotionalen Komponenten der Einsichten verbunden ist.

2. Weg: Nachsozialisation und Grundvertrauen stärken
In einem zweiten Weg der Heilung und Förderung sollen durch die Beziehung zur Psychotherapeutin bzw. zum Psychotherapeuten korrigierende Erfahrungen zu einer problematischen Sozialisation möglich werden. Durch die wertschätzende und empathische intersubjektive Ko-respondenz kann beeinträchtigtes Grundvertrauen in die eigene Person und Leiblichkeit verbessert werden. Die Therapeut*in fungiert als Role Model für ein nicht-bewertendes Miteinander, in einer die Leiblichkeit nicht kommentierenden ganzheitlichen Annahme der Patient*in. Dabei wird durch von außen entgegengebrachtes Verständnis und Support, wo Selbstverständnis und -unterstützung noch nicht ausgebildet ist, Wachstum möglich. Diese Annahme der Patient*in als Person beinhaltet auch eine liebevolle Konfrontation und Herstellung von Klarheit, wo dies nötig ist. So kann über andere Vertrauen in sich selbst entstehen.

3. Weg: Erlebnisaktivierung und Persönlichkeitsentfaltung
Durch die Beschäftigung mit eigenen Emotionen durch psychotherapeutische Methoden der Erlebnisaktivierung sollen biografische Erfahrungen verarbeitet sowie persönliche Ressourcen und Potenziale erschlossen und entwickelt werden. Ausreichende Selbstliebe, gerade im Hinblick auf die eigene Leiblichkeit, eine bessere Selbstbehauptung und Assertiveness gegen überbordende Anforderungen und eine gewisse Nachsicht mit sich selbst brauchen von Essstörungen Betroffene besonders. Sie sollen im Erleben und Erproben lernen, sich authentisch zu verhalten und ihre Fassadenhaftigkeit und ihren Perfektionismus abzubauen. Um Gefühle jenseits von Essen wahrzunehmen und sich ganzheitlich zu spüren, helfen erlebnisaktivierende Techniken. Durch sie kann ein Erproben, Einüben, Wiederholen und Festigen neuer Verhaltensweisen gebahnt werden.

Patient*innen werden auch ermutigt, fördernde Umwelten mit neuen und/oder alternativen Beziehungs- und Erlebnismöglichkeiten zu suchen.

4. Weg: Solidaritätserfahrung

Psychotherapeutische Interaktion kann als Solidaritätserfahrung wirksam werden und helfen, eine übergeordnete Sicht (Metaperspektive) auf die eigene Problematik zu entwickeln (Pasch 2017). Essstörungen erwachsen wie andere psychische Erkrankungen auch aus Phänomenen multipler Entfremdungen – v. a. von der eigenen Leiblichkeit. Um ein Bewusstsein dafür zu entwickeln und krank machenden Anforderungen aus der sozialen Umwelt entschieden und kreativ entgegentreten zu können, ist die Unterstützung anderer notwendig. Der Königsweg dazu ist die therapeutische Gruppe, in der die gesellschaftlichen Phänomene deutlich zutage treten (Abschn. 4.7). Die Gruppenmitglieder sind einander solidarisch verbunden, leiden sie doch an ähnlichen gesellschaftlichen Bedingungen. Das dysfunktionale Essverhalten wird so nicht mehr (nur) ein individuelles Versagen, sondern interpretiert sich durch die unterschiedlichen Erzählungen als eine gemeinsame Matrix. Es kann ein Boden der Solidarität entstehen, wenn klar wird, wie sehr (vor allem) Frauen unter gesellschaftlichen Gegebenheiten leiden (Abschn. 2.3). So können sie in der Gruppe einander Vorbild, Erläuterung, Ermutigung werden. Die Aufgabe der Psychotherapeut*in ist es, solche Prozesse zu befördern, indem sie/er das Gemeinsame an den Erzählungen und Arbeiten der Patient*innen benennt und herausstreicht und sie so miteinander in Verbindung bringt. Es werden die vielfach gesellschaftlichen Ursachen für Essstörungen in den individuellen Biografien sichtbar und durch das gegenseitige Verständnis und Unterstützung heilsame und fördernde Solidaritätserfahrung möglich.

Im Folgenden ist eine Sammlung an Methoden zu sehen, die ich im Laufe meiner Arbeiten mit Patient*innen eingesetzt habe. Viele sind in Gruppen besonders eindrucksvoll, nachhaltig und wirksam (Abschn. 4.5.2 und 4.7.4)

4.4.2 Arbeit mit dem Essen/am Symptom: Erlebnisaktivierende Methoden und Techniken

In einer ersten Therapiephase (Abschn. 4.2.2) soll der/dem Patientin/Patienten vermittelt werden, dass der/die Therapeut*in das Ess-Symptom ernst nimmt und das damit verbundene Leid sieht. Zuerst werden Erfahrungen mit Hungern, Kalorienzählen, Diäthalten, bestimmten Nahrungsmittelvorschriften, mit Essanfällen, Brechen (wollen), Erfahrungen mit Daueressen/Vielessen/Nachtessen/

Heimlich essen/Überessen besprochen und gesammelt (auch gut in der Gruppe auszutauschen)[15].

Wichtig ist es, dabei auf die Zusammenhänge zwischen Essen und Gefühlslage einzugehen (um dann immer mehr bei den Gefühlen zu bleiben). So nähern wir uns der Erkundung an, welche Funktion ein bestimmtes Essverhalten/das Symptom für die Patient*innen hat. Dazu kann es nützlich sein zu analysieren, wann und wozu es auftritt bzw. wie es zu Beginn der Essstörung war und wie es sich entwickelt hat. Im Vordergrund stehen oft dysfunktionale Beziehungsmuster der Frauen, sei es in der Familie oder am Arbeitsplatz. Das Essen/Hungern hat dabei häufig die Funktion, die dadurch entstehenden inneren Spannungen auszugleichen. Durch das nicht verurteilende Ansprechen des Essverhaltens sollen Patient*innen ihre Symptome als kreative, wenn auch dysfunktional gewordene Strategie zur Erreichung ihrer Ziele betrachten. So können auch die geheimen Benefits des gestörten Essverhaltens behutsam ans Tageslicht gehoben werden.

Dabei sollten sich die Psychotherapeut*innen nicht in endlose Essensgespräche verwickeln lassen. Es gibt Patient*innen, die wunderbar und lange über Essen, Kalorien, Nährstoffe, Zubereitungsarten, Workout etc. erzählen können und gerne diesbezügliche Einzelheiten diskutieren wollen. Hier ist es wichtig, sich auf die hinter dem Symptom liegenden Probleme heranzutasten. Dazu eignen sich Fragen wie: „Worüber könnten wir denn noch reden?" „Was würden Sie denn jetzt in Ihrem Leben brauchen?" „Was daran belastet Sie am meisten?". Diskussionen über Essen führen in diesen Fällen zumeist nicht weiter.

Gut geeignet für die Behandlung von Essstörungen ab der mittleren Therapiephase, wenn schon Vertrauen aufgebaut ist (Abschn. 4.2.2), sind erlebnisaktivierende Interventionen. Die Integrative Therapie schöpft hier v. a. aus gestalttherapeutischen und psychodramatischen Methoden bzw. aus der Anwendung kreativer Medien und Materialien. Mittels dieser Methoden lassen sich die bei Essstörungen meist massiv vorhandenen ambivalenten Positionen in der Patientin erlebbar machen; diese können durch Symbolisierung, Visualisierung und Verkörperung aus sich heraustreten und sich selbst in ihren Positionen klarer erleben.

Ein Nach-außen-Bringen und Darstellen von inneren Stimmen oder Gedanken hat zumeist eine entlastende Wirkung. Es fällt leichter, mit zwei Stühlen einen Dialog zweier widerstreitender innerer Positionen nachzuvollziehen, als diese

[15] Selbstverständlich sollen weder in der Einzeltherapie noch in der Gruppentherapie Menschen dazu gedrängt werden, etwas auszusprechen oder zu beschreiben, zu dem sie noch nicht bereit sind.

permanent in einem inneren, stillen Streit im Kopf hin- und her zu bewegen. Hier eignen sich besonders Übungen mit dem leeren Stuhl, durch die Persönlichkeitsanteile und differente Strebungen sichtbar und spürbar gemacht werden können. So können immer wieder verschiedene Seiten besprochen, abgewogen und Abstimmungen im tatsächlichen Verhalten gesucht und erprobt werden. Dies zeigt sich besonders hilfreich bei jenen Patient*innen, die in einem Schwarz-Weiß-Denken gefangen sind. In einer Therapiegruppe sind auch psychodramatische Inszenierungen oder Aufstellungsarbeiten eine gute Wahl.

Es ist auch möglich, das Symptom, das Essen oder andere direkt mit der Essstörung verbundene innere Repräsentationen sichtbar und erlebbar zu machen, mit ihnen in Dialog zu treten und so ihre Bedeutung zu erkunden. So können Patient*innen aus ihrem Fokussieren auf das Essen ausbrechen bzw. zu den dahinterliegenden Emotionen kommen. Thema ist dabei der (symbolische) Gehalt der Symptome: Dieser soll durch den Dialog entwickelt werden. Wichtig ist es hier, ganz phänomenologisch zu arbeiten, alles, was kommt, ist brauchbar!

Bei Patient*innen, bei denen Zwanghaftigkeit in Bezug auf Essen im Vordergrund steht (Orthorexie, atypische Anorexie ...), können auch strukturierte Behandlungsmethoden, wie sie beim Abbau von Zwangsstörungen Anwendung finden, sinnvoll sein. Dazu kann es helfen, etwa eine Rangreihung der Nahrungsmittel von „Absolut verboten“ über „Unter Nachsicht genehmigt“ zu „Erlaubtes Essen“ zu entwickeln und sich dann langsam voranzutasten im Ausprobieren neuer Verhaltensformen in Bezug auf Essen.

Die folgenden Übungen sind Anregungen im Sinne der zuvor eingeleiteten, jeweils für einen Therapieprozess kreierten Bearbeitungsmethoden.

Vorausgeschickt sei: Bitte wenden Sie nur jene Methoden an, die Sie zuvor mit sich selbst bzw. mit anderen in Selbsterfahrung erprobt haben. Wenn Sie eine Übung noch nie angeleitet haben, dann versuchen Sie zuerst selbst, was diese bei Ihnen auslösen kann, bevor Sie sie in der Psychotherapie mit Patient*innen anwenden!

Übungen mit dem leeren Stuhl:

- Das Symptom auf einen Stuhl setzen und mit ihm in Dialog kommen
- Das ausgekotzte, nicht gegessene, zu viel gegessene, verführerische Essen auf einen Stuhl setzen und in Dialog damit gehen („Ich bin die Torte, mit der du kämpfst ...“)

- Die Essstörungs-Stimme auf einen Stuhl setzen und ihre Botschaften sagen lassen, in Dialog kommen, ein Streitgespräch mit ihr anfangen
- Eigene Für- und Wider-Positionen auf Stühlen verkörpern
- Gesunder (vernünftiger) Anteil und kranker (essgestörter) Anteil diskutieren miteinander, versuchen einander zu überzeugen
- Mein Essen, meinen Hunger, meine Gier, mein Fasten etc. auf einen Stuhl setzen, was sagt es zu mir? In Dialog damit treten
- Gutes, erlaubtes und böses, verbotenes Essen auf Stühle setzen und miteinander reden lassen
- Familienbotschaften zum Thema Essen laut aussprechen; sie Personen aus dem Umfeld zuordnen und die Beziehung zu diesen Personen erkunden

Imaginationsübungen:

- Phantasiereise durch die Zeit: Gute und schlechte Essenssituationen in der Biografie aufsuchen: Wer war dabei, wie waren die Umstände, Lebenssituation, mein Alter, mein Aussehen, mein Körpergefühl etc. Diese positiven/negativen Essenssituationen erkunden, was war/ist eine typische gute, angenehme Situation mit Essen, was war/ist eine belastende, schreckliche?
- Wenn ich ein Essen wäre: „Wie fühle ich mich als dieses Essen?" Auch gut In der Gruppe: Befindlichkeitsrunde: „Wenn ich jetzt ein Essen wäre, welches wäre ich? Wie fühle ich mich als dieses Essen?"
- Wenn ich mein (hinuntergeschlungenes, heraufgekotztes, verbotenes, erlaubtes …) Essen wäre, wie fühlte ich mich? In der Gruppe auch wechselseitig: Wenn ich Dein Essen wäre, wie fühlte ich mich?
- Meinen Kleiderschrank visualisieren: Was habe ich da drinnen, was steht für was?
- Phantasiereise: In den Supermarkt gehen, Essen einkaufen, wozu man Lust hat; nach Hause gehen, dann ist man alleine zuhause – was macht man mit den Nahrungsmitteln? (aus Susie Orbach: Anti-Diät-Buch II)
- Wenn meine Sexualität ein Essen wäre, welches? Warum dieses?
- Wenn meine Aggression, Trauer … ein Essen wäre, welches? Warum dieses?
- Die Übung aus der Traumatherapie von einem „Inneren sicheren Ort", der „Innere Ort der Geborgenheit" (Reddemann 2001) ist auch für viele Patient*innen mit Essstörungen hilfreich.
- Imagination von Inneren Helfer*innen, die inneren Bänke der Freunde und Freundinnen als Repräsentant*innen zur Vermittlung von Trost und Halt: Was würde … sagen, wenn sie das hören/sehen würde? (Kunstleben & Kunstleben 2010)

- Inneren Tresor anlegen: Für das, was noch zu belastend ist, um es auszusprechen oder zu bearbeiten, bewusstes Verdrängen, Aufbewahren, Verwahren von noch zu Belastendem (Reddemann 2001)
- Sich von innerem „Gepäck" distanzieren, es zurücklassen, verwahren, leichter machen. Was ist entbehrlich, womit schleppe ich mich ab?
- Phantasiereise: Dem eigenen Glück begegnen. Was sagt dieses, wie sieht es aus, welchen Rat gibt es?
- Vor einen imaginierten Spiegel stellen: Wie rede ich mit mir, was sage ich zum Spiegelbild, was sagt es mir? Wie geht es mir, wenn ich das höre/ausspreche?
- Wie sieht meine Essstörung aus? Ein Bild von ihr auftauchen lassen, welche Qualitäten sind darin ausgedrückt?

Anwendung kreativer Medien:
Hier sei auch besonders auf die Publikation „Kreative Medien in der Psychotherapie" (Cubasch-König et al. 2023) verwiesen und den darin enthaltenen Beitrag von Sonja Pasch zum Thema Essstörungen. Generell ist besonders bei jüngeren Patient*innen malen und Collagen machen ein guter Weg, sich Themen zu nähern (Abschn. 4.5). Wichtig ist es dabei, den Patient*innen zu vermitteln, dass es sich um eine Methode handelt, die den Ausdruck jenseits der Sprache fördern soll – dass es um ihr Erleben und den Prozess des Gestaltens geht und nicht um ein künstlerisches Endprodukt.

- Collage: Was für eine Frau möchte ich sein?
- Was möchte ich erreicht haben, wenn ...?
- Selbstporträt: sich malen, seinen Körper malen, darstellen
- Body Charts anfertigen: Wo sind meine Verwundungen, wo sind meine Stärken?
- Arbeiten mit Ton – Formen von verschiedenen Körpern und Erkunden ihrer Qualitäten
- Musik machen, Musik mitbringen, die die Essstörung verkörpert, die sie vertreibt
- Ein Symbol der Stärke, des Widerstands finden, bei sich tragen, um sich zu beschützen
- Verschiedene Panoramen[16] zeichnen (s. u.)

[16] Panoramatechniken werden in der Integrativen Therapie häufig angewandt, um einen Überblick über bestimmte Themen in der Lebensgeschichte zu erhalten und deren subjektive Bedeutung zu explorieren (Petzold und Lückel 1985).

Das Malen/Collagieren von in der Psychotherapie durchgeführten Imaginationen oder die Symbolisierung von widerstreitenden Persönlichkeitsanteilen kann ebenfalls im Sinne transmedialer Quergänge das Erleben vertiefen und etwa in Form von Hausübungen weitere Anregungen zur Beschäftigung mit einem Thema zwischen den psychotherapeutischen Sitzungen sein.

Symbolisierungen/Aufstellungen:

- Timeline meiner Essensgeschichte (= Lebenspanorama in Bezug auf Essen), meiner Leiblichkeit etc. mit Symbolen visualisieren, aufstellen. Als Timeline eignet sich hier z. B. ein Seil, entlang dessen Windungen die markanten Ereignisse/Wendepunkte in Bezug auf das im Mittelpunkt stehende Thema gelegt/gestellt werden (kann auch gezeichnet werden).
- Soziales Atom, Familiensystem, wichtige Personen im Leben der Patient*in: mit verschiedenen Symbolen wie Plüschtieren oder anderen Gegenständen symbolisieren lassen: Wer ist wem nahe, wer unterstützt wen, wer boykottiert wen …?

Psychodramatische Inszenierungen

(Abschn. 4.7, bes. 4.7.4):

Eignen sich besonders gut in der Gruppentherapie

- Positive/negative Essenssituationen spielen lassen, dabei anregen, die belastenden, negativen umzugestalten: Wie könnte ich mich noch verhalten? Unterschiedliche Verhaltensweisen dabei auszuprobieren, Mut machen, auch ganz ungewöhnliche im Spiel zu erproben.
- Schlaraffenland spielen
- Gutes-Schlechtes Essen, erst symbolisieren, dann spielen und Essen mit Personen besetzen
- Familienbotschaften bezüglich Essen und Körper finden, sie dann laut sagen, schreien, in Befehlston von sich geben – fühlen, was dabei passiert
- Soziometrie: Wer mag wie ich (bestimmtes Essen)..., wer hat wie ich …
- Arbeit mit Protagonist*innen, die ein bestimmtes Thema zur Verfügung stellen und sich mit diesem näher beschäftigen wollen, dabei Einbezug anderer Gruppenmitglieder in das Rollenspiel

Arbeit mit Text und Verschriftlichung (biblio- und poesietherapeutische Interventionen):

Eignen sich gut als „Hausaufgaben“

- Therapietagebuch führen: Wesentliche Themen und Erkenntnisse aus der jeweiligen Sitzung aufschreiben, Gedanken dazu machen
- Dokumentieren und Aufschreiben der unangenehmen Gefühle (etwa vor einem Essanfall, bevor man brechen geht etc.)
- Texte zum Thema Schönheit/Frausein/Mannsein/Gender recherchieren, lesen, selbst verfassen – diese dann in die Psychotherapie mitbringen
- „Lob des Essens"-Büchlein von Susie Orbach (2003) mitgeben – die besten Seiten daraus herausschreiben lassen, dazu weitere Erlebnisse verschriftlichen
- Einen Brief schreiben an eine Freundin in fünf Jahren: Was schreibe ich dann über meine Essstörung: Bin ich ohne die Essstörung oder weiterhin mit einer Essstörung, wie wird es mir dann gehen in Bezug auf mein Leben, mein Essen, meinen Körper, mein Gewicht etc.?
- Als Hausaufgabe: Wie fühle ich mich, nachdem ich bestimmtes Essen zu mir genommen habe (z. B. einen Teller Spaghetti, einen Teller Suppe, Brot etc.)? Aufschreiben lassen und nach bestimmter, selbst entwickelter Skala bewerten. Eignet sich gut, um herauszufinden, wo etwa der „Point of no return" für Bulimiker*innen ist
- Was bedeutet Essen für mich/meine Herkunftsfamilie, welche Botschaften über Essen habe ich dort (von Mutter, Vater, weiblichen Bezugspersonen, Geschwistern) erhalten?

Mit allen diesen erlebnisaktivierenden Interventionen können die Essen **begleitenden oder hinter dem Essen liegenden Gefühle exploriert** werden. Hier einige Beispiele (Abschn. 4.3):

Essen ist häufig ein Ventil für Emotionen, denn Essen (bzw. Nicht-Essen) stellt unerwünschte Gefühle in den Hintergrund oder lässt sie scheinbar verschwinden. Die Patient*innen beschäftigen sich dann nur noch mit den Gefühlen rund ums Essen (Scham, Hunger, Stolz, Peinlichkeit …). Andere, für ihr Leben richtungsweisende Emotionen werden nicht mehr wahrgenommen und bleiben im Hintergrund.

Hungern/Überessen/Erbrechen/Gebrauch von Abführmittel hat häufig eine masochistische Komponente. Sie kann als Selbstbestrafung wahrgenommen werden und ist oft Aggression, die gegen sich selbst und gegen den eigenen Leib gerichtet ist (statt sich dort zu äußern, wo sie entstanden ist).

Erbrechen/Abführen können auch Selbstreinigungsversuche darstellen. Oft wirken sie erleichternd. Sie können der symbolische Versuch sein, die im Kontakt mit anderen aufgekommenen geschluckten und unverdaubaren Emotionen wieder loszuwerden.

(Viel) Essen kann für Lust und Maßlosigkeit stehen, ist „unweibliches“ Benehmen und hat eine triebhafte, sexuelle Komponente.

(Viel) Essen ist häufig mit Scham verbunden. Viele Patientinnen haben die Überzeugung, ganz unwert zu sein durch das Symptom bzw. wenn sie ihrer Gier nach Essen nachgeben.

Angst vor Kontrollverlust kann sich als Angst vor (viel) essen äußern. Die Patientinnen haben wenig Vertrauen in sich und ihre Selbstregulationskraft und denken, dass sie nicht mehr funktionieren können und den Anforderungen ihres Lebens nicht mehr gewachsen sind, wenn sie ohne Kontrolle essen.

Viele Patientinnen sind nicht nur nach Nahrung ausgehungert, sondern ebenso nach echtem, wohltuendem emotionalen Kontakt und Ehrlichkeit, nach aufrichtigen Beziehungen.

Hinter Essen und Erbrechen stehen oft Ambivalenz-Konflikte, Liebe und Hass auf denselben Menschen oder in Bezug auf dieselbe Situation.

Hungern und Sich-dünn-Machen kann bedeuten, dass sich Patient*innen aus ihrem Umfeld, ihrem sozialen System hinausbewegen wollen. Oft geht es um Autonomie und Selbstbestimmung nach dem Motto: „Zumindest was ich esse, bestimme ich alleine“.

Körperfülle und Dicksein kann auch bedeuten, dass die Patient*in sich Raum nehmen will und die Grenzen um sich erweitern, etwas oder jemanden nicht ans sich heranlassen will. Man hat sich eine dicke Haut zugelegt, einen schützenden Panzer für ein oft kleines Ich.

Und schließlich kann Essen als (einzige/r) Freund*in, als Trost und warme Geborgenheit, als Entspannungsmöglichkeit verwendet werden, wo andere solche Möglichkeiten nicht vorhanden sind oder nicht genutzt werden können.

4.4.3 Arbeit mit der Leiblichkeit

Die Beschäftigung mit eigener Leiblichkeit (Kap. 1) ist eine der Grundlagen einer gendersensiblen Psychotherapiepraxis und für die Therapie von Essstörungen besonders hilfreich. Der Leib[17] ist Grundlage jeglicher Existenz in dieser Welt. Dies steht im Gegensatz zu einer technischen Ansicht von Körper, wie er in den westlichen Gesellschaften gepflegt wird: Dort ist der Körper eine beliebig formbare

[17] Der Leib ist in der Integrativen Therapie der beseelte Körper, in dem all unsere Erlebnisse gespeichert sind, zugleich Sitz und Grundlage unserer Identität (vgl. Petzold 2012 und Kap. 1 in diesem Buch).

und beeinflussbare Materie, die dem Willen unterworfen werden soll. Deshalb soll in der Psychotherapie geübt werden, sich selbst gut zu spüren und den Leib „von innen" wahrzunehmen, anstatt den Körper von außen kritisch zu betrachten. Die Patient*innen sollen lernen, ihn (und damit sich) in ihrem Geworden-Sein und Individualität anzunehmen und zu erleben.

An diese Arbeit mit dem Leib muss besonders behutsam herangegangen werden: Die meisten Patient*innen mit Essstörungen beschäftigen sich ohnehin übermäßig viel und kritisch mit den eigenen Körperformen. Sie fühlen sich dem eigenen Körper und seinen Bedürfnissen, die sie oft ablehnen, ausgeliefert. Nun geht es als ersten Schritt darum, sich zu beobachten, phänomenologisch wahrzunehmen, was ist, um später so eine sich selbst gegenüber freundlichere, neue eigenleibliche Wahrnehmung anzubahnen. Patient*innen sollen lernen, dass sie ihrem Leib vertrauen können und sich selbst über den Leib Gutes tun können.

In einer gendersensiblen integrativen Therapie können körperorientierte Übungen und leibnahe Interventionen angewendet werden, um der negativen leiblichen Wahrnehmung der Patient*innen zu begegnen. Sie sollen nicht mehr einen ständigen Kampf gegen den eigenen Körper führen müssen. Prinzipiell ist bei allen leiblichen Interventionen eine besondere Behutsamkeit gefordert (Schigl et al. 2022), da gerade diese Patient*innengruppe diesbezüglich sehr vulnerabel ist. Wichtig ist es, dass Psychotherapeut*innen keinerlei wertende Äußerungen über die Leiblichkeit der Patient*innen tätigen. Das beinhaltet auch sog. „Komplimente", also positive Rückmeldungen über Aussehen und Kleidung. Derartige Äußerungen können von Patient*innen mit Essstörungen sehr leicht missverstanden und fehlgedeutet werden[18].

Welche Interventionen in Bezug auf Körper und Leiblichkeit sind nun möglich? Prinzipiell eignen sich alle jene Methoden gut, die wenig invasiv sind, in denen die Patientin die Hoheit über die Gestaltung und den Ablauf hat, um sich nicht ausgeliefert zu fühlen. Dabei sind die gesamte Bandbreite kreativer Medien und Imaginationen möglich – immer adaptiert für die jeweilige Situation (Petzold et al. 2008; Hofer-Moser 2018).

Achtsamkeitsübungen:

Awareness-Methoden sind gut geeignet, einen neuen Bezug zur Leiblichkeit zu erproben:

---

[18] Wie schon in Abschn. 4.3.1 beschrieben, sind klare Aussagen über die Gefährlichkeit von Hungern und die Lebensdrohung ab einem gewissen Grad der Magerkeit jedoch sehr wohl indiziert.

- Die Patient*in bringt etwas (Erlaubtes -d. h. kein für die Patient*in schwieriges Nahrungsmittel) zu essen mit: Diese Nahrung wird dann achtsam gegessen – sie zuerst vor sich hinlegen und betrachten, in die Hand nehmen, mit der Hand befühlen, ans Gesicht halten, mit Lippen, Zunge erkunden, abbeißen, kauen, schmecken, Schluckimpulse beobachten, schlucken, essen nach eigenem Tempo und so viel, wie viel man davon mag. Es geht darum, wahrzunehmen und dem Schmecken Raum zugeben. Es soll versucht werden, Geschmacksrichtungen bewusst wahrzunehmen und sie auch zu beschreiben: Was schmecke ich? Schmeckt es gut? Wie fühle ich mich dabei?
- Gut auch in der Gruppe: Jede Person bringt etwas (Erlaubtes) zu essen mit: Es kann auch Essen getauscht werden. Erkunden: Was würde ich gerne (von den anderen) probieren?
- Hausaufgaben: Verschiedene Formen des Genusses und einer guten Verbindung mit dem Leib ausprobieren: Etwa frisch geduscht in ein frisch bezogenes Bett steigen, ein Bad mit gutem Badesalz oder -öl nehmen, in einer Geruchsrichtung, die der Patientin gefällt. Sich mit einer gut duftenden Creme bei Kerzenschein (damit nicht zu grelles Licht den kritischen Blick aktiviert) eincremen …
- Weitere Momente suchen, in denen es Patient*innen gelingt, „in ihrem Leib zu sein“ und dieser Leib zu sein (nicht einen Körper zu haben). Solche Momente können etwa beim kreativen Gestalten auftauchen, bei Betätigung in der Natur, beim Rezipieren von Kunst oder der Beschäftigung mit Tieren. Manchen Patient*innen gelingt es bei Sportausübung wie in einem angenehmen Tempo Walken oder Langlaufen oder beim Schwimmen. Auch anspruchsvollere Sportarten (für fittere Patient*innen) wie Klettern, Reiten etc. können hier nützlich sein – immer dann, wenn man sich ganz auf den Moment einlassen und konzentrieren muss.
- Genusstraining: Hier sollen Patient*innen herausfinden lernen, was ihnen guttut und sie gerne haben: Dazu zählen schöne Gerüche, Naturerleben, Poesie, Musik, kreatives Gestalten, Ausruhen und Träumen, mit einer Freund*in plaudern etc. All diese Dinge können nach und nach in einer „Schatzkiste“ gesammelt und bei Bedarf angewendet werden. Alle Sinne sollen dabei einbezogen werden.

Arbeit mit kreativen Medien:
- Ein Selbstporträt gestalten (gerne abstrakt): gemalt oder als Collage
- Malen: Mein Körper real/ideal: Zeichnen der Gegenüberstellung – durchaus auch pointiert und übertrieben. Dann besprechen, welche Gefühle dies beim Betrachten auslöst.

- Die Fünf Säulen der Identität aus der Integrativen Therapie zeichnen/mit Materialien darstellen lassen. Es sind: die Leiblichkeit – die sozialen Beziehungen – der Bereich von Arbeit, Leistung und Freizeit – die materiellen Sicherheiten – ideelle Werte und Spiritualität. Diese Darstellung macht klar, auf welchen Grundlagen mein Sein in der Welt ruht, was noch wenig ausgebildet oder unterstützungsbedürftig ist.
- Body Charts: Körperlandkarten und Körperbilder können auf verschiedene Art und Weise gestaltet werden. Die einfachste ist es, den Körper frei malen zu lassen, um danach zu besprechen, was das so angefertigte Bildnis bei den Patient*innen auslöst. Diese Arbeiten eignen sich erst für mittlere bis spätere Therapiephasen. Besonders anspruchsvoll ist hier die Variante, dass bei der am Boden auf einem großen Bogen Papier liegenden Patientin die Körperumrisse durch Nachzeichnen auf dem Papier in Lebensgröße genommen werden. Hier ist beim Umriss-Anfertigen besonders darauf zu achten, den Stift so geneigt zu halten, dass die Gliedmaßen nicht unförmige Umrisse erhalten – das kann Patientinnen stark beängstigen. Dann können in diesen Umriss Verletzungen, besonders schwierige, aber auch als schön empfundene und gesunde Körperregionen eingezeichnet werden, ggf. mit Objekten beklebt, sodass eine Gefühlslandkarte des Leibes entsteht. Da die Psychotherapeut*in diejenige ist, die den Umriss ihrer Patientin nachzeichnet (wobei man sich unweigerlich auch körperlich nahekommt), eignet sich diese Übung nur für späte Therapiephasen und bei guten Vertrauensaufbau und solider therapeutischer Beziehung[19].
- Timeline des Gewichts, Gewichtspanorama: Auflegen oder aufzeichnen, welche Gewichtsstufen die Patientin in ihrem Leben schon durchlaufen hat. Wichtige Ereignisse kennzeichnen und ergründen, ob da ein Zusammenhang mit der Gewichtsveränderung herstellbar ist. Gefühle zu den verschiedenen Phasen explorieren. Wenn diese Timeline etwa mit einem Seil im Raum aufgelegt wurde, kann die Patientin diese dann auch abgehen und den Gefühlen nachspüren, die sich in der Rückerinnerung an bestimmte Phasen ergeben. Diese Übung soll den Zusammenhang von Leiblichkeit und den umgebenden Ereignissen deutlich werden lassen – nach dem Motto: Essen und Leben hängen zusammen und treffen sich in der Leiblichkeit (Abschn. 4.2.1).

[19] Bitte als Umriss nehmende Therapeut*in dies unbedingt zuvor mit einer anderen Person zu Hause üben, damit klar ist, was hier wichtig ist.

Arbeit mit Bewegung
Auch diese Übungen sind erst für mittlere bis spätere Therapiephasen, wenn die Patientin Vertrauen gefasst hat, zu empfehlen:

- Tanzen: Tanze dein dickes Ich, dein dünnes Ich, dein männliches Ich, dein weibliches Ich etc. Danach Besprechung, was sich wie angefühlt hat
- Sich wiegen, wie eine tönende Glocke sein, ggf. dazu einen Ton produzieren – den Leib spüren, wie er schwingt und vibriert
- Sich vor einen (imaginierten) Spiegel stellen: Wie rede ich mit mir, was sage ich zum Spiegelbild, was antwortet es mir?
- Tiergestützte Interventionen eignen sich bei manchen Patientinnen gut, da sie im Kontakt mit dem Tier auf die Bewertung der eigenen Leiblichkeit vergessen und beim Tier eine ehrliche, unvoreingenommene Annahme ihrer selbst erleben.

All diese Übungen zielen darauf ab, den Patientinnen zu ermöglichen, Alternativen zum ständigen Kampf gegen den eigenen Körper spüren zu lernen. Sie sollen ihren Leib nicht mehr als ein beliebig formbares Gut betrachten, sondern als Grundlage ihrer Existenz in dieser Welt.

Selbstverständlich müssen alle oben (Abschn. 4.4.2 und 4.4.3) beschriebenen Übungen nachbesprochen, sozusagen „verdaut", interpretiert und gedeutet werden. Dazu ist es sinnvoll, zuerst nach den Gefühlsqualitäten zu fragen und diese zu erforschen. Danach kommen Gedanken, Erinnerungen etc. dazu. Am Schluss kann der/die Therapeut*in Feedback geben oder eine Deutung versuchen. Auch dieses Feedback muss wieder in den Prozess integriert werden. Es geht nicht darum, in jeder Sitzung eine andere Übung auszuprobieren und in einen Methoden-Aktionismus zu verfallen. Je nach Patient*in und Prozessphase können mehr oder weniger über das Gespräch hinausreichende Interventionen gesetzt werden.

4.4.4 Psychotherapie-unterstützende Maßnahmen

(vgl. auch Abschn. 4.8)

Viele der oben beschriebenen Interventionen können auch als Hausübungen für ein Weiterarbeiten außerhalb der eigentlichen Therapiesitzungen genutzt werden. Zusätzlich dazu können folgende Elemente sinnvoll sein:

- **Psychoedukativ** gilt es, die Patient*innen über die Mechanismen des Fastens und Diäthaltens aufzuklären. Besonders bewährt hat sich das Vermitteln des Anti-Diät-Ansatzes: Die Bücher von Susie Orbach (Anti-Diät-Buch 1, Lob des Essens) können v. a. weiblichen Patientinnen als Lektüre empfohlen werden. Aber auch das Aufklären über die physiologischen Auswirkungen von Hungern, Fasten, Überessen und Erbrechen und dessen körperliche Gefahren sollen den Patient*innen vermittelt werden. Die Aufklärung über den gesellschaftlichen Hintergrund von Essstörungen (Abschn. 3.1.2) wirkt einem schuldhaften persönlichen Pathologisieren entgegen. Auch hierzu kann Literatur empfohlen werden (siehe Anhang).
- Für manche Personen kann es eine Zeit lang hilfreich sein, Essen an **fixe Mahlzeiten** zu binden, etwa ein Frühstück, ein Mittagessen, eine Nachmittagsjause und ein Abendessen festzulegen. So kann Struktur in ein chaotisches, entgleisendes Essverhalten gebracht werden. Diese Zeitpunkte können etwa durch ein akustisches Signal gekennzeichnet werden (Wecker am Mobiltelefon).
- **„Skills“**[20] eignen sich v. a. für Impulsdurchbrüche beim Essen (Binge Eating, Bulimie) gut, um solchen drängenden Gelüsten zu begegnen. Es gibt mancherorts auch eigene Skills-Gruppen, die solche aufbauen, wenn man das nicht in der Psychotherapie unterbringen kann bzw. die Patient*innen auch zu zusätzlich noch in einem anderen Setting aufgehoben wissen will.
- Bewährt haben sich Mantra-artige **Affirmationen** wie etwa „Es ist nur Essen“, „Ich verdaue das jetzt“, „Es ist ok“ „Ich darf …“ etc., wenn der Druck zu essen/brechen oder Mahlzeiten entfallen zu lassen ansteigt. Oft sind solche Affirmationen Aussagen, die in der Therapie gefallen sind und die die Patientin bestärken und etwas in ihr auslösen. Solche Sätze eignen sich dann gut als Affirmation in schwierigen Situationen zu Hause. Sie sollten gemeinsam mit der Patientin in der Therapie erarbeitet werden. Oft berichten Patientinnen auch, dass sie sich solche Aussagen, wie sie etwa in der Therapie einmal gefallen sind, selbst in schwierigen Situationen vorsagen. Dies soll bestärkt und etabliert werden.

[20] Als Skills bezeichnet man Fertigkeiten und Techniken, die eine Patient*in erlernt, um mit bestimmten Situationen besser umgehen zu können. Der Begriff kommt wie das Konzept aus der Dialektisch-behavioralen Psychotherapie und wird v. a. in der Psychotherapie von Menschen mit Angststörungen oder Impulskontrollproblemen sowie in der Traumatherapie eingesetzt.

- **Entspannungsverfahren** sind eine weitere hilfreiche Komponente in der Behandlung von Menschen mit Essstörungen. Gut sind jene Übungen, die man in Gruppen erlernt und dann zu Hause selbst durchführen kann. Dazu zählen die gängigen Methoden wie Autogenes Training und Progressive Muskelentspannung, aber auch sanftes Yoga, Stretching, geführte Imaginationen, auch **Meditationen** können für manche Patient*innen eine wichtige Ressource darstellen.
- Vor allem für Patient*innen im Einzelsetting, die sehr vereinsamt sind oder besonders beschämt ob ihrer Störung, kann der parallele Besuch einer **psychotherapeutischen Gruppentherapie** sinnvoll sein (Abschn. 4.7). Es ist hier auf eine gute Kompatibilität der Gruppe mit den Ansätzen der Einzeltherapie zu achten und mit der/dem Patient*in offen zu besprechen, was sie/ihn dort erwartet und warum die Gruppe für sie/ihn empfehlenswert ist. Ein Kontakt und Austausch mit der diese Gruppe leitenden Psychotherapeutin kann hier sinnvoll sein.
- Moderates **Sporttraining** (etwa dreimal pro Woche 30 bis 40 min sehr leichtes Ausdauertraining) hat sich wie bei vielen psychischen Erkrankungen als sinnvoll erwiesen (Stoll & Ziemainz 2012) – ist allerdings kontraindiziert bei zu mageren anorektischen Patent*innen oder Sportbulimie. Für solche Patient*innen kann es dann ein Anreiz sein, nach einem anfänglichen Verbot solcher Betätigung, bei Symptomverbesserung wieder Bewegung machen zu dürfen. Besonders hilfreich ist ein solches Sporttraining in einer Gruppe, die allerdings mehr gesundheitsförderliches Laufen als Wettkampfvorbereitung praktizieren sollte. Für stark übergewichtige Patient*innen empfiehlt sich statt Laufen Nordic Walken oder Schwimmen[21]. Generell ist ein wichtiger Teil der Therapie besonders bei übergewichtigen Personen, mehr Bewegung in den Alltag zu integrieren.
- Diverse **körpertherapeutische Praktiken** wie Shiatsu, Ayurvedische Anwendungen, Massagen können manchen Patient*innen helfen, sich wieder mehr mit ihrer Leiblichkeit zu verbinden oder sich zu entspannen. Allerdings sind die meisten Patient*innen sehr vorsichtig, was leibliche Berührung durch

[21] Viele dicke Patient*innen haben Scheu davor, in ein öffentliches Bad zu gehen, da ihnen ihre Köperfülle und Aussehen im Badeanzug peinlich sind. Es kann hilfreich sein, vorab zu recherchieren, wo es etwa für Frauen reservierte Schwimmzeiten in öffentlichen Bädern gibt oder – zumindest in der warmen Jahreszeit – wo in Naturgewässern geschwommen werden kann.

andere angeht – es muss genau abgeklärt werden, ob die Vorstellung einer solchen Behandlung für die Patient*in angenehm ist. Die Praktiken sollten idealiter von einer mit der Patient*innengruppe vertrauten fachkundigen Person durchgeführt werden.

- Eine **Ernährungsberatung** kann unterstützend sein. Es ist allerdings unumgänglich, dass der/die durchführende Diätologe/Diätologin mit Essstörungen vertraut ist und nicht zu genaue kalorien- oder gewichtsbezogene Vorgaben macht. Es geht dabei auch eher um Psychoedukation als um das Erstellen neuer Ernährungspläne. Denn diese sind nach dem Anti-Diät-Ansatz kontraproduktiv bei Personen mit Essstörungen (Abschn. 3.3). Manchmal hilft es, Ernährungsideen aus anderen Richtungen wie Traditioneller Chinesischer Medizin (TCM) oder Ayurveda als Stütze für den Übergang anzubieten, da diese nicht mit Kalorien und Nährwerten arbeiten.
- Wichtige Hilfe kann natürlich auch eine **stationäre Aufnahme** in einer spezialisierten Einrichtung sein, wenn eine ambulante Behandlung zu wenig Impact hat und/oder die Betroffene aus ihrem üblichen Umfeld herausgebracht werden muss. Gerade bei stark chronifizierten Essstörungen sind häufig längere Aufenthalte (mindestens zwei bis drei Monate) sinnvoll. In dieser Zeit kommt es meist zu einer Unterbrechung der ambulanten Psychotherapie, die dann wieder aufgenommen wird.
- Für Jugendliche, die in ihrem familiären Umfeld nicht gesund werden können, aber (noch) nicht alleine leben können, empfehlen sich **ganz- oder teilbetreute Wohnformen.** Diese sind jedoch rar. Auch **tagesklinische Angebote** sind nützlich, wenn es zwar möglich ist, eine Zeit lang zu Hause zu sein, aber noch eine schützende Tagesstruktur notwendig ist. Hier kann die ambulante Psychotherapie weitergeführt werden, wenn die Einrichtung selbst kein solches Angebot zur Verfügung stellen kann.

4.5 Zur Behandlung junger Mädchen (Autorin: Sonja Pasch)

Verantwortlich für dieses Kapitel ist meine Kollegin Sonja Pasch, die ich gebeten habe, über die Besonderheiten der Psychotherapie mit jüngeren Patient*innen einen Beitrag zu leisten. Sie ist Integrative Psychotherapeutin, arbeitet ebenso nach dem Anti-Diät-Ansatz mit Essstörungen, schwerpunktmäßig mit Jugendlichen.

4.5.1 Einbezug der Eltern in die Psychotherapie von Kindern

(vgl. auch Abschn. 4.6)

Üblicherweise werden Therapeut*innen durch Erziehungsberechtigte betroffener Kinder und Jugendlicher mit Essstörungen kontaktiert. Dies bedeutet, dass der Erstkontakt zunächst über einen Elternteil entsteht. Bis zur Volljährigkeit ist es sehr sinnvoll, beide Elternteile kennenzulernen, um ein Gefühl für die innerfamiliäre Beziehungsstruktur und -dynamik zu bekommen. Es ist ratsam, immer ausreichend Zeit für eine umfassende psychoedukative Aufklärung der Eltern zu investieren. Hier eignet sich z. B. die Empfehlung der Broschüre „Essstörungen – eine Orientierung für Eltern, nahestehende Personen, pädagogische und psychosoziale Fachkräfte" der Bundeszentrale für gesundheitliche Aufklärung (2010 und 2021), die aus dem Internet heruntergeladen werden kann[22]. In dieser Broschüre gibt es auch ganz konkrete Empfehlungen und praktische Hinweise zum Umgang mit Betroffenen (S. 24–37), die für alle Formen von Essstörungen gelten, z. B.:

- Suchen Sie das Gespräch mit der oder dem Betroffenen. Beschreiben Sie möglichst objektiv, welche Verhaltensänderungen Sie bemerken. Bewerten oder verurteilen Sie diese jedoch nicht.
- Betonen Sie gegenüber Ihrem Kind, dass Sie davon überzeugt sind, dass es sich um eine Erkrankung handelt und dass Hilfe benötigt wird.
- Sprechen Sie die Möglichkeit einer Psychotherapie/Beratung an und weisen Sie auf Beratungsstellen in Ihrer Nähe hin.
- Vorwürfe und Schuldzuweisungen innerhalb der Familie bringen niemanden weiter.
- Machen Sie sich klar, dass Ihr Kind an einer schweren psychosomatischen Erkrankung leidet. Überlassen Sie die Behandlung einer Expertin.
- Wenn sich Ihre Tochter, Ihr Sohn für eine Behandlung entscheidet, seien Sie kooperativ.
- Machen Sie sich klar, dass der Weg aus der Essstörung lange dauern und Veränderungen für die Familie mit sich bringen kann.
- Tun Sie etwas für sich. Schaffen Sie sich Freiräume, in denen Sie auftanken können.
- Schauen Sie genau hin und verharmlosen Sie die Situation nicht.

[22] Vgl. auch Teil Materialien im Anhang.

Oft sind die Angehörigen sehr besorgt und stecken in einer dysfunktionalen Versorgungsdynamik mit den betroffenen Kindern und Jugendlichen fest (Abschn. 4.3). Deshalb sollten zwei Hauptbotschaften zu Beginn einer therapeutischen Begleitung den Eltern vermittelt werden: Erstens, dass die besten Therapieerfolge bei Kindern und Jugendlichen erzielt werden, wenn sich die ganze Familie Hilfe holt. Als Angehörige ein Kind mit einer Essstörung zu begleiten ist eine immense Herausforderung. Ein eigenes therapeutisches oder beraterisches Setting (immer mit Kolleg*innen, die eine Expertise zum Thema Essstörungen vorweisen können) stellt für Angehörige einen rückenstärkenden Raum zur Verfügung, in dem Erziehungsfragen, Belastungsgrenzen und auch eigene Lebensthemen usw. besprochen werden können.

Ab dem 14. Lebensjahr rücken Autonomieentwicklungen in den Vordergrund der Familiendynamik, deshalb ist es häufig indiziert, den Jugendlichen einen exklusiven eigenen Therapieplatz anzubieten und die Elternbegleitung bewusst auszulagern. Ab und zu Rücksprache mit der Therapeut*in zu halten ist in Ordnung, aber ein ausschließlich familientherapeutisches Setting, wie bei Kindern, ist ab der Pubertät nicht mehr zu empfehlen. Natürlich ist das individuell zu bewerten und hängt auch sehr stark von der Entwicklung der Jugendlichen ab. Ab dem 14. Lebensjahr biete ich Elterngespräche fast immer nur im Beisein der Jugendlichen an und auch nur dann, wenn die Jugendlichen den Wunsch äußern. Manchmal brauchen Jugendliche auch die Unterstützung ihrer Psychotherapeut*innen, um mit den Eltern oder einem Elternteil ein sensibles Thema anzusprechen. Ängste vor Kränkungen und Verletzungen können hier mitschwingen. Gemeinsam in einer wertungsfreien Atmosphäre und ohne Schuldzuweisung hinzusehen kann familiäre Blockaden lösen. So betont auch Mara Selvini-Palazzoli, dass sich die Offenheit der Familienmitglieder, sich selbst zu hinterfragen, aus familientherapeutischer Sicht als essenziell für einen erfolgreichen Heilungsprozess erwiesen hat. Von Interesse ist, inwieweit das gesamte Familiensystem bereit ist, sich auf einen therapeutischen Prozess für die Genesung der anorektischen Person einzulassen (Selvini-Palazzoli et al. 1999, S. 47).

Die zweite wichtige Botschaft an die Erziehungsberechtigten zu Beginn einer psychotherapeutischen Behandlung von Kindern und Jugendlichen mit Essstörungen muss sein, dass die Begleitung nur mit einem multiprofessionellen Team möglich ist. So soll in jedem Fall die somatisch-medizinische Kontrolle ausgelagert werden. Es darf nicht Aufgabe der Eltern sein, ihr Kind/ihren Jugendlichen wöchentlich zu wiegen. Diese Last muss den Eltern von den Schultern genommen werden und diese Aufgabe dürfen auch nicht Psychotherapeut*innen übernehmen.

Sehr entlastend für Eltern ist es, wenn Therapeut*innen die Grenzen zwischen ambulantem und stationärem Setting klar formulieren und so eine Orientierung für Betroffene und Erziehungsberechtigte anbieten. Folgende Indikationen machen eine stationäre Behandlung sinnvoll (Wunderer 2019, S. 12–14):

Stationäre Behandlung (Abschn. 4.3.1)

- starkes Untergewicht
- Insistieren auf weitere Gewichtsabnahme
- auf sehr niedrigem Niveau stagnierendes oder weiter sinkendes Gewicht über längere Zeit, trotz der ambulanten Psychotherapie
- hohe Frequenz von Ess-/Brechanfällen (mehrmals täglich über längere Zeit)
- lange Dauer der Essstörung, Chronifizierung
- bedrohliche körperliche Folge- und Begleiterscheinungen
- Suizidalität
- schwerwiegende traumatische Erfahrungen
- Schwangerschaft der Betroffenen
- Komplikationen mit Diabetes mellitus oder anderen körperlichen Erkrankungen
- keine ausreichende Versorgung am Wohnort
- wenn der Abstand des Kindes/Jugendlichen zur Familie und dem sozialen Umfeld sinnvoll scheint
- wenn der/die Patient*in selbst eine stationäre Aufnahme wünscht

Ambulante psychotherapeutische Behandlung

Für eine ambulante Behandlung im Einzel- oder Gruppensetting ist eine gut abgesteckte Rahmung, eingebettet in ein interdisziplinäres Team, notwendig (Wunderer 2019, S. 14). Es wird empfohlen, dass Patient*innen mit Anorexia nervosa anfangs wöchentlich bei einem Arzt oder einer Ärztin zur Gewichtskontrolle vorstellig sind. Bulimische Patient*innen sollten regelmäßig ein Blutbild machen lassen, ihre Schilddrüsenwerte überprüfen und auch ihre Zähne kontrollieren lassen. Zu Beginn einer ambulanten Behandlung, vernetze ich mich immer mit den behandelnden Ärzt*innen und bitte darum, dass Patient*innen so gewogen werden, dass sie selbst ihr Körpergewicht nicht sehen, und dass ich informiert werde, sollte eine stationäre Aufnahme indiziert sein.

Die Aufnahme in eine begleitende Gruppentherapie darf nur mit einem stabilen Body-Mass-Index angeboten werden, da Patient*innen mit einem zu geringen Gewicht eine deutliche Einengung im Bereich der sozialen Kompetenzen vorweisen (Bruch 1982; Pasch 2023). Ob ein gruppentherapeutisches Angebot parallel zum Einzelsetting oder für eine Zeit lang als Behandlungsform der Wahl empfohlen wird, ist individuell und natürlich auch entlang der Kapazitäten freier Plätze zu entscheiden.

4.5.2 Methodische Anregungen für die psychotherapeutische Arbeit mit Kindern und Jugendlichen

In den Therapien mit Kindern und Jugendlichen gelten ebenso alle gendersensiblen Ansätze (Abschn. 4.2) wie in den Therapien mit erwachsenen Patient*innen. Nachdem die wichtigsten Therapiebausteine bereits ausführlich in anderen Kapiteln (Abschn. 4.4) aufgefächert sind, möchte ich mich hier auf eine konkrete und über viele Jahre erprobte Auswahl therapeutischer Interventionen, Techniken und Methoden speziell für Kinder und Jugendliche konzentrieren. Diese Therapieangebote sind im Einzel- und Gruppensetting gleichermaßen anwendbar.

Zu Beginn einer Psychotherapie werden auch in meiner Praxis alle Beteiligten über die **Set-Point-Theorie** und über den **Anti-Diät-Ansatz** (Abschn. 3.3) aufgeklärt.

Die **Anti-Diät-Grundsätze** (siehe Anhang) können mit Kindern und Jugendlichen sehr detailliert besprochen werden. Zum Beispiel: „Sag einmal, wie ist denn das bei dir? Hast du aktuell eine Lieblingsjeans, die wirklich gut passt, nicht drückt und zwickt? Könntest du dir vorstellen, alle unbequemen Kleidungsstücke aus deinem Kasten zu entfernen? Du sagst, du spürst kein Hungergefühl mehr … hhhm … Wie hat sich das denn früher angefühlt, als du Hunger hattest? Glaubst du, könntest du die Waage einmal wegpacken? Das wäre wirklich wichtig, damit wir einmal im ersten Schritt von den Zahlen wegkommen." Usw.

Mithilfe eines **Protokolls automatischer Gedanken** sollen wiederkehrende Gedanken und Gefühle vor bestimmten Situationen z. B. Essanfällen zugeordnet und alternative Gedanken mit den Folgen einer Richtungsveränderung beobachtet werden (Jaite et al. 2021). So wird zunächst das unangenehme Gefühl (z. B.: Ich fühle mich innerlich leer), das einer Situation vorausgeht, wahrgenommen und genau beschrieben. Dann wird die Situation (z. B. eine Konfliktsituation) mit dem automatischen Gedanken (z. B.: Jetzt ist eh schon alles egal. Ich hasse mich und esse bis zum Umfallen) erfasst. Darauffolgend soll ein alternativer Gedanke aus der Therapie (z. B.: Ich bin liebenswert.) entwickelt werden und die Folgen (z. B.: ein abgeschwächter Essanfall) positiver Veränderung beobachtet werden. Diese Anregung eignet sich auch für die Therapiezwischenzeiten. Diese systematische Eigenbeobachtung schwächt zunächst einmal das Gefühl des Ausgeliefert-Seins ab.

Ebenso finde ich es wichtig, sich die Zeit zu nehmen, mit den Kindern und Jugendlichen zu erarbeiten, was sie an ihrem **Körper** gerne mögen, welche Körperstellen ihnen selbst gut gefallen und worauf sie vielleicht sogar stolz sind.

Grundsätzlich möge an dieser Stelle betont werden, dass die Arbeit mit jugendlichen Mädchen in **therapeutischen Gruppen** hochwirksam ist. Das Solidaritätsgefühl in der Peergroup hat eine ganz eigene Sprache und kann einen ganz besonderen Boden für einen Schutzraum mit nährenden Begegnungen schaffen (Abschn. 4.7). Um diesen gruppentherapeutischen Safe Place aufzubauen, haben sich in der Altersgruppe 13- bis 17-jähriger Jugendlicher Gruppenregeln bewährt, die wie folgt formuliert sein können:

Ich erkläre mich bereit ...,

- das Gesagte zu schützen und nicht weiter zu erzählen.
- Sorge für mich selbst und die Gruppe zu tragen.
- mich in der Gruppe zum Schutz der Gruppe zu engagieren.
- meine Termine verbindlich wahrzunehmen.
- Überlegungen aufzuhören, in der Gruppe zu thematisieren.

Andrea Frewer (2004) hat eine sehr bewährte integrativ-therapeutische **Methode mit Stofftieren** für die Behandlung von Mädchen und jungen Frauen mit Essstörungen entwickelt. Diese ist im Einzel- und Gruppensetting gleichermaßen einsetzbar bzw. geeignet und folgt einem bestimmten Ablauf.

Schritt 1: Identifikation des Stofftieres mit der Symptomatik

In symbolischer Vertretung für ihre Essstörung wählen Patient*innen ein Stofftier aus und setzen sich mit dem Tier intensiv auseinander. Anregende Fragen könnten sein: Welche Eigenschaften hat meiner Meinung nach dieses Tier? Welche Eigenschaften bringe ich mit dem gewählten Tier in einen Zusammenhang? Welche Gefühle entstehen in mir, wenn ich dieses Tier ansehe? Was mag ich an diesem Tier? Was mag ich nicht? Wo kann es mir hilfreich sein?

Anschließend darf sich das Tier aus der Ich-Perspektive vorstellen, z. B.: „Ich bin ein Pinguin, ich kann sehr gut schwimmen, jedoch an Land bin ich nicht so schnell“ (Binge Eating). „Ich bin eine Zecke, ich sauge M. die Energie aus“ (Anorexia). „Ich bin eine Spinne. Ich komme sehr überraschend und verschwinde dann wieder. In mir steckt viel Ärger“ (Bulimie) (vgl. Frewer 2004, Pasch 2023). Hier wird sichtbar, dass Therapeut*innen eine Vielzahl unterschiedlichster Stofftiere oder Symbole zur Verfügung haben sollten, und nicht nur liebliche oder flauschige.

Schritt 2: Finden eines Gegentieres

Nun soll ein weiteres Tier gewählt werden, das durchaus diametral zum ersten Tier sein kann. Möglicherweise symbolisiert es Leichtigkeit, Lebendigkeit, Heiterkeit.

Nun darf sich dieses Gegentier aus der Ich-Perspektive vorstellen, z. B.: „Ich bin ein Hase. Ich bin sehr flauschig und weich. Ich bin sprunghaft, oft auch nett zu beobachten" (Binge Eating). „Ich bin eine Amsel. Ich bin frei und muss mir nicht ständig Gedanken machen" (Anorexia). „Ich bin ein Chamäleon. Ich bin nicht so weich wie andere Tiere. Manchmal bin ich schwer einzuschätzen. Ich liebe Wärme" (Bulimie).

Es wird dann angeregt, die Tiere mit nach Hause zu nehmen. Gerne können Patient*innen immer wieder mit ihren Stofftieren in Kontakt treten und so auch innere Dialoge führen, ganz wie es ihnen in den Sinn kommt. Die Prozesse und Inhalte der Dialoge werden dann auch in der Therapie erzählt und zum Thema gemacht. Meiner Beobachtung nach fällt es Patient*innen aller Altersgruppen recht leicht, stellvertretend für ihre Essstörung ein Tier auszuwählen. Kuscheltiere haben etwas sehr Ansprechendes und durch die Symbolisierung entsteht gleichzeitig eine Distanzierung und auch eine Identifizierung. Durch das Dialoghafte dieser Methode wird die innerpsychische Dynamik sichtbar gemacht. Sodann kann mit den Tieren auch auf andere Weise weitergearbeitet werden:

Schritt 3: Schreiben und Vorlesen einer Geschichte

Die Patient*innen werden eingeladen sich vorzustellen, dass beide Tiere einander begegnen. Dies kann auf einer Bühne, an einem bestimmten Platz in der Natur oder an einem anderen Ort sein. Beide Tiere sollen in der Geschichte die Hauptfiguren sein. Was würden sie dann miteinander machen? Worüber würden sie sprechen oder sich austauschen? Dieser Anleitung folgend wird eine Geschichte verfasst. Die entstandenen Texte werden vorgelesen und bieten wunderbare Resonanzmöglichkeiten für weitere Gespräche im therapeutischen Einzel- und Gruppensetting.

In der therapeutischen Arbeit mit Kindern und Jugendlichen ist es immer notwendig, das **Selbstwertgefühl** zu stärken. Hierzu können Orte, Aktivitäten, Erfahrungen erinnert werden, die das Selbstwertgefühl stärken, und sie können daraus lernen, mit welchen Menschen sie sich wohlfühlen oder wo ihre Inspirationsquellen liegen (Dove 2016).

Genauso brauchen wir den Blick auf die **Identitätsentwicklung** Jugendlicher. Eine sehr geeignete kreative Möglichkeit ist die Gestaltung von **Collagen** (Abschn. 4.4.2). Mithilfe von Collagen ist oft der Austausch im Einzel- und Gruppensetting über Schönheitsideale, Modetrends, Retuschiermöglichkeiten von Fotos und eigene Ansprüche sehr spannend.

Eine weitere Möglichkeit, sich seinem eigenen Identitätsgefühl zu nähern und Identitätsräume zu erkunden, ist die Einladung, ein **Tattoo** oder, wenn es in der Vorstellung angenehmer ist, einen Bodypainting-Entwurf zu skizzieren (Pasch 2023).

Besonders gerne arbeite ich, die Identitätsarbeit betreffend, mit der Eröffnung der **inneren Bühne** von Michaela Huber (2010). Hier wird Patient*innen ermöglicht, eine innere und äußere Landkarte auszugestalten. Diese Landkarten können gemalt oder mit Symbolen, über den ganzen Raum verteilt, aufgelegt werden. Es geht darum, dass wir einen Innenbereich, eine Grenze und einen Außenbereich auf unserer Landkarte haben und allen inneren Anteilen einen Platz auf unserer Landkarte geben dürfen. Diese Bereiche in unserem Inneren sind sehr unterschiedlich. Da gibt es möglicherweise (Huber 2020, S. 72) „etwas Kleines, etwas Pubertäres, etwas Verletztes, einen guten, goldenen Kern, etwas Fröhliches, Lautes, Stilles, Trauriges, Beobachtend-Distanziertes, Engagiert-Aktives, Ängstliches, Mutiges, Hassendes, Ekeliges usw. Diese Anteile können verknüpft sein mit Situationen, Erinnerungen, Begegnungen, Hobbys, Orten usw.“ Hier sind dem Gestaltungsfreiraum keine Grenzen gesetzt und gleichzeitig macht dieses kreative Symbol- bzw. Malangebot das eigene Innenleben erfahrbar und greifbar. Laut Huber (2010) kommt es mit der zweiten inneren Landkarte zur Berührung mit der Außenwelt. Hier geht es um die Frage, welche Anteile der ersten Landkarte mehr an der Oberfläche, also der Außenwelt sichtbarer sind und welche Anteile weiter innen angesiedelt sind. Manche Anteile sind möglicherweise ganz tief vergraben und kommen nie an die Oberfläche. Grundsätzlich gilt: Alles, was auftaucht, ist völlig in Ordnung (S. 75). Ich leite die Übung (etwas abgewandelt) gerne so an, dass beide Landkarten gleich in einem gedacht werden dürfen. Erstens der Schritt, sich die eigenen inneren Anteile zu überlegen, und zweitens der Schritt, die Anordnung der Anteile in Richtung Oberfläche bzw. Außengrenze und Innerstem stimmig zu setzen.

Diese innere Bühne bietet natürlich auch vielfältige Möglichkeiten zur Weiterarbeit: Die Symbole der inneren Anteile könnten miteinander in Kontakt treten, als schützende Begleiter*innen auftreten, sich gegenseitig regulieren; oder es kann auch ein klares Bild entstehen, welche Anteile wachsen möchten. Wichtig ist dabei zu betonen, dass es in der Behandlung von Kindern und Jugendlichen mit Essstörungen nie darum geht, innere Anteile, welche die Essstörung zum Ausdruck bringen, wegzuzaubern. Es geht immer darum, diese Anteile und die Bedürfnisse dieser Anteile zu verstehen.

Um das **Mutterthema** (Abschn. 2.2.2) gut besprechen zu können, biete ich die Möglichkeit an, aus einer Kiste mit Tüchern (evtl. Chiffontücher bzw. Jongliertücher) zwei auszuwählen. Ein Tuch mit einer Farbe, das stellvertretend für die nervige, anstrengende, einengende, kritische Mutter steht. Ein zweites Tuch steht für fürsorgliche, liebevolle, beschützende etc. Anteile der Mutter. Über beide „Tücher" darf in der Therapie gesprochen werden. Jugendliche, die zwar bereits Autonomiebestrebungen entwickeln, aber noch im Familiensystem leben, müssen sich über ihre Mütter beklagen dürfen. Gleichzeitig ist es wichtig, dass deren geschätzte Anteile sichtbar bleiben, sonst fühlt es sich wie Verrat an. Auf diese Art können Jugendliche lernen, dass es möglich ist, dass beides da sein kann, schwierige und geliebte Seiten; so kann eine gesunde Ambiguitätstoleranz entwickelt werden.

„Ein wichtiges Zeichen von Fortschritt ist das Eingehen neuer **Freundschaften**" (Bruch 1982, S. 17). In der akuten Krankheitsphase isolieren sich Patient*innen mit Essstörungen zunehmend und sind immer mehr mit sich selbst befasst, die Ko-respondenzfähigkeit ist eingeschränkt. Mit Besserung des Zustandes kommt auch wieder Interesse an wohlwollenden, zärtlichen und herzlichen Beziehungen zum Vorschein. Deshalb ist es auch förderlich, in Therapien über Freundschaften zu sprechen.

In der Arbeit mit Kindern und Jugendlichen mit Essstörungen haben Psychotherapeut*innen immer auch eine gewisse **Vorbildwirkung**. Unsere Aussagen, Rückmeldungen und Haltungen werden sehr genau beobachtet. Je reflektierter wir über unser eigenes Essverhalten sind, je klarer wir uns zu gesellschaftspolitischen Themen in Bezug auf Geschlechteridentitäten und Geschlechterrollen ausdrücken können, je mehr wir bereit sind, mit Jugendlichen auch über Missstände in einen Diskurs zu gehen, umso unterstützender werden unsere jungen Patient*innen die therapeutische Beziehungserfahrung erleben.

4.6 Arbeit mit Angehörigen von Essstörungs-Betroffenen

Essstörungen entstehen nicht im neutralen Raum und sind von größeren sozialen Trends und von der jeweiligen spezifischen Familienkultur beeinflusst. Der systemische Psychotherapeut Günter Reich (2015) nimmt eine kausale und moderierende Rolle der Familie bei der Entstehung und Aufrechterhaltung von Essstörungen an und beschreibt, inwiefern diese in familiären Beziehungen mitbegründet ist. Er postuliert einen Zusammenhang zwischen den kranken Essgewohnheiten und Familienkonflikten.

Wenn Psychotherapeut*innen mit Patient*innen mit Essstörungen arbeiten, werden sie bald gewahr, wie sehr deren Angehörige in die Symptomatik involviert sind: Die Mutter, die für die hungernde Tochter spezielle

0 %-Fett-Nahrungsmittel einkauft, in der Hoffnung, sie möge doch zumindest diese essen. Der Partner, der verzweifelt seine Freundin am Erbrechen hindern will und ihr den Autoschlüssel wegnimmt, damit sie nicht wegfahren kann, um Essen zu kaufen. Die Schwester, die als Reaktion auf die Magerheit ihrer bisher so verbundenen Schwester, zu bingen beginnt und enorm zunimmt etc. Mit all diesen Verwirrungen und Belastungen werden wir in den Erzählungen der essgestörten Patient*innen konfrontiert – und des Öfteren wenden sich auch die Angehörigen mit dem Ersuchen um beratende und psychotherapeutische Unterstützung direkt an uns.

Insofern kann man in der Arbeit mit Angehörigen zwei Varianten unterscheiden:

1. Den Einbezug von Familienangehörigen in die Psychotherapie der Betroffenen
2. Die Beratung und Psychotherapie von Familienangehörigen, ohne dass die erkrankte Symptomträger*in in psychotherapeutischer Behandlung ist; bzw. die Betroffene mit einer anderen Psychotherapeutin (oder einem anderen Psychotherapeuten) arbeitet und ein weiteres Familienmitglied (meistens Mutter oder Partner) für sich (im Umgang mit der Betroffenen) Hilfe sucht.

Diese beiden Varianten sollen im Folgenden beleuchtet werden. Zur Arbeit mit Angehörigen von jüngeren Kindern (bis ca. 15 Jahren) verweise ich auf den Beitrag von Sonja Pasch in Abschn. 4.5.

4.6.1 Einbezug von Angehörigen in die Psychotherapie älterer Jugendlicher und Erwachsener

Wenn junge Kinder (8 bis 12 Jahre) mit Essstörungen auffällig werden, sind laut den Grundregeln der Kindertherapie nicht nur die Kinder, sondern auch die Eltern in Behandlung zu nehmen (von Aster & von Aster 2004) (Abschn. 4.5). Je nach Erfordernis wird da entweder mit der gesamten Familie, dem/der Symptomträger*in alleine, dem Elternpaar oder den Geschwistern, in unterschiedlichen familientherapeutischen Konstellationen gearbeitet[23]. Eine solche alleinige Familientherapie sollte höherfrequent sein.

[23] Es empfiehlt sich hier, unbedingt auf die Expertise systemisch-familientherapeutisch ausgebildeter Kolleg*innen oder solchen mit Kinder- und Jugendlichen-Therapie-Expertise zurückzugreifen.

Sind die Kinder etwas älter (ab ca. 13 bis 14 Jahren), ist als Ergänzung zur ambulanten eigenen Einzeltherapie der Jugendlichen eine zeitgleiche (niedrigfrequente) Familientherapie oft sinnvoll.

Bei dieser Arbeit mit älteren Kindern, etwa ab etwa 14 Jahren aufwärts, ist die Zahl der Sitzungen mit Eltern(-teilen) abnehmend – je nachdem, wie lange das Kind bzw. die/der Jugendliche noch im Elternhaus verbleiben wird. Bei 14-Jährigen sieht man die Eltern noch etwa im Verhältnis 4 bis 5 : 1, ab einem Alter von ca. 16 bis 17 Jahren sind keine obligatorischen Elterngespräche mehr zwingend erforderlich (Abschn. 4.5). Jedoch empfiehlt sich etwa ein kurzes Bekanntmachen mit den Eltern, damit diese auch die psychotherapeutische Behandler*in ihres Kindes kennenlernen. Oft ist auch eine Absprache mit den Eltern bezüglich der organisatorischen Notwendigkeiten (Krankenkassen, Arztbesuche, Honorierung und Absageregelung etc.) sinnvoll.

In manchen Therapiephasen kann es auch bei älteren Jugendlichen, so diese noch zu Hause wohnen, angzeigt sein, für ein Gespräch deren Eltern einzuladen oder auch, bei erwachsenen Patient*innen, deren Partner*innen oder sonstige im gemeinsamen Haushalt lebende Angehörige. Eine solche Überlegung sollte ausnahmslos mit der Patient*in besprochen und vorbereitet werden und nur erfolgen, wenn sie einverstanden ist[24].

Wenn Konflikte mit einem Elternteil häufig Thema in der Psychotherapie sind und viel mit dem Symptom zu tun haben, hat es sich meiner Erfahrung nach bewährt, proaktiv den Vorschlag zu machen, den betreffenden Elternteil doch einmal in die Psychotherapie einzuladen, um mit ihr/ihm die Sicht der Patientin zu besprechen. Kontraindiziert ist dies selbstverständlich in Situationen, in denen es um sexuelle oder gewaltsame Übergriffe geht – hier müssen andere Wege beschritten werden[25]. Die Patientin wird gefragt, ob es ihr recht wäre, die betreffende Person einmal in der Psychotherapie-Sitzung für eine Zeit mit dabei zu haben. Es kann gut erklärt werden, dass der/die Psychotherapeut*in dann als Advokat*in der Patientin und mit einer gewissen Autorität als Behandler*in den

---

[24] Ausnahme wären nur akute Suizidalität, lebensbedrohliche physische Entwicklungen wie etwa extreme Abmagerung, die von der Patientin verleugnet wird, oder ein sehr hochfrequenter Erbrechensrhythmus. Derartige krisenhafte somatische Entwicklungen können ein Aussetzen der ambulanten Psychotherapie zugunsten einer stationären Behandlung und körperlichen Stabilisierung nötig machen (Kap 3.4 und 4.8). Ein solcher Stopp der psychotherapeutischen Behandlung sollte auf jeden Fall mit dessen Begründung auch Eltern bzw. Angehörigen kommuniziert werden.

[25] In solchen Fällen ist unbedingt die Kooperation mit einer dafür spezialisierten Stelle sinnvoll, um die beste Vorgehensweise zu finden.

betreffenden Angehörigen besser erklären kann, dass ein bestimmtes Verhalten kontraproduktiv zum Heilungsverlauf ist oder die Situation für die Patientin sogar verschlimmert. Beispiele für solches Verhalten Angehöriger sind etwa

- das ständige Kontrollieren der Nahrungsaufnahme und des Gewichts der Patientin,
- das Versperren von Speisekammer oder Kühlschrank, um einen Essanfall unmöglich zu machen (wenn nicht als Teil einer Behandlungsmaßnahme vereinbart),
- der Zwang, die Badezimmer oder WC-Türe offen zu lassen, um ein (heimliches) Erbrechen zu verhindern,
- das Einsperren der Betroffenen, um es ihr/ihm unmöglich zu machen, an Nahrungsmittel zu kommen,
- immer wiederkehrende abschätzige Bemerkungen und wertende Kommentare über das Äußere und die Figur des/der Betroffenen,
- diverse Versuche, mit Strafen wie Hausarrest, Handyverbot, Taschengeldentzug, Wegnahme wichtiger und für die Jugendliche bedeutsamer Elemente ihres Lebens wie Sportausübung, Kontakt zu Freund*innen, Haustieren etc. das Essverhalten zu steuern.
- etc.

Wenn die Patientin gehäuft über derartige Verhaltensweisen in der Familie oder Partnerschaft berichtet, ist ein Gespräch mit den Angehörigen eine mögliche Hilfe. Folgende Abfolge ist dabei empfehlenswert:

- Der erste Schritt ist, der Patient*in klarzumachen, dass es v. a. darum geht, dass die Therapeut*in als ihre Advokat*in und Mittler*in agiert. Sie kann mit ihrer Fachexpertise den Angehörigen erklären, dass bestimmte Verhaltensweisen den Heilungsverlauf nicht fördern, sondern eher ungünstig beeinflussen. Klar muss auch sein, dass die Psychotherapeut*in in keinem Fall über Therapiegeheimnisse, also ihr mitgeteilte vertrauliche Inhalte, Auskunft geben wird oder diese in der Unterredung mit den Angehörigen erwähnen wird. Nur wenn die Patient*in einwilligt und das verstanden hat, kann weiter vorbereitet werden. Die Patient*in wird bei dem Gespräch anwesend sein und mitreden[26].

[26] Einige Patient*innen würden es lieber haben, wenn die Psychotherapeut*in alleine mit den Angehörigen spricht (analog zur Kindertherapie). Bei der Altersgruppe ab 14 bis 15 Jahren aufwärts empfiehlt sich ein solches Vorgehen aber nicht – die/der Jugendliche soll miterleben, was gesagt wird, auch wenn sie/er sich nicht viel einbringt.

Wenn sie mehr der Therapeutin das Wort überlassen will, ist das auch möglich, das wird zuvor besprochen.

- Als Nächstes bereiten sich Patient*in und Therapeut*in auf das Gespräch vor: Gemeinsam erarbeiten sie die Inhalte, die den Angehörigen nahegebracht werden sollen. Es kann durchaus sinnvoll sein, bestimmte Formulierungen zu erproben und sich als Therapeut*in Notizen zu machen, um möglichst nah am Besprochenen zu bleiben. Selbstverständlich muss die Verschwiegenheit/Schweigepflicht für Therapieinhalte gewahrt bleiben. Auch die Sitzordnung wird festgelegt: Möchte der/die Patient*in neben ihrer Angehörigen sitzen oder lieber woanders?
- Parallel dazu lädt der/die Patient*in die betreffenden Angehörigen in ihre Therapiesitzung ein (erfahrungsgemäß folgen diese der Einladung gerne). Gegebenenfalls muss auch ein eigener, von der sonstigen Sitzungszeit abweichender Termin gefunden werden.
- Der Termin soll dann zumindest eineinhalb Mal die normale Sitzungsdauer umfassen oder kann auch eine Doppeleinheit einnehmen.
- Bei der Sitzung wird zuerst mit dem/der Patient*in und der Angehörigen gemeinsam entlang des zuvor Erarbeiteten gesprochen. Es kann günstig sein, die Patient*innen aktiv immer wieder ins Gespräch einzubeziehen und nach ihrer Meinung zu fragen. Es ist aber auch okay, wenn diese nicht viel sagen möchten. Es ist Aufgabe des/der Therapeut*in, den Angehörigen nahezubringen, was für den/die Patient*in schwierig ist und welches Verhalten der Familie gegen die erfolgreiche Behandlung wirken kann.
- Im besten Fall kann man sich auf neue bzw. das Unterlassen von kontraproduktiven Verhaltensweisen einigen. Dies wird deutlich benannt und vereinbart – eventuell auch als „Experiment“ für eine bestimmte Zeit, um zu sehen, was es bewirkt.
- Nach spätestens einer Einheit wird das Dreier-Gespräch beendet und die Angehörige hinausgebeten und verabschiedet. Sie/er kann nach einer vereinbarten Zeit den/die Patient*in abholen, wenn gewünscht.
- Die verbleibende halbe oder ganze weitere Sitzungseinheit wird dafür genutzt, unmittelbar danach den Eindruck des Gesprächs mit dem/der Patient*in zu besprechen und Beobachtungen auszutauschen. Es ist wichtig, dass auch Elemente, die dem/der Patient*in unangenehm waren, Platz haben dürfen und sie/er deutlich sagen kann, was für sie/ihn stimmig war und was nicht. Gegebenenfalls kann das auch noch in späteren Sitzungen thematisiert werden. Es ist wichtig, die Empfindungen der Patient*innen als solche zu akzeptieren und nicht zu versuchen, sich zu rechtfertigen, wenn der/die Patient*in Gesprächsabschnitte als unangenehm erlebt hat.

- Nach einiger Zeit wird evaluiert, ob das Gespräch in den Augen des/der Patient*in erfolgreich war und sich etwas geändert hat. Gegebenenfalls kann noch ein weiteres derartiges Gespräch in einem größeren zeitlichen Abstand erfolgen.

Diese Gespräche mit Angehörigen im Beisein von Patient*innen stellen eine Herausforderung für viele Psychotherapeut*innen[27] dar (Abschn. 4.9) und können dem therapeutischen Prozess wichtige Anstöße geben. Es ist hilfreich für die therapeutische Beziehung, wenn es glückt und Patient*innen erleben, dass der/die Therapeut*in auf ihrer Seite steht, ihnen den Rücken stärkt und symbolisch etwas für sie ausficht.

4.6.2 Arbeit mit Angehörigen von Betroffenen (ohne die erkrankte Person)

Immer wieder werden Psychotherapeut*innen, die sich mit Essstörungen befassen, von Angehörigen Betroffener kontaktiert. Es kann sein, dass diese für ihre essgestörten Familienmitglieder einen Termin vereinbaren wollen oder sich generell erkundigen, wie eine Psychotherapie abläuft. Des Öfteren sind die Essstörungs-Betroffenen aber (noch) nicht bereit für eine Psychotherapie, die Not der Angehörigen ist jedoch groß. Das Angebot einer Beratung und Arbeit damit, wie sie am besten mit ihrer schwierigen Situation umgehen, kann da Entlastung für Angehörige bringen. In den allermeisten Fällen sind es Mütter, die für eine Beratung/Unterstützung anfragen, da ihre Töchter an einer Essstörung leiden.

Auch wenn sich die Essstörungs-Betroffenen in einer psychotherapeutischen Behandlung bei einer/einem Kollegin/Kollegen befinden, kann es von Nutzen sein, mit den Angehörigen in einem davon getrennten Setting zu arbeiten. Das empfiehlt sich v. a. dann, wenn es heftige Beziehungskonflikte zwischen der erkrankten Person und den Angehörigen gibt und wenn die Kommunikation sehr beeinträchtigt ist. Für die Eltern erkrankter Kinder kann neben den

[27] Wahrscheinlich fällt dies Psychotherapeut*innen systemischer Orientierungen, die besser gelernt haben, im Mehrpersonensetting zu arbeiten, leichter. Der Unterschied zu einer familientherapeutischen Haltung ist hier allerdings, dass es nicht um eine neutrale Allparteilichkeit geht, sondern um eine sichtbare und ausgesprochene Parteilichkeit für einen Teil der Gesprächspartner*innen.

Elterngesprächen der Kindertherapie auch eine eigene, separate Unterstützung hilfreich sein (Abschn. 4.5).

Grundlegend kann man davon ausgehen, dass die Essstörung das gesamte Familiensystem einerseits belastet, andererseits auch stabilisiert. Viele Angehörige berichten von verstörenden Situationen beim Essen, die nicht nur von den Betroffenen, sondern von allen am Tisch Sitzenden als qualvoll empfunden werden. Besonders bei Anorexie von jüngeren Kindern steht das oft im Vordergrund. Die Töchter verändern während der Entwicklung ihrer Störung ihr Essverhalten und stellen meist ihre Ernährung um (vegetarisch, vegan, laktosefrei, glutenfrei usw., vgl. Abschn. 3.4). Das bedeutet zumeist auch starke Veränderungen im Familienleben, besonders dann, wenn die Tochter noch jung ist und die Eltern sich um den Großteil des Einkaufens und Kochens kümmern müssen. Die Essstörung des Kindes beherrscht das gesamte gemeinsame Familienleben und jede Mahlzeit birgt Konfliktpotenzial.

Hier sind Psychotherapeut*innen gefordert, zum einen die anfragende Person emotional zu unterstützen, zum anderen auch „Übersetzungsarbeit" und Psychoedukation in Bezug auf Essstörungen zu leisten und zu helfen, symptomaufrechterhaltende oder -verstärkende Dynamiken abzumildern.

Dies kommt im weiteren Sinne auch den Patient*innen mit Essstörung zugute. Ich habe in meiner Praxis erlebt, dass sich nur durch die Arbeit mit Angehörigen und deren dadurch geändertes Verhalten die Essstörung der Tochter besserte, ohne dass diese selbst eine psychotherapeutische Unterstützung für sich in Anspruch nahm. Wenn die Angehörigen Mechanismen der Essstörung verstehen und etwa mehr Freiraum geben, alte Familienregeln zu ändern bereit sind, hat dies einen großen Einfluss auf die Essstörung.

Folgende Elemente sind bei dieser Arbeit mit den Angehörigen maßgeblich:

Information und Psychoedukation für Angehörige

Psychoedukation ist nicht nur für Patient*innen, sondern ebenso für die Angehörigen essgestörter Personen wichtig. Eine sachliche Information kann vorübergehend auch eine Entemotionalisierung bewirken. In einer großen Untersuchung zu Elterntraining bei Essstörungen in der Familie (Toubøl et al. 2019) zeigten sich Eltern dadurch ruhiger und selbstbewusster in Bezug auf die Symptomatik einer Essstörung. Gleichzeitig berichteten sie über neu erlernte Kommunikationsfähigkeiten, die zu einer verbesserten Eltern-Kind-Beziehung führten und einen besseren Zugang zum Innenleben des Kindes ermöglichten.

Wichtig ist es, dass Angehörige über körperliche Folgen der jeweiligen Essstörung (Korte & Wagner 2020) Bescheid erhalten und die Konsequenzen von

Diätverhalten und Mangelernährung[28], aber auch Überessen verstehen. In dem Zusammenhang ist es wichtig, den Angehörigen zu vermitteln, dass ihre Kontrollversuche des Essverhaltens der Betroffenen eher kontraproduktiv wirken, da es doch darum gehen muss, dass diese selbst ein gutes Verhältnis zum Essen wiederfinden. Der Anti-Diät-Ansatz ist auch für das Verständnis der Angehörigen wichtig und ein Rückbinden der Dynamiken auf gesellschaftlich wirkende Vorbilder und Diskurse hilfreich.

Zudem kann den Angehörigen erklärt werden, wie Psychotherapie wirkt und dass es keinen standardisierten Heilungsablauf gibt, denn jeder Prozess verläuft anders. Auch andere Behandlungsmöglichkeiten wie stationäre Aufenthalte, Selbsthilfegruppen, Tagesangebote oder, bei älteren Kindern, betreutes außerfamiliäres Wohnen, Aktivitäten mit Tieren, Sport etc. können hier besprochen werden (Abschn. 4.4.4). Angehörige sollen auch ermutigt werden, im Falle von bedrohlichen gesundheitlichen Entwicklungen nicht zu zögern, die Betroffenen in eine stationäre Betreuung zu bringen. Dazu ist eine gute Kooperation mit Mediziner*innen, zuallererst der Hausärztin/dem Hausarzt nötig. Diese/dieser soll das Monitoring der körperlichen Parameter des/der Patient*in übernehmen und ggf. von sich aus eine Überstellung in eine stationäre Einrichtung anordnen, wenn r nicht in psychotherapeutischer Behandlung ist.

Durch die umfassende Information und das offene Sprechen über die Symptome und deren Folgen kann eine Enttabuisierung des Themas gefördert werden, die Angehörigen sehen sich nicht mehr so alleine gelassen mit ihren Sorgen.

Immer wieder wollen Angehörige wissen, wie sie denn den Betroffenen helfen könnten. Dazu kann mit ihnen analysiert werden, was sie denn selbst gerne hätten, und sie unterstützen, mehr auf sich selbst zu schauen, statt nur in der Beobachtung des erkrankten Familienmitglieds aufzugehen. Bei manchen Angehörigen kann es sinnvoll sein, das Prinzip der Co-Abhängigkeit (Flassbeck 2010) zu erklären, etwa wenn es darum geht, Symptome zu bagatellisieren, um stationäre Aufenthalte zu vermeiden oder hinauszuschieben, wenn spezielle niedrigkalorische Nahrungsmittel für die essgestörte Person bereitstehen oder für den Binge-Anfall viele passende Lebensmittel gekauft werden.

Hilfreich kann dazu der Hinweis auf Infomaterialien sein (Anhang, etwa die Seiten der BZgA: https://www.bzga-essstoerungen.de/hilfe-finden/weitere-hilfestellungen/was-koennen-angehoerige-andere-tun/ oder die BZgA-Broschüre

[28] In unserer Gesellschaft existiert ja eine Kulturtechnik des Diäthaltens, sodass diese Verhaltensweisen oft gar nicht mehr als problematisch erkannt werden (Abschn. 3.3).

„Essstörungen, Leitfaden für Eltern, Angehörige und Lehrkräfte"; Bundeszentrale für gesundheitliche Aufklärung [o.J.], auch Zeek und Herpertz 2015). Es gibt auch einige gute Fachbücher, die man Angehörigen empfehlen kann, z. B. von Janet Treasure et al. (2020). Weitere Hinweise finden sich im Anhang dieses Buches.

Schon im Zuge der Psychoedukation wird es immer wieder auch um die heftigen Emotionen der Angehörigen gehen.

- **Arbeit mit den Emotionen der Angehörigen**

Im Fokus einer Beratung/Psychotherapie stehen die Emotionen der Angehörigen essgestörter Patient*innen: Neben Schuldgefühlen, Macht- und Hoffnungslosigkeit fühlen sie sich häufig mit der Krankheit des Familienmitglieds alleine gelassen. Eltern von erkrankten Kindern und Jugendlichen bemerken eine starke Veränderung, die ihren Alltag erfasst und das gesamte Familiensystem betrifft. Sie berichten von erschöpfenden Bemühungen, die Tochter zum Essen zu motivieren, und scheitern doch daran. Aus diesem Grund werden bestimmte Situationen aus Angst vor Konfrontation nicht mehr angesprochen, wirken aber emotional stark belastend.

Die Beziehung der Elternteile ist ebenfalls auf die Probe gestellt, wenn ein Kind eine Essstörung entwickelt. Oft übernehmen die Mütter die gesamte Verantwortung (Essen ist Frauensache!) und schließen die Männer aus – denen das (anfangs) oft nur zu recht ist. Sie geben an, mit den Veränderungen der pubertierenden Töchter auch weniger anfangen zu können. Durch diese Konzentration der Mütter auf die essgestörte Person ist auch die Partnerschaft belastet: Es gibt kaum mehr Zeit für sich selbst und für das Paar, alles ist von der Essstörung überschattet. Mütter können sich durch die Abgrenzungsversuche der Töchter, die sich in Essstörungssymptomen zeigen, zusätzlich verunsichert fühlen (Abschn. 2.2.2 und 2.2.3). Diesen Umstand versuchen Mütter häufig mit einer noch stärkeren emotionalen Verfügbarkeit auszugleichen (Flaake 2012).

Mütter und Väter haben oft eine unterschiedliche Sichtweise auf die Erkrankung. Tendenziell blenden Väter zu Beginn die Essstörung mehr aus. Wenn sich die Erkrankung nicht mehr bagatellisieren lässt, sind sie anfangs stärker von Hoffnungslosigkeit und Ungeduld betroffen (Proksch 2022). Mütter zeigen sich vielfach erst einmal verständnisvoll und emotional im Umgang mit der Tochter und der Situation. Sie sind aber auch in höherem Ausmaß mit der eigenen Schuldfrage und den emotionalen Komponenten der Essstörung beschäftigt und legen den Fokus auf Therapiemöglichkeiten. Väter wollen eher schnelle Lösungsansätze und suchen einfache, zielgerichtete Interventionen als Hilfe

(Wimmer-Puchinger 2016). Besonders wenn sich Väter oder männliche Partner als Beschützer ihrer Tochter/Partnerin definieren, kämpfen sie bei einer Essstörung gegen eine nicht greifbare Gegnerin. Die Krankheit zeigt für Außenstehende keine Regeln und keine klaren Abläufe. Der Vater kann die Tochter, der Partner die Partnerin vor der Erkrankung nicht retten und erfährt eine Kränkung seines Selbst und seiner Kompetenz vor dem Hintergrund der gesellschaftlichen Definition von Männlichkeit und Beschützerrolle (Seiffge-Krenke 2016). Es ist höchst schwierig für Angehörige zu begreifen, dass es für die Erkrankung keine klare Lösungsstrategie und keine genaue Zeitangabe hinsichtlich des Genesungsprozesses gibt. Diese Verunsicherung und Hilflosigkeit machen einen wesentlichen Anteil der emotionalen Belastung aus.

Es geht also auch um die individuellen, lebensgeschichtlich mitbegründeten Erlebniswelten der Angehörigen. Das bedeutet, dass diese nicht nur in ihrer Funktion als Elternteil eines essgestörten Kindes oder Partners einer/eines essgestörten Erwachsenen Raum finden sollen, sondern dass es um ihr persönliches Erleben gehen soll bzw. darf. In dieser Arbeit mit Emotionen von Angehörigen sind ein Containen und empathisches Annehmen ihrer unterschiedlichen Gefühle von größter Bedeutung. Hinweise auf die eigene Vergangenheit der Eltern („Ich hätte mir so was nicht erlauben dürfen") können auch ein Stück Biografiearbeit mit diesen anstoßen: Wie war es in der eigenen Pubertät, welche Verhaltensweisen und Abgrenzung/Rebellion haben sie gewählt? Wie war das Verhältnis zur eigenen Mutter bzw. zum Vater? Welche Stellung hatten sie in der Herkunftsfamilie? Wie hat sich ihr eigenes Essverhalten entwickelt?

Häufig lassen sich dabei bei den Müttern (seltener Vätern) Anzeichen von Essproblemen in der eigenen Jugend und manchmal auch noch bestehend finden. Es kann sein, dass eine latente Essstörung der Mutter auftaucht, etwa häufiges Diäthalten, selbstkritische Äußerungen über Figur und Schlanksein, häufige Bemühungen abzunehmen und deren offensives Besprechen im Familienkreis etc. Viele Mütter reflektieren erst in dieser Arbeit ihre eigene Essgeschichte und ihr Verhältnis zu ihrem Körper. Eine Vermittlung des Anti-Diät-Ansatzes (siehe Psychoedukation) kann für Angehörige herausfordernd, aber auch entlastend sein. In der Arbeit mit den Müttern kommt man oft auch auf Themen wie Frauenbild(er), Mutterrolle, Frausein in dieser Gesellschaft und Ideen von geglücktem Frauenleben zu sprechen: Welche Werte und Glaubenssätze sind damit verbunden, wie sind die Bilder von Familienleben, geglückter Mutter-Tochter-Beziehung? Oft wird dramatisch klar, dass die Mütter selbst eine schlechte Beziehung zur eigenen Mutter hatten und versuchten, es gerade anders als diese zu machen. Umso schrecklicher empfinden sie nun als ihr „Versagen", dass ihre Tochter eine Essstörung entwickelt.

Die Schuldgefühle, die Eltern oder Partner*innen von essgestörten Menschen plagen, sind ein wesentlicher Teil der emotionalen Arbeit in der Beratung/Psychotherapie von Angehörigen. Natürlich tragen das Klima in der Familie, deren Umgang mit Essen und die Kommunikation untereinander zum Entstehen einer Essstörung bei. Allerdings ist nicht alle Verantwortung dort zu suchen, auch andere Faktoren können eine maßgebliche Rolle spielen (Abschn. 3.2.1). Wichtig ist es, Angehörige und v. a. Eltern darin zu unterstützen, nicht alle Schuld bei sich zu suchen, sondern ebenso den gesellschaftlichen Hintergrund von Essstörungen aufzuspannen (Abschn. 2.3 und 2.4). Eltern berichten auch oft von einer erlebten Stigmatisierung und Anklage als Verursacher*innen der Essstörung durch behandelnde Institutionen. Sie empfinden große Scham und oft ein Gefühl, verantwortlich für die Störung des Kindes bzw. der Angehörigen zu sein. Der Umgang mit diesen Gefühlen und den Selbstvorwürfen bzw. das Bewusstmachen eines oft kontraproduktiven Verhaltens der kranken Person gegenüber sind wichtige Themen in der Arbeit mit Angehörigen. Angst und Verzweiflung müssen v. a. bei schweren und chronifizierten Verläufen gut aufgefangen werden. Manchmal wird auch klar, dass es andere Suchterkrankungen und Co-Abhängigkeiten in der Familie gibt.

Ein wichtiger Schritt ist es, dass sich die Angehörige/n auch wieder um ihre eigenen Bedürfnisse kümmern, dass es neben einer Eltern-Beziehung auch die Paarbeziehung gibt, die möglicherweise verbessert werden könnte.

- **„Übersetzungsarbeit“ leisten**

Viele der Eltern und Angehörigen empfinden die Essstörung als eine persönliche Beleidigung, als ihr Versagen oder eine Provokation der Betroffenen. Hier kann es hilfreich sein, neben der Arbeit mit diesen Gefühlen auf die mögliche Sicht der Betroffenen hinzuweisen und deren Symptome als Entwicklungskrise und legitime (wenn auch inadäquate) Reaktion auf Entwicklungsherausforderungen zu erklären. In einer systemischen Sicht der Essstörung kann diese als eine Botschaft zur Veränderung aufgefasst werden. Deren geheimen Sinn im Familiensystem kann man versuchen gemeinsam aufzuspüren: Was will mein Kind/mein*e Partner*in mit der Essstörung sagen? Wofür steht die Essstörung? Welche Symbolik ist im Symptom verborgen? Was wird dadurch innerhalb der Familie vermieden? So kann sich Raum öffnen für ein neues Verständnis und Bedeutungsbildung: „Warum ist das, was jetzt ist, immer noch besser als …“: Die gemeinsame Erforschung dessen, was die Störung bewirkt, was durch sie möglicherweise vermieden oder beschleunigt wird, kann neue Sichtweisen auf die Familienbeziehungen hervorbringen.

Die Rituale, Glaubenssätze und Umgehensweisen einer Familie in Bezug auf Essen, Mahlzeiten und Ernährungsfragen zu durchleuchten stellt einen weiteren Schritt in der Reflexion mit Angehörigen dar. Welches Verhalten in Bezug auf Essen haben die einzelnen Familienmitglieder? Was sagt das über sie, über ihre Rolle in der Familie aus? Gibt es einen Sündenbock? Wer unterstützt wen? Was sind die Bedürfnisse der einzelnen?

Wenn möglich, soll offene Kommunikation der Familienmitglieder miteinander angeregt werden. Solche Gespräche abseits von Ernährungsfragen können neue Perspektiven auf die Betroffenen auftun und neue Seiten der Person aufzeigen. Dies wirkt auch der zunehmenden Fremdheit entgegen, über die Angehörige klagen, wenn ein Familienmitglied eine Essstörung entwickelt.

- **Helfen, dass sich Angehörige als Akteure/Akteurinnen im System begreifen lernen**

Auch wenn ein*e Angehörige*r nicht direkt „schuld" ist an der Essstörung, gilt es doch, die eine Essstörung fördernden Anteile im Verhalten wahrzunehmen und zu ändern.

Neben dem Bewusstwerden der eigenen Essensgeschichte und was davon die Familie beeinflusst haben kann, wird es in der Bearbeitung immer wieder um das Thema „Grenzen" gehen. Was sind hier die Bedürfnisse der einzelnen Familienmitglieder, die Bedürfnisse der hilfesuchenden Person? Wo kommen diese unterschiedlichen Bedürfnisse in einen Konflikt? Darf dieser angesprochen werden?

Denn es geht einerseits darum, Grenzen zu setzen, um sich selbst zu schützen bzw. die eigene Verantwortlichkeit zu limitieren. Auf der anderen Seite dreht es sich aber genauso um das Erkennen und Wahren der Grenzen des von der Essstörung betroffenen Familienmitglieds. Im Zentrum stehen also die Fragen nach dem Maß von Nähe und Distanz, von Bindung und Autonomie: Wo werden Grenzen verletzt, weil einseitig den Bedürfnissen einer Person Raum gegeben wird? Wie weit können Elternteile ihr (essgestörtes) Kind als eigenständiges Wesen akzeptieren? Wie weit geht ihre Verantwortung? Wie geht eine gute Regulierung der Wünsche nach Festhalten und Loslassen in so nahen Beziehungen? Wie kann man Distanz gewinnen, ohne kalt zu werden? Die Haltung der Integrativen Therapie ist hier ähnlich wie in der feministischen Therapie (Abschn. 2.5.4), eine Betonung des Wertes von Beziehungen und derer, die sie aufrechterhalten – bei allen notwendigen Bestrebungen eines Individuums um Souveränität. Wir sprechen von einem <u>An</u>grenzen (statt Abgrenzen), und dass Grenzen nichts Schlimmes, sondern die Punkte der gegenseitigen Berührung sind, an denen wir uns spüren können.

Dort, wo Grenzen verschwimmen, entsteht Co-Abhängigkeit: Angehörige haben die Aufgabe, das eigene Helfersyndrom zu erkennen und von den Bedürfnissen der erkrankten Angehörigen zu trennen.

Bei Elternpaaren von Patient*innen mit Essstörungen ist es wichtig, den Blick auch auf das Paar-Sein zu lenken. Diese Perspektive bleibt in herkömmlichen Prozessen oft unterbeleuchtet[29] und ist doch ein wesentlicher Bestandteil der familiären Dynamik. Denn oft polarisieren Kinder mit Essstörungen die Paare bzw. ist deren Beziehung in einer Phase der Krise oder des Versandens und alle Aufmerksamkeit wendet sich nur der Person mit den Essstörungssymptomen zu. Die Paarebene wieder in den Blick zu nehmen, dort etwas zu klären oder neue Impulse zu finden, kann sich positiv auf das gesamte Familiensystem auswirken.

Neben dem Fokus der eigenen Position innerhalb der Familie soll jedoch auch hier die Aufmerksamkeit auf größere, gesellschaftliche Einflüsse gelenkt werden (Abschn. 2.1, 2.3 und 2.4). Das kann sich entlastend auswirken und das eigene Verhalten wird vor dem Hintergrund größerer Strukturen und Entwicklungen verstanden.

- **Ressourcen (wieder) finden**:

Angehörige von Menschen mit Essstörungen sind oft verzweifelt, wütend, hilflos und ausgebrannt von ihren Versuchen, den Betroffenen zu helfen (s. o. Arbeit mit Emotionen). Hier ist es in der Arbeit mit ihnen wichtig, sie zu stärken und zu unterstützen Kraft, Zuversicht und Mut zum Ausprobieren neuer Verhaltensweisen zu sammeln. Dazu ist es hilfreich, mit ihnen auf die Suche nach (verschütteten) Ressourcen zu gehen und die Frage zu stellen, was sie für sich selbst tun können. Besonders wenn die Verläufe der Krankheit krisenhaft und schwer sind, ist es wichtig, Abstand zu gewinnen und sich nicht immer mit dem selbstzerstörerischen Verhalten der Angehörigen zu beschäftigen. Dazu müssen die dadurch entstehenden Gefühle benannt werden dürfen (s. o. Arbeit mit Emotionen) – um aber dann auch einen Schritt weiterzugehen.

Hierbei hilft die Frage nach dem, was ihnen im Laufe ihres Lebens in Krisen und herausfordernden Situationen schon geholfen hat – z. B. ein Panorama ihrer Kompetenzen und Fähigkeiten, das Sammeln von (früher) schönen und entspannenden Aktivitäten. Sich die eigenen Stärken bewusst zu machen, um sie wieder zu aktivieren, hilft gegen Mutlosigkeit. Wichtig ist es zu vermitteln,

[29] Familientherapeutische Behandlungen ausgenommen.

dass es der Familiensituation nicht dienlich ist, wenn alle alles zugunsten der essgestörten Person zurückstecken und ihr eigenes Leben vergessen, sondern im Gegenteil etwas Abstand auch für die Betroffenen oft hilfreich ist.

Wer mag, kann auch den Blick auf neue Bewältigungsstrategien lenken oder nachdenken, welche Wünsche sie/er schon immer verwirklichen wollte. Dazu hilft auch ein Blick in die Zukunft, weg von den Zweifeln in der Gegenwart und den Vorwürfen über Versäumnisse in der Vergangenheit. Wünsche dürfen und sollen geäußert werden, und zwar in Bezug auf sich selbst, nicht nur mit Blick auf die erkrankte Person.

- **Hinweise für Angehörige im Umgang mit Betroffenen** (siehe auch Abschn. 4.5.1, BZgA, o. J.):

Als ersten Schritt Zuhören und Verständnis zeigen – das kann Betroffenen bereits die erste Last nehmen.

Mit dem Tabu brechen und offen und klar über das Thema Essstörung und die damit verbundenen Gefühle sprechen.

Möglichst ohne Druck agieren: keine Vorwürfe, Schuldzuweisungen, Drohungen formulieren.

Eigene Sorgen und Bedenken thematisieren, ohne das Körpergewicht und Essverhalten der betroffenen Person in den Mittelpunkt zu stellen. „Ich mache mir Sorgen um Dich, wir sind Deine Angehörigen und tun uns schwer damit, dass …"

Keine speziellen Diätnahrungsmittel für die betroffene Person einkaufen (fettreduziertes Essen).

Keine Gewichtskontrolle verlangen: diese wird am besten zu Mediziner*innen ausgelagert.

Gemeinsam versuchen, Angst und Hürden abzubauen, indem man Unterstützung und Begleitung anbietet und das Selbstvertrauen stärkt.

Betroffenen eine Psychotherapie empfehlen, so sie noch nicht dort angekommen sind.

4.7 Frauenspezifische Gruppentherapie in der Behandlung von Essstörungen

Dieser Abschnitt fußt auf meinen Erfahrungen aus 20 Jahren ambulanter Gruppenpsychotherapie von Frauen mit Ess- und Gewichtsproblemen. Das vorgestellte Modell basiert auf den Anti-Diät-Überlegungen (Orbach 1979 und v. a. 1984 sowie Beyer 2000, Abschn. 2.5 und 3.3). Interventionsmethoden in einer solchen integrativen frauenspezifischen Gruppentherapie sind in Abschn. 4.4 und 4.7.4 beschrieben und stammen v. a. aus der Gestalttherapie und dem Psychodrama bzw. aus der Arbeit mit kreativen Medien in der Integrativen Therapie.

Auf lange Sicht gesehen, sind Essstörungen am besten mithilfe einer Psychotherapie heilbar (Herpertz et al. 2015), vorausgesetzt, die betroffene Person verfügt über genügend Eigenmotivation. In der Gruppe bringt die Kommunikation mit (Gleich-)Betroffenen dabei zusätzlich ein Aufbrechen der Isolation und macht ein Solidaritätserleben möglich. So erfahren Patient*innen durch andere Patient*innen (und nicht nur durch ihre/ihren Psychotherapeutin/Psychotherapeuten) Unterstützung und Stärkung.

Als Leitmotiv in der gruppentherapeutischen Arbeit steht der auch in der Gruppe immer wieder explizit thematisierte gesellschaftliche Aspekt: Genderzugehörigkeit bedingt noch immer unterschiedliche Bedingungen in gesellschaftlicher Teilhabe und der privaten Beziehungs- und Familiengestaltung. Körperformen von als weiblich bzw. männlich gelesenen Personen sind unterschiedlichen Bewertungen ausgesetzt, werden unterschiedlich taxiert und kommentiert. Besonders dicke Frauen werden häufiger und massiver abgewertet. Dünn- bzw. Mager-Sein ist als erstrebenswertes Ziel allgegenwärtig. Schlank-Sein wird von den die Gruppe aufsuchenden Frauen vielfach als die Lösung aller ihrer Probleme gesehen; viele erreichen dieses Ideal allerdings nie bzw. nicht für längere Zeit oder ohne massive Kompensationsmethoden.

Essstörungen werden vor diesem Hintergrund als die von den betroffenen Frauen kreierte Antwort auf ihre Lebensprobleme betrachtet. Sie sind Ersatz und Symbol für ungelöste Lebenskonflikte und müssen neben der individuellen Entwicklungs- und Familiengeschichte immer auch unter dem Blickwinkel der gesellschaftlichen Lebensbedingungen von Frauen gesehen werden. Sie sind eingebettet in einen sozialhistorischen Kontext, der sich in der persönlichen Problematik abbildet. Die Frage „Wie muss ich als Frau in unserer Gesellschaft sein, damit ich anerkannt und akzeptiert/erfolgreich bin?“ ist Grundlage der Analyse und emotionalen Bearbeitung. Das Leiden am Nichterreichen oder in ihren Augen unzureichendem Erreichen des gesellschaftlich propagierten körperlichen Ideals zeigt sich im Umgang der Frauen mit Essen. Dieser Zusammenhang zwischen gesellschaftlichen Bedingungen und ihren persönlichen Erfahrungen lernen die Teilnehmerinnen in der Gruppe verstehen, indem sie sich gegenseitig beobachten, zuhören und Feedback geben. Das wirkt entlastend und lindert Fantasien von individuellem Versagen und Ungenügen.

Die meisten Essgestörten erleben die Gruppenarbeit nach einer aufregenden Anfangsphase als befreiend. Sie spüren Erleichterung über das Aufbrechen der Isolation, in die sie ihr Symptom gebracht hat: Den geheimen Teufelskreis von

Essen und Diäten, von Essattacken und Brechen oder Fasten, dem Missbrauch von Abführmitteln oder den ständigen Kampf gegen die Esslust, die sie sich als willensschwach und minderwertig betrachten lässt, teilen sie nun mit anderen „Expertinnen". Sie beziehen sich aufeinander und können voneinander lernen. Sie können am Beispiel der Berichte anderer für sich etwas mitnehmen, auch wenn sie selbst nicht als Protagonistin einer psychotherapeutischen Arbeit im Mittelpunkt stehen. Das Teilen von emotionalen Erfahrungen kann jedoch auch angstauslösend sein, da dabei bisher nicht eingestandene Gefühle zutage treten können.

Die Frauen in der Gruppe berichten häufig über eine neue Entwicklung ihrer Persönlichkeit, die durch die besprochenen Themen und angeleiteten Übungen und Interventionen, v. a. aber durch das Beispiel der anderen Gruppenmitglieder ausgelöst werden. Sie verbessern ihre Kommunikation, indem sie im geschützten Rahmen der Gruppe neue Verhaltensweisen ausprobieren bzw. andere dabei beobachten (Lernen am Modell). Im Gruppensetting unterstützt nicht nur die Psychotherapeut*in die Patient*in, sondern eine Gemeinschaft von anderen Betroffenen hilft neue Wege zur Bedürfnisbefriedigung und Konfliktlösung zu finden. Die Gruppe fungiert dabei immer wieder als geschütztes Übungsfeld.

4.7.1 Leitlinien der Gruppenarbeit

In der Durchführung von Gruppentherapien haben sich folgende Grundsätze bewährt, die im Verlauf des Prozesses der Gruppe explizit gemacht werden können[30]. Vor allem in der Anfangsphase, in der ja viel Unsicherheit darüber herrscht, was in dem Rahmen erlaubt ist (Abschn. 4.7.2), hat sich ein Benennen dieser Regeln bewährt, und an sie kann bei passender Gelegenheit auch immer wieder erinnert werden. Ziel soll es sein, in der Gruppe eine Atmosphäre des Vertrauens und des Miteinanders zu schaffen, in der die Frauen sich gegenseitig annehmen und Unterstützung erleben können.

- Selbstbestimmung der Gruppenteilnehmerinnen: Es wird niemand gedrängt, etwas zu erzählen, wozu sie nicht bereit ist. Scham- und Peinlichkeitsgefühle werden explizit gemacht, es bestimmt jedoch immer jede einzelne Frau, wie viel sie im Moment von sich einbringen will. Es ist okay, etwas nicht zu sagen,

[30] Selbstredend sind diese Leitlinien auch in der Einzeltherapie anzuwenden, sie werden nur im Kontext der Gruppenarbeit, wenn mehrere Individuen aufeinandertreffen, besonders sichtbar.

die Gefühle, die einen daran hindern, sollten allerdings erforscht und aufgezeigt werden.

- Jede Frau darf auch „negative", d. h. für sie schwierige Gefühle wie Scham, Peinlichkeit und Misstrauen oder Aggression äußern (auch in Bezug auf die Gruppe, siehe oben). Wichtig sind in der Gruppe die Echtheit der Gefühle und Beziehungen, und dass die Gruppe ein Raum ist, in dem Frauen sich nicht verstellen müssen.
- Ressourcen- statt Defizitorientierung: Wir achten prinzipiell auf die Stärken der Frauen, auch wenn diese ihnen (noch) nicht als solche bewusst sind.
- Damit ist verbunden, dass die Frauen als Expertinnen für ihr Essverhalten gesehen werden, die selbst am besten spüren können und zu wissen fähig sind, was ihnen guttäte; auch wenn sie dieses Spüren und Wissen derzeit nicht verfügbar haben.
- Es sollen möglichst keine Ratschläge gegeben werden, auch nicht untereinander. Es sollen keine Diätprogramme im Detail besprochen werden, keine Tipps zum Kaloriensparen oder Hungern etc. ausgetauscht werden. Es geht um das Teilen und die emotionale Erfahrung in der Gruppe und in der Auseinandersetzung mit dem Essproblem.
- Der Umgang mit Nahrung stellt nur einen Teil der Gruppenthemen dar und dessen Änderung wird nicht dauernd im Blick gehalten. Das Wahrnehmen der Bedingungen und der Entwicklung des Essverhaltens bietet viel eher Ansatzmöglichkeiten der Veränderung als ein direkt(iv)es Ändern-Wollen von Verhaltensweisen (wie in Diäten und Ernährungsfachbüchern) – es soll diesbezüglich kein Druck ausgeübt werden (Abschn. 4.2.3).
- Die Frage nach den (unmittelbaren) Ursachen der Essstörung steht nicht im Vordergrund, auch wenn viele Frauen mit dem Wunsch kommen zu begreifen, warum sie ein solches Essproblem haben. Eine Ursachenfindung allein löst das dysfunktionale Verhalten jedoch nicht. Besser ist es, nach dem „Wie" als nach dem „Warum" zu fragen. Dazu gehört auch, sich auf Experimente einzulassen und neues Verhalten auszuprobieren: Wonach hungere ich, wie kann ich diesen Seelenhunger stillen?

Die Inhalte der Gruppenarbeit werden von den Teilnehmerinnen bestimmt. Falls (besonders in der Anfangsphase, wenn noch wenig Vertrauen da ist) keine der Frauen ein Thema mitbringt oder länger erzählen will, ist es vorteilhaft, als Psychotherapeutin eine vorbereitete Übung, die zur Entwicklung der Gruppe passt, in petto zu haben. So wird für die Frauen die Möglichkeit geboten, sich anhand eines vorgegebenen Themas zu zeigen (z. B. gute/schlechte Essenssituationen, Kleiderschrank-Übung, soziales Atom, Diätpanorama, siehe

Abschn. 4.4 und 4.7.4). Jede Frau soll die Möglichkeit haben, sich zu äußern, so konkret und solange sie will. Es ist jedoch ebenso erlaubt (auch über einige Sitzungen hinweg), sich wenig zu zeigen oder ganz zu schweigen. Die Gruppe gibt allen Mitgliedern die **Selbstverantwortung** dafür, wie viel gezeigt werden kann. Für die leitende Therapeutin bedeutet dies, Vertrauen zu haben, dass die Frauen spüren, wo ihre Grenzen sind, aber auch, dass diese sich im Laufe des Gruppenprozesses auch weiter öffnen. Je länger die Gruppe miteinander arbeitet und je besser sich die Teilnehmerinnen kennen, umso mehr ist möglich und umso mehr erlebnisaktivierende Methoden können angewandt werden. Zu Anfang ist es völlig ausreichend, wenn die Teilnehmerinnen (reihum) erzählen, wie es ihnen gerade geht, was in ihrem Leben im Vordergrund ist, was sie am meisten belastet und wie sie meinen, dass ihr Essen damit zusammenhängt.

Gut gearbeitet werden kann vor allem mit dem (symbolischen) Gehalt der Symptome: Da ja alle Frauen sich aufgrund der Ausschreibung als Gruppe für Menschen mit Essproblemen gemeldet haben (Abschn. 4.7.3), steht das Thema Essen zumindest am Beginn im Vordergrund (Abschn. 2.1). Die Frauen erkunden gemeinsam, was ihr Essverhalten alles sein kann oder bewirkt[31]:

- Essen als Emotionsregulation: Essen bzw. Nicht-Essen macht gute oder schlechte Gefühle, lässt andere Emotionen in den Hintergrund treten, Essen bzw. Nicht-Essen kann Ventil für „schwierige“ Emotionen sein: Wenn Gefühle nicht aushaltbar scheinen, kann man sie mit Hungern/mit Essen/Erbrechen zudecken und (scheinbar) zum Verschwinden bringen.
- Hungern/Überessen/Erbrechen/Abführmittel gebrauchen kann auch eine Form der Selbstbestrafung sein, eine Aggression, die selbstzerstörerisch gegen den eigenen Leib, das eigene Selbst gerichtet ist.
- Erbrechen/Abführen können als Selbstreinigungsversuche gedeutet werden: Dabei wird versucht, das im Kontakt mit anderem Geschluckten, Unverdaubare wieder loszuwerden.
- Essen steht oft für Lust und Maßlosigkeit, ist „unweibliches“ Benehmen und kann eine sexuelle, triebhafte Komponente beinhalten.
- Sich dem Essen überlassen kann das Gefühl auslösen, dem eigenen Körper bzw. der eigenen Gier ausgeliefert zu sein. Es gibt (anfangs) kein Vertrauen in die Möglichkeit einer Selbstregulation ohne ständige Kontrolle. Es stellt sich die Frage: „Was wäre im eigenen Leben noch unkontrollierbar?“

[31] Selbstverständlich sind alle diese Aspekte auch in der Psychotherapie im Einzelsetting vorhanden.

- Auf diese Weise kann die Angst vor Kontrollverlust auch in einem weiteren, nicht nur auf Essen bezogenen Sinn sichtbar werden: Die meisten Frauen haben große Angst, nicht mehr funktionieren zu können und den Anforderungen des Lebens nicht (mehr) gewachsen zu sein. Das muss auf alle Fälle durch Kontrolle vermieden werden.
- Essen ist mit Scham verbunden: Viele Frauen haben die Überzeugung, ganz unwert zu sein durch ihre Symptomatik.
- Essen und Erbrechen/Abführen/Kompensieren kann Ambivalenzkonflikte symbolisieren, Liebe und Hass auf dasselbe Objekt bzw. Subjekt.
- Die Fettleibigkeit kann ein Schutz sein, eine dicke Haut, die Grenzen setzt und durch die die Frau sich Raum nimmt.
- Essen (wie auch Hungern) kann als Freundin gebraucht werden: Es gibt Trost und vertraute Geborgenheit, Essen/Erbrechen hilft, sich danach entspannt zu fühlen.
- Sich dünn machen kann auch bedeuten, sich aus dieser Umgebung wegmachen zu wollen.
- Nicht-Essen, aber auch viel zu viel Essen drücken Autonomie aus: Wenn auch noch so sehr über mich bestimmt wird, ob oder das, was ich esse, bestimme alleine ich!
- Viele Frauen sind ausgehungert nach echtem, emotionalem Kontakt und Ehrlichkeit, nach Beziehungen, wo sie sie selbst sein können.

Das Gemeinsame an den Essstörungen wird so in der Gruppe erkundet, es findet sich eine Art der Leidensgemeinschaft (Abschn. 3.2). Aus dieser Besprechung und dem Nachspüren der Funktionen der Symptome kristallisieren sich häufig dysfunktionale Beziehungsmuster im Leben der Frauen heraus, sei es mit Angehörigen, im sozialen Umfeld oder im Beruf. Das Essen/Erbrechen/Hungern hat die Funktion, die dadurch entstehenden inneren und äußeren Spannungen auszugleichen. Hinter den problembehafteten Beziehungen im Außen liegt eine ebenso schwierige Beziehung zu sich selbst.

4.7.2 Phasen, Dynamiken und Themen im Gruppenprozess

Jede Gruppe ist anders, abhängig von der speziellen Zusammensetzung ihrer Mitglieder und deren Persönlichkeiten, die miteinander agieren. Jede Gruppe entwickelt ihren eigenen Stil und ihr eigenes Tempo. Dennoch kann man im Prozess der psychotherapeutischen Gruppe Phasen ausmachen, die durch bestimmte Dynamiken und Themen gekennzeichnet sind. Diese Phasen sind, wie alle gruppendynamischen Modelle, eben „nur" solche und haben eine gewisse Unschärfe (König 2012). In diesem Sinne stelle ich dar, in welcher Weise sich Gruppen für Frauen mit Essstörungen entwickeln können[32].

Wichtige Interventions- und Veränderungsmechanismen sind dabei die Solidarität der Gruppe und das Sichtbarwerden von überindividuellen Mechanismen im Umgang mit Essen. Der gemeinsame Blick auf das gesellschaftliche Bild von Frauen und die Reflexion der widersprüchlichen Erwartungen an sie stellen einen heilsamen und entlastenden Faktor jenseits der Erforschung individueller Mechanismen dar. Über alle Phasen hinweg sind daher die Etablierung und Festigung von offenen, tragfähigen Beziehungen in der Gruppe wesentlich.

Die folgenden Sitzungsangaben orientieren sich an einem idealen Verlauf einer Gruppe im Arbeitsjahr, etwa von September bis Juni des Folgejahres.

1. Die Eingewöhnungs- und Orientierungsphase (1. bis 3. Sitzung)
In diesen ersten Sitzungen ist die Rolle der Gruppenleiterin besonders wesentlich, da sich noch kein tragfähiges Beziehungsnetz zwischen den Teilnehmerinnen gespannt hat. Zu Anfang gilt es daher, Sicherheit zu vermitteln und darauf zu achten, dass sich alle möglichst wohl fühlen, auch wenn die Aufregung und Anspannung meist groß sind. Der Beginn ist durch die Ambivalenz der Teilnehmerinnen gekennzeichnet: einerseits dem Stolz, sich überwunden, für die Gruppe angemeldet zu haben und jetzt da zu sein, andererseits der Angst vor dem, was jetzt auf sie zukommt. Es gibt viel Scham und oft überhöhte Erwartungen an sich und die Gruppe, die anderen Teilnehmerinnen werden vorsichtig in den Blick genommen, es wird sich verglichen, es werden erste Zuschreibungen getätigt.

Der Schwerpunkt in dieser Phase liegt beim Kennenlernen der Gruppenmitglieder. Es empfiehlt sich als Gruppenleiterin in der ersten Sitzung sehr aktiv und präsent zu sein: Der organisatorische Rahmen wird erklärt und die Gruppenregeln explizit gemacht. Besonders wichtig ist es hier, auf die Schweigepflicht zu verweisen und darauf, dass in der Gruppe Besprochenes nicht nach außen zu Dritten

[32] Wichtige Referenzautorinnen sind hier Susie Orbach, die in ihrem „Anti-Diät-Buch" erste Erfahrungen mit Gruppen von ihr sogenannten „esssüchtigen" Frauen beschrieben hat, sowie Kathrin Becker mit ihrer Publikation „Esssucht ist weiblich", die im letzten Teil eine Anleitung zu Gruppen von Frauen mit Esssucht enthält.

getragen werden darf. Eine Vernetzung der Gruppenmitglieder untereinander[33] kann ermutigt werden. Dies allerdings nicht gleich beim ersten Treffen, sondern wenn die Stimmung gut ist, nach einigen Sitzungen. Oft passiert das aber ohnehin auf Initiative einer der Gruppenteilnehmerinnen.

Bewährt hat sich für die erste Sitzung ein Kennenlernen in Zweier-Teams, d. h., je zwei Teilnehmerinnen wählen einander, um sich zu erzählen, wer sie sind und warum sie da sind. Es ist für die meisten Frauen leichter, mit einer Person zu sprechen, anstatt sich gleich in der Gesamtgruppe zu präsentieren. Dann erfolgt eine Vorstellung der jeweiligen Gesprächspartnerin durch die zweite Person. Auch das hilft, da man ja nicht über sich, sondern über die Partnerin spricht. Wenn die Gruppe fortlaufend ist und neue Teilnehmerinnen eingestiegen sind, empfiehlt es sich, neue und alte Teilnehmerinnen in den Zweier-Teams zu mischen. Auch Namensspiele, etwa durch Zuwerfen eines Balls, Sich- Vorstellen mit einem Bild oder mit etwas, das einem wichtig ist, helfen in den ersten Sitzungen die anderen Teilnehmerinnen kennenzulernen. Es ist auch von Nutzen, Erwartungen, Ängste und Ziele bzw. die Geschichte der Essstörung als Themen einzubringen. Dies ist für die Teilnehmerinnen meist sehr aufregend, da sie häufig zum ersten Mal und noch dazu vor mehreren Personen über ihre Problematik sprechen.

Als Gruppenleiterin gilt es – wie in allen anderen Phasen auch –, besonders sorgfältig auf die Einhaltung der Gruppenregeln zu achten, um sie gut zu etablieren. Vor allem der Umgang mit der Sprechzeit in der Gruppe erweist sich manchmal als Herausforderung, will man doch in der Anfangsphase jede Teilnehmerin zu Wort kommen lassen und andererseits keiner Frau, die viel erzählen möchte, das Wort abschneiden. Auch hier empfiehlt sich hohe Transparenz mit Offenlegung des Ziels, dass alle zumindest kurz zu Wort kommen sollen und die Gruppenleiterin für die Einhaltung des Zeitrahmens verantwortlich ist. Dies ist besonders in der Anfangsphase wichtig, damit sich kein schlampiger Umgang mit der Gruppenzeit einschleicht[34].

2. Die Harmonie- und Gleichheitsphase (ab ca. 3./4. Sitzung)

Nach dem Abbau der Scham und dem ersten Kennenlernen, v. a., nachdem einige Vorreiterinnen intensiver über persönliche Probleme erzählt haben, erlebt

---

[33] Dies ist auch ein Ziel der Gruppentherapie, v. a. für solche Frauen, die sozial isoliert und vereinsamt sind oder in Beziehungen leben, in denen sie sich permanent verstellen müssen.

[34] Es sollte auch nicht mehr als fünf, in Notfällen zehn Minuten überzogen werden.

die Gruppe ein erstes Zusammengehörigkeitsgefühl: Es wird klar, dass hinter unterschiedlichen Symptomen oft ähnliche Probleme liegen. Dieses Entdecken der Ähnlichkeit der Mechanismen, egal ob gehungert, erbrochen oder maßlos gegessen wird, ist für viele Frauen ein Aha-Erlebnis, und sie beginnen zu verstehen, dass sie mit ihrem schwierigen Essensproblem nicht alleine sind. Ebenso zeigen sich auch Unterschiede, die ausgelotet und erforscht werden können.

Über das Entdecken der Ähnlichkeit der Mechanismen, egal ob gehungert, erbrochen oder maßlos gegessen wird, entsteht in der Gruppe bald ein Gefühl von „Wir sind uns ähnlich" bzw. „Wir verstehen uns auch in unserer Unterschiedlichkeit!". In dieser Phase etabliert sich der Stil der Gruppe in Bezug darauf, wie zentral die Leiterinnenfunktion ist. Ich habe gute Erfahrungen damit gemacht, in dieser Phase viel reihum erzählen zu lassen und mit Einzelarbeiten, die die Problematik einer Frau in den Mittelpunkt stellen und viel Gruppenzeit brauchen, noch sehr sparsam umzugehen, um niemanden zu verschrecken oder zu sehr in den Mittelpunkt zu holen.

Gut ist es, darauf zu achten, dass nicht nur über das Essen gesprochen, sondern durch gezieltes Nachfragen auch und vermehrt auf die Lebenshintergründe eingegangen wird. Das Verhalten der Teilnehmerinnen in der Gruppe lässt auch schon erste Rückschlüsse auf ihre Psychodynamiken in Bezug auf ihr Essverhalten und auf ihre Haltung zur Welt zu: Wer fängt an, wer darf sich als Erste nehmen? Wer hat Angst, nicht genug zu bekommen, nicht satt zu werden? Wer verzichtet im Vorhinein ganz darauf, Bedürfnisse zu äußern und sich zu zeigen? Wer ist immer die Erste, Letzte …? etc.

Weiter bleibt das Einhalten der Gruppenregeln Thema, auf das auch immer wieder hingewiesen werden kann.

3. Die Differenzierungsphase /Konkurrenzphase (Mitte des Prozesses)
In vielen Frauengruppen ist diese Phase nicht so offensichtlich und bleibt vor dem Motto des „Wir sind uns ähnlich" verborgener. Dies entspricht einer häufigen Dynamik in weiblichen Beziehungen (Schigl 2018a, 2020, Abschn. 4.2.4). Hinweise ergeben sich aber oft in den Äußerungen der Teilnehmerinnen, wenn sie beginnen, sich mehr oder minder offen zu vergleichen und sich so neu in Bezug zu setzen. Nach dem besseren Kennenlernen und Herausstreichen der Gemeinsamkeiten ist der Boden bereitet für erste Differenzierungen und Auseinandersetzungen: Wer hat schon was erreicht? Wer ist die „Ärmste"? Wem geht es vergleichsweise gut? Themen wie Neid und Konkurrenz (oft als Bewunderung getarnt) kommen so in einer abgemilderten Form zur Sprache. Raum in der Gruppe muss erobert, ausgehandelt werden: Wer hat Angst, nicht genug Platz zu haben? Wer darf bestimmen, wie viel jemand sagen kann? Wer versucht immer Ratschläge zu geben?

Immer wieder sollen solche Dynamiken von der Gruppe auf das Leben der Teilnehmerinnen rückgebunden und hierbei Parallelen aufgezeigt werden. Die Gruppenleiterin kann aber auch dazu ermutigen, im Gruppenkontext etwas auszuprobieren, was zu Hause vielleicht noch nicht vorstellbar ist. Nein zu sagen, sich abzugrenzen, zu sich und seinen Bedürfnissen zu stehen, ehrlich zu sein etc. Das Ansprechen und Aushalten von Aggressionen (im Sinne von Assertiveness und Selbstbehauptung. vgl. Petzold 2003) ist ein wichtiger Lernschritt für viele Frauen mit Essstörungen, deren diesbezügliche Strategien bisher eher gegen sich selbst gewandt waren. Das soll auch explizit gemacht werden.

In dieser Phase beginnen Einzelarbeiten vor/mit der Gruppe. Bewährt haben sich hier auch vertiefte, erlebnisaktivierende Übungen zum Essen für alle (siehe Methoden unten bzw. Abschn. 4.5.2).

4. Die Vertrautheits- und Toleranzphase (letztes Drittel des Gruppenprozesses)
Die Gruppenteilnehmerinnen haben in dieser Phase nach dem Kennenlernen und der Ausdifferenzierung idealiter ihren Platz in der Gruppe gefunden, Gemeinsamkeiten und Unterschiede dürfen ausgedrückt und wahrgenommen werden.

Die Problematik des Essverhaltens tritt im Laufe des Gruppenprozesses zunehmend in den Hintergrund. Die Frauen werden durch die Anleitung der Gruppentherapeutin immer besser darin, ihren Alltag und ihre Gefühle zu reflektieren und Zusammenhänge auszumachen. Gearbeitet wird in einem Wechsel zwischen aktuellen und biografischen Themen und dem neuerlichen, genauen Analysieren der Symptomatiken des Essverhaltens. Während in der ersten Phase nur allgemein über die Essstörung berichtet wurde, werden jetzt auch hoch schambesetzte Details veröffentlicht. Oft wird aber auch klar, dass nicht so viele Veränderungen möglich geworden sind, wie erhofft worden war. Hier ist es an der Gruppenleiterin, darauf hinzuweisen, dass die Essstörung eine lange Geschichte hat und es nicht zu erwarten ist, dass innerhalb vergleichsweise kurzer Zeit lange Zeit gewachsene Mechanismen verändert werden können.

In dieser Phase gibt es viele Möglichkeiten von intensiven Einzelarbeiten, auch körpertherapeutische Übungen können indiziert sein.

Vielfach entwickelt sich eine Unterstützung der Gruppenmitglieder untereinander, auch ohne die Leiterin: Es kann z. B. Kontakte einzelner zwischen den Gruppensitzungen geben oder dass die Frauen gemeinsam nach der Sitzung noch ein Lokal besuchen. Hier zeigt sich dann auch, wenn jemand ausgeschlossen ist – ein Erforschen der Mechanismen, wie es dazu kam, bietet sich an. Frauen können so lernen, was sie kommunizieren, dass sie als nicht interessiert wahrgenommen werden.

5. Die Abschieds- und Resuméephase (letzte zwei Sitzungen)
In dieser letzten Phase einer Gruppe geht es um das Bewusstwerden, dass die Gruppe zu Ende geht und sich mit dem Abschied auseinandergesetzt werden sollte. Gut passt in diesen Sitzungen eine individuelle Bilanz, was erreicht wurde, was noch offen ist. Platz muss geschaffen werden für das Äußern der Enttäuschung über nicht erreichte Ziele, aber auch den Stolz auf gelungene Verhaltensänderungen.

In einer fortlaufenden Gruppe kommt es zu einer Verabschiedung ausscheidender Gruppenmitglieder. Hier ist es schön, wenn diese noch ein ausführliches Feedback bekommen. Auch bei fortlaufenden Gruppen herrscht manchmal auch Unsicherheit, wer im nächsten Jahr wiederkommen wird.

Die Gruppenleiterin ist in dieser Phase gefordert, jeder Frau ein gut verdaubares Feedback zu geben, auf Erreichtes und Ausständiges für Einzelne, aber auch für die Gruppe hinzuweisen und sich selbst für Feedback zur Verfügung zu stellen, falls jemand etwas zu ihr sagen will oder Fragen zur Leitungsfunktion oder Methodik auftauchen.

4.7.3 Zur Funktion der Gruppenleiterin

In den obigen Erläuterungen zu den Gruppenphasen sind schon Hinweise auf die Rolle und mögliche Interventionen der Gruppenleitung beschrieben. Wichtig ist es, eine gute Balance herzustellen zwischen Anregungen geben bzw. intervenieren und im Vertrauen auf den Prozess auch Dynamiken zulassen. Das bedeutet, das eigene Aktivitätsniveau als Gruppenleiterin gut im Auge zu behalten: Wenn am Anfang zu viel interveniert wird und die Kommunikation v. a. über die Leitung läuft, dann sprechen v. a. gehemmtere Teilnehmerinnen bald nur noch mit ihr und wenden sich kaum an die anderen Mitfrauen. Hier ist es die Aufgabe der Leitung, die Frauen zu ermutigen, sich direkt anzusprechen, Feedback und v. a. Sharing[35] anzuregen. Zu den wichtigen Aufgaben der Gruppentherapeutin gehört damit auch das Ansprechen von und Erinnern an Kommunikations- und Gruppenregeln. Besonders wichtig ist das Einhalten von Grenzen, etwa am Beispiel der Sitzungszeiten – hierfür ist die Leiterin verantwortlich.

Inhaltlich soll sie immer wieder darauf hinweisen, dass Essen und Leben zusammenhängen, und erst, wenn sich etwas im Leben (innerlich oder äußerlich)

[35] Der Unterschied zwischen beiden Rückmeldungsarten und dem Hintanhalten von gutgemeinten Tipps und Ratschlägen soll in den Gruppenregeln besprochen werden.

ändert, sich auch das Essverhalten ändern kann. Sie kann in dem Zusammenhang etwa auch die Anti-Diät-Grundsätze (Anhang und Abschn. 3.3) erklären bzw. auf sie verweisen. Es gilt, den Frauen den Druck zu schneller Veränderung zu nehmen oder ihn zumindest anzusprechen.

Wenn es in der Gruppe Frauen gibt, die sehr lange/immer schweigen, ist es wichtig, diese Beobachtung als Gruppenleiterin auch anzusprechen. So wird auch eine schweigende Frau zum Mitglied der Gruppe. Man kann versuchen, die zurückhaltende Frau zu „locken", nachfragen, wie es ihr etwa bei Übungen gegangen ist, um sie mehr in die Gruppe einzubinden, wenn sie von sich aus nichts sagt. Es ist aber auch wichtig klarzumachen, dass es auch erlaubt ist, sich wenig einzubringen.[36]

Primär sollen gegenseitige Wertschätzung, Empathie und Akzeptanz der Teilnehmerinnen durch die anleitende Psychotherapeutin als Role Model vorgegeben werden. Es ist auch an ihr, Vorbild zu sein für den Umgang mit Konflikten und für das Einhalten von Grenzen im Prozess der Gruppe. Ihr Verhalten und Handeln wird von den Teilnehmerinnen sehr genau beobachtet und zur Kenntnis genommen.

Es ist wichtig, bei Auseinandersetzungen oder Konflikten oder zwischen Gruppenmitgliedern behutsam, aber bestimmt einzuschreiten und darauf zu achten, dass keine Verletzungen passieren. Wie bei allen Interventionen als Leiterin ist es wichtig, die Balance zu finden zwischen Gewähren-Lassen der Mitglieder in der Gruppe und dem Setzen eines schützenden Rahmens. Natürlich können Verletzungen dennoch vorkommen; dann gilt es, diese anzusprechen, ebenso wie auch eventuelle unterschwellige Aggressionen.

Am Ende eines Jahreszyklus sollte die Gruppenleitung ein Resümee initiieren, indem sie zum Thema macht, was schon erreicht wurde, was noch aussteht und zum Rückschau halten anregt.

4.7.4 Konkrete Hinweise zur Durchführung von Gruppen

Das Verständnis für ihre Essprobleme und der Rückhalt, den von Essstörungen Betroffene in einer psychotherapeutischen Gruppe erfahren, ist ein zentrales Wirkmoment für die Therapie. Es gibt nicht nur eine therapeutisch wirksame Beziehung (zur Psychotherapeutin), sondern gleich mehrere. In einer

[36] Meiner Erfahrung nach haben solch schweigsame Frauen des Öfteren besonders schwierige und manchmal auch traumatische lebensgeschichtliche Erfahrungen – ihr Schweigen ist gut begründet und zeugt von einem Gespür, sich zu schützen bzw. anderen nicht Unverdaubares zumuten zu wollen.

Gruppenbehandlung machen die Teilnehmer*innen die Erfahrung, mit etwas so Peinlichem, Ekligem oder Absonderlichem wie einer Esssucht, Bulimie oder Magersucht nicht allein zu sein; das allein mildert die Scham- und Schuldgefühle der Patient*innen. Die Patient*innen lernen an ihren Beispielen wechselseitig verstehen, aus welcher Not heraus sie zu dem Mittel des Fastens, Erbrechens oder Überessens gegriffen haben. Damit das funktionieren kann ist es wichtig, die Auswahl der Personen, die an der Gruppe teilnehmen wollen, gut zu bedenken:

Auswahl der Teilnehmer*innen: Die Ausschreibung für eine Gruppe für Patient*innen mit Essstörungen erfolgt idealiter über verschiedene Wege wie Kolleg*innen, Beratungs- oder Clearingstellen, Ärztinnen/Ärzte, ggf. Internet und soziale oder Print-Medien. Je regelmäßiger und länger eine Gruppe ausgeschrieben wird und auch tatsächlich stattfindet, umso leichter ist es, Gruppenteilnehmer*innen anzusprechen. Ist eine Abrechnung der Gruppentherapie über die Sozialversicherung/Krankenkassen möglich, ist es zumeist leicht(er), die Gruppe zu füllen. Es empfiehlt sich, auch wenn noch nicht alle potenziellen Teilnehmer*innen beisammen sind, trotzdem zu starten, damit die, die sich schon angemeldet haben, nicht zu lange warten müssen und wieder abspringen. Vier Personen wäre die Untergrenze für den Start einer Gruppe.

Es gibt immer wieder Patient*innen, die sich bewusst und gezielt für eine Gruppentherapie anmelden, wenn etwa Einzeltherapie zu teuer oder aufwendig ist. Ich habe auch gute Erfahrungen damit gemacht, Einzeltherapiepatient*innen, die weitgehende Fortschritte gemacht haben, als Übergang zur Selbständigkeit ohne Psychotherapie in eine Gruppe zu integrieren, wenn die Einzeltherapie endet. Auch schwerer erkrankte Patient*innen, denen eine einzeltherapeutische Sitzung in der Woche nicht genügt, können – v. a. bei sozialer Indikation – von der Gruppenteilnahme gut profitieren. Nicht empfehlenswert ist es allerdings, eigene Einzeltherapiepatient*innen auch parallel in der Gruppe zu behandeln: Sie werden dann von den anderen leicht als privilegiert und „Liebkind" wahrgenommen und können im Gruppengefüge einen hinderlichen Sonderstatus einnehmen. Sehr wohl ist eine Weiterbehandlung in der Gruppe nach der Beendigung der Einzeltherapie bei der/dem derselben Therapeut*in möglich – dies soll dann in der Kennenlernphase auch offengelegt werden.

Bewährt haben sich meiner Erfahrung nach gemischte Frauen-Gruppen mit allen Arten von Essstörungen (Abschn. 3.4. bis 3.8)[37]. Oft leiden Patientinnen

[37] Meine Erfahrungen beziehen sich ausschließlich auf Gruppen mit weiblichen Teilnehmerinnen.

in der Gruppe an chronifizierten (manchmal über 10 bis 20 Jahre bestehenden), zum Teil auch subklinischen Symptombildern. Allerdings ist eine derartige Gruppenzusammensetzung auch immer eine große Herausforderung für die Frauen, da ihnen die jeweiligen Angstbilder von sehr dicken oder sehr dünnen Körpern durch die anderen Gruppenteilnehmerinnen leiblich vor Augen geführt werden: Dicke Frauen können etwa neidisch auf die sehr dünnen Anorexie-Patientinnen oder die perfekten Bulimikerinnen werden; die dünnen Patientinnen haben eine hohe Ambivalenz gegenüber den dickleibigeren Teilnehmerinnen. Im Laufe der Gruppe relativieren sich die diese Gefühle jedoch und ein gutes und produktives Miteinander ist möglich.

Da die Zusammensetzung der Teilnehmerinnen über den „Erfolg“ der Gruppe entscheidet, ist es als Leiter*in wichtig, die Teilnehmer*innen vorab kennenzulernen. Unbedingt empfehlenswert ist es, davor einzeln mit jeder Interessentin ein Gespräch zu führen. So kann man in diesem Vorgespräch abklären, ob die Interessent*innen an sich arbeiten und selbst etwas in ihrem Leben verändern wollen oder eher Ratschläge und Anleitungen zum Abnehmen bekommen wollen[38]. Besonders ist darauf zu achten, keine extrem symptombelasteten und körperlich gefährdeten Frauen in die Gruppe als alleinige Therapieform aufzunehmen. Eine Teilnahme solcher Patientinnen ist nur möglich, wenn noch zusätzlich Einzeltherapie bei einer anderen Psychotherapeutin stattfindet und ärztliches Monitoring (Abschn. 4.8) etabliert ist. Auch diese Abklärung findet am besten vor Beginn der Gruppe im Vorgespräch statt. Dort wird nach Störungsbild, Schweregrad, Dauer des Bestehens des Problems, Alter und soziale Einbettung, Therapieerfahrung, Überweisungsmodus, ärztliche Versorgung etc. gefragt. Auch eine generelle Gruppenfähigkeit soll abgeklärt werden (zu intensiv im Vordergrund stehende Persönlichkeitsstörungen oder Traumafolgestörungen können eine Teilnahme schwierig machen).

Eine gewisse Heterogenität der Gruppenteilnehmerinnen kann anregend seinem, allzu große Unterschiede jenseits der verschiedenen Symptombilder jedoch ein gemeinsames Verständnis erschweren. Es kann daher sinnvoll sein, etwa nur solche Patientinnen aufzunehmen, die in einem eigenen Haushalt wohnen (also nicht Schülerinnen mit erwachsenen Familienfrauen zu mischen). Die Altersspanne kann weit gefasst werden (von etwa 20 bis 65 Jahren), aber auch hier wäre es sinnvoll, nicht nur eine junge oder ältere Person in einer sonst altersmäßig

---

[38] Es gibt immer wieder Frauen, die eine solche Gruppe als eine Art Weight-Watchers-Gruppe missverstehen und Unterstützung beim Diäthalten erwarten.

recht homogenen Gruppe zu haben. Selbstredend können nur Patientinnen mit einem ausreichend hohen BMI in die Gruppe aufgenommen werden. Ich habe hier meist 17 bis 17,5 als untere Grenze gesetzt.

Wichtig ist es, dass sich die Gruppenteilnehmerinnen zuvor nicht kennen[39]. Stellt es sich bei der ersten Sitzung heraus, dass es Überschneidungen gibt[40], steht die Gruppenleitung vor der schwierigen Situation, klarzumachen, dass nur eine der beiden vernetzten Personen wird bleiben können. Ein weiteres Gespräch zur Klärung mit beiden Personen außerhalb der Gruppe kann hier angeboten werden, wenn sich keine spontane Lösung ergibt.

Gender. Ich habe sehr gute Erfahrungen mit genderhomogenen Gruppen von Frauen gemacht. Da Essstörungen zutiefst mit kulturellen und gesellschaftlichen Bedingungen verbunden sind (Abschn. 3.1.2), ist eine geteilte Sozialisationserfahrung als einem Gender zugehörig sinnvoll. Interventionen sind oft auf bestimmte Situationen zugeschnitten und sollten Gender berücksichtigen. Männlich-genderhomogene Gruppen sind ebenso sinnvoll, um Patienten Hemmungen und Schamgefühle zu nehmen und um es ihnen zu ermöglichen, sich mit ihrer Krankheit zu befassen, ohne stigmatisiert oder als unmännlich angesehen zu werden. Solche Gruppen werden wohl am ehesten in Männerberatungsstellen angeboten werden können, da die Zahl essgestörter Männer ja viel geringer ist als die der weiblichen Betroffenen (Abschn. 3.1.3 und 3.9). Sie sollten dann von einem männlichen Therapeuten geleitet werden.

Transidente Personen, die an einer Essstörung leiden, können entsprechend des gefühlten Geschlechts sehr wohl in eine genderhomogene Gruppe aufgenommen werden, werden dort aber auch immer einen gewissen Sonderstatus haben.

Setting: Im Vorgespräch soll auch ausreichend Zeit sein, über die Organisation und Rahmenbedingungen der Gruppentherapie zu informieren. Bewährt hat sich auch eine kurze schriftliche Zusammenfassung dieser Bedingungen, die mit-

[39] Manchmal berichten die Frauen im Vorgespräch, dass ihre Freundin, Nachbarin, Verwandte an der Gruppe teilnimmt und sie jetzt auch gerne dazustoßen würde. Hier ist es wichtig, freundlich, aber bestimmt zu erklären, warum das nicht möglich ist, auch wenn die beiden Personen sich gut verstehen und leiden können. Gerne kann in Aussicht gestellt werden, dass bei Ausscheiden der bekannten Person ein Einstieg für sie möglich wird.

[40] Es ist vor allem in ländlichen Gebieten und Kleinstädten nicht so unwahrscheinlich, dass sich Personen aus anderen Kontexten kennen. Dort, wo in kleinteiligen Strukturen Menschen einander oft begegnen, gibt es oft schon Vorerfahrungen miteinander oder es können sich Komplikationen ergeben, wenn sich Lebensbereiche überschneiden (z. B. gleicher Arbeitgeber, Nachbarschaft, Vereinszughörigkeit, Kinder im selben Kindergarten oder derselben Schulklasse …).

gegeben werden kann. Erläutert werden sollen die Termine bzw. Frequenz der Gruppensitzungen, der Modus der Bezahlung, Teilnahmedauer und Möglichkeiten des Ausstiegs aus der Gruppe, Absageregelungen, Vertraulichkeit etc. Wichtig ist es, auf die Verpflichtung zur regelmäßigen Teilnahme an den Gruppensitzungen hinzuweisen, da sonst ein Besuch der Gruppe nicht sinnvoll ist.

Ein- und Ausstieg: Bewährt hat sich in den von mir geführten Gruppen eine „Trimester- oder Semesterregelung". Im Trimester wird von September bis Weihnachten, dann von Januar bis ca. April (etwa Osterferien) und dann bis Anfang Juli gearbeitet. Im Semester dauert die erste Arbeitsphase von September bis Weihnachten und dann im neuen Jahr von Januar bis Juni/Juli. Zum jeweiligen letzten Termin kann man als Teilnehmerin aus- bzw. einsteigen. Dies ist ein überschaubarer Zeitraum der Verpflichtung. Erfahrungsgemäß bleiben die meisten Patientinnen eineinhalb bis zwei Jahre in Gruppe, sodass Wechsel von einigen erfahrenen und einigen neuen Teilnehmerinnen zu Gruppenbeginn eine gute Durchmischung bietet. Ein Ausstieg schon nach einem Semester ist eher die Ausnahme und kommt selten vor. Diese Regelung hilft aber Frauen, die sich nicht so stark binden wollen, sich jeweils für einen überschaubaren Zeitraum zu verpflichten[41].

Oft äußern Interessent*innen den Wunsch, „schnuppern" kommen zu können, d. h. ein- oder zweimal unverbindlich an der Gruppe teilzunehmen. Diese Möglichkeit ist für psychotherapeutische Gruppen nicht sinnvoll, da dann neben den Personen, die sich fix für die Gruppe entschieden haben, auch einige Unentschlossene teilnehmen, was für die Dynamik schwierig ist. Ich habe jedoch schon zugelassen, dass eine Person, die gleich nach der ersten Sitzung mitgeteilt hat, dass eine Teilnahme für sie nach der ersten Erfahrung ganz unmöglich erscheint, gleich wieder aussteigt und nicht mehr zu weiteren Gruppensitzungen kommt. Das würde ich aber als die Ausnahme ansehen und nicht von vornherein anbieten.

Es hat sich bewährt, die Gruppe als **Slow Open Group** zu führen. Das heißt, ein Einstieg in die Therapiegruppe ist nach Maßgabe freier Plätze möglich. Es empfiehlt sich die Aufnahme eines neuen Gruppenmitglieds während des Jahres zu den Ein- und Ausstiegszeitpunkten zuvor in der Gruppe bekanntzugeben (etwa, wenn klar wird, dass jemand die Gruppe verlässt und eine neue Patient*in nachfolgt, oder wenn neue Personen hinzukommen, ohne dass jemand die

[41] Will eine Frau (zu einem möglichen Aus- und Einstiegspunkt) gehen, sollte kein Versuch unternommen werden, sie zu überreden zu bleiben. Es wird aber besprochen, warum sie zu diesem Zeitpunkt gehen will, und auch die Möglichkeit einer Feedback-Abschiedsrunde gegeben. Natürlich kann sie zu einem neuen Einstiegstermin wieder in die Gruppe zurückkehren, wenn sie möchte.

Teilnahme beendet). So können sich alle innerlich auf die neue Situation vorbereiten.

Eine gute Gruppengröße für eine Arbeitszeit von zwei Einheiten (90 min) sind fünf bis sieben, max. acht Teilnehmer*innen. Bei größeren Gruppen sollte die Arbeitszeit entsprechend verlängert werden.

Ein großer Raum ist selbstredend für größere Gruppen von Vorteil. Hier können etwa für Rollenspiele psychodramatische „Bühne“ und Beobachterraum getrennt werden, es ist Platz für Einzelarbeiten, bei denen die Protagonistin etwas mehr Raum um sich hat oder in dem soziometrische Aufstellungen, Körper- und Bewegungsübungen gut durchgeführt werden können (s. u.).

Bewährte Methoden der Gruppenarbeit (Abschn. 4.4 und 4.5.2)

In einer Gruppe sind viele Methoden möglich, die im therapeutischen Einzelsetting nicht umgesetzt werden können. Dieser Reichtum des Miteinander-in-Kontakt-Kommens macht Gruppen so wertvoll. Besonders geeignet sind hier alle psychodramatischen Methoden, die ja für ein Gruppensetting konzipiert sind (Kramer & von Ameln 2014). Es gibt auch Überlegungen zu genderspezifischen Arbeiten mit psychodramatischen Methoden (Kern & Spitzer-Prohaska 2016).

Im Folgenden eine Sammlung von in Essstörung-Gruppen bewährten Methoden in Stichworten:

- Zu Beginn einer Sitzung:

Befindlichkeitsrunden: für alle reihum: Wie komme ich her, wie fühle ich mich gerade? Eventuell anhand eines Bildes, eines Symbols …

Reihum: Was ist seit der letzten Sitzung passiert?

Anmelden von Themenwünschen/Einzelarbeiten.

Gegebenenfalls bei Bedarf Erinnerung an Gruppenregeln (Feedback, Sharing, Keine Ratschläge, Vertraulichkeit, Freiwilligkeit)

- Arbeitsmethoden in der Gruppe unter Beteiligung aller

Psychologische Funktion von Essen verbal erkunden: „Essen bedeutet für mich...“: Nachspüren und dann reihum berichten, auf die von anderen geschilderten Situationen reagieren.

Soziometrische Aufstellungen: Sich zu bestimmten Fragen im Raum platzieren: „Wer mag wie ich …?“, „Wer hat wie ich …?“, „Wer kann wie ich nicht …?“ (mit Essensinhalten, vgl. Kern 2013).

Gut v. a. in den ersten Gruppenphasen (Abschn. 4.7.2) geeignet sind von der Gruppentherapeut*in angeleitete Imaginationsübungen und Phantasiereisen: Dabei hat jede Teilnehmerin, so sie will, die Möglichkeit, sich zu ihren Erfahrungen mit der Imagination zu äußern.

Wahrnehmungsübungen zum achtsamen Essen, zum Genuss – danach Feedback reihum, wie es gegangen ist. Besonders nett ist es, wenn die Teilnehmer*innen ihr (erlaubtes) Nahrungsmittel mitnehmen und sich dann auch gegenseitig einladen und kosten lassen. Danach reihum die Erfahrungen berichten. Spannend ist auch, mit dem Ess-Modus zu experimentieren, ganz schnell, ganz langsam, im Stehen, im Gehen, im Sitzen, Liegen etc. zu essen und danach die Erfahrungen damit zu berichten.

„Gutes" und „Schlechtes" Essen, Suchtessen, „Gesundes" Essen, erwünschtes Essen, Diät-Essen, sinnliches Essen etc. visualisieren, symbolisieren; dann das Essen selbst spielen oder das Essen mit Personen besetzen und spielen. Danach Feedback, wie habe ich mich als … gefühlt, Austausch und Auswertung.

Gruppenspiel: „Wir spielen Schlaraffenland". Wie würde unser Schlaraffenland aussehen, was dürfte ich da essen, würde ich dort tun? Alle sind beteiligt, bewegen sich im Raum, interagieren zunehmend miteinander. Am Ende Besprechung, Sammlung und Auswertung.

Bewegungsübung Tanzen: Tanze dein dickes Ich, dein dünnes Ich, dein männliches Ich, dein weibliches Ich etc. Alle sind beteiligt, bewegen sich im Raum, interagieren zunehmend miteinander. Am Ende Besprechung, Sammlung und Auswertung.

Sich in einem Kreis aufstellen, jede summt vor sich hin, dann einen gemeinsamen Ton finden.

Bei fortgeschrittener Vertrautheit (Abschn. 4.7.2) (nonverbale) Selbsterfahrungsübungen zu Grenzen setzen, Durchsetzung, Verbundenheit: Durch verschiedene Körper-Haltungsvarianten und sich Positionieren im Raum spielerisch Erfahrungen zu den jeweiligen Gefühlen und Verhaltensweisen sammeln und erproben. Auch ein Erproben von derartigen Emotionen z. B. in einer Konfrontation (eine Person „Ja", eine Person „Nein" – wer setzt sich durch?) oder auf einen Polster einzuschlagen, davonlaufen etc. kann hier angeregt werden.

Körper-/Wahrnehmungsübungen: z. B. besonders problembehaftete Körperregionen, geschätzte Körperstellen visualisieren, sich dort berühren, auf aufkommende Gefühle achten. Achtung: Bei allen leiblichen Interventionen sehr behutsam vorgehen, nur in Vertrautheitsphasen (Abschn. 4.7.2) mit genügend Raum zum Nachbesprechen – auf Freiwilligkeit und Selbstregulation des Grads des Sich-Einlassens achten.

- Protagonist*innen-Arbeit

Zur Arbeit mit Protagonist*innen kann in der Gruppe eine vertiefte Einzelarbeit mit Feedback und Sharing, wie es in der Gestalttherapie und Integrativen Therapie konzipiert ist, durchgeführt werden. Dazu werden die problematische Situation und der Bearbeitungs-Wunsch einer/s Patient*in zuerst exploriert und dann arbeitet die Gruppenpsychotherapeut*in mit ihr/ihm für eine gewisse Zeit so wie im Einzelsetting. Danach erfolgt Austausch in der Gruppe: Sharing gleicher oder anderer aufkommender Gefühle der Gruppenmitglieder: Was hat deine Arbeit bei mir ausgelöst, was habe ich verstanden, was ist bei mir auch so/nicht so?

Psychodramatische Arbeit mit einer Protagonist*in unter Miteinbeziehung von Mitspieler*innen ist ein wunderbares Arbeitsmedium in der Gruppenpsychotherapie. Dabei wird das Anliegen, die problematische Situation eines Gruppenmitglieds durch Besetzung mit den anderen Gruppenmitgliedern gespielt und z. B. neue Varianten des Verlaufs erprobt. Alle Methoden des psychodramatischen Arbeitens sind hierbei einsetzbar (Stadler & Kern 2010). Danach erfolgt das Sharing und Feedback der mitspielenden (Rollenfeedback) und der beobachtenden Gruppenmitgliedern.

- Gegen Ende, wenn nicht mehr Zeit für ausführliche persönliche Feedbacks vorhanden ist, kann es nach berührenden Arbeiten sinnvoll sein, zumindest eine „Blitzlicht“-Runde zu initiieren, in der die Teilnehmer*innen reihum die Möglichkeit haben ein kurzes Statement dazu abzugeben, wie es ihnen gerade geht, wie sie jetzt nach Hause gehen, was sie mitnehmen oder dalassen wollen.
- Als Abschluss, wenn sich in der Gruppe viel Gemeinsames gezeigt hat: in der Gruppe im Kreis stehen und tönen oder summen, einen gemeinsamen Ton finden. Wenn das Bedürfnis spontan aufkommt, sich auch dabei an den Händen halten.

4.8 Zusammenarbeit mit Ärztinnen/Ärzten und weiteren Gesundheitsberufen

(vgl. auch Abschn. 4.4.4.)

Da Essstörungen psychosomatische Erkrankung mit Suchtcharakter sind, verschränken sich psychische und physische sowie soziale Symptome und Nöte. Dies erfordert ein multiprofessionelles Behandlungsmodell, in dem auch ambulant verschiedene Gesundheitsprofessionen und Zusatzangebote von einer „fallführenden“ Psychotherapeutin eingebunden werden können.

- Psychotherapeut*innen

Wie schon oben in der Darstellung der Gruppenarbeit mit Patient*innen mit Essstörungen geschrieben, ist es auch möglich, dass eine Gruppenpsychotherapeutin und eine Psychotherapeutin im Einzelsetting in der Behandlung einer Patientin zusammenarbeiten. Besonders indiziert ist dies bei Patientinnen, denen eine einzeltherapeutische Sitzung pro Woche zu wenig ist, die sozial stark isoliert sind oder gezielt ihre sozialen Ängste bearbeiten wollen.

Bei jungen Patient*innen, die noch eine Zeit lang in der Familie leben werden, ist neben der einzeltherapeutischen Behandlung des Kindes/der Jugendlichen ist eine parallel laufende Familientherapie angeraten (Abschn. 4.5.1 und 4.6.1).

- Ärztinnen und Ärzte

Bei den meisten Essstörungen ist eine Zusammenarbeit von Psychotherapeut*in und Ärzten bzw. Ärztinnen nötig. Als eine schwere psychosomatische Erkrankung betrifft die Symptomatik der Essstörung leibliche wie seelische Aspekte (Kap. 1), sind körperliche und psychische Symptome in die Diagnose aufgenommen (Abschn. 3.4 bis 3.7). Bei den verschiedenen Störungsbildern können zahlreiche gesundheitlich-somatische Komplikationen auftreten, die im Falle einer Anorexie auch lebensbedrohliche Ausmaße annehmen können (Abschn. 3.4.2).

Deshalb ist es sehr wichtig, Patient*innen ärztlich angebunden zu wissen. Dies ist in jedem Fall zu veranlassen/zu überprüfen:

- Wenn Essstörungen ohne medizinische Anbindung der Betroffenen schon länger/ chronifiziert bestehen
- Wenn Untergewicht besteht
- Bei kompletter Nahrungsverweigerung oder extrem einseitiger Ernährung (z. B. ein Apfel und ein Joghurt am Tag), auch wenn aktuell noch kein Untergewicht besteht
- Wenn der Gewichtsverlust einer Anorexie-Patientin in den letzten Monaten hoch und schnell war, auch wenn aktuell noch kein Untergeweicht besteht
- Wenn die Frequenz von Essen und Erbrechen bei Bulimie-Patient*innen relativ hoch ist (über zwei bis drei Mal täglich über längere Phasen hinweg)
- Wenn (fast) täglich Abführmittel konsumiert werden
- Wenn die körperliche Belastung durch kompensatorische sportliche Maßnahmen sehr hoch ist (tägliches Lauf- oder Krafttraining)

- Wenn die Binge-Episoden hohe Kalorienmengen beinhalten (etwa 7000 bis 10.000 kcal) sowie häufig sind
- Wenn starkes Übergewicht besteht
- Bei Patient*innen mit Diabetes
- Wenn Patient*innen über körperliche Beschwerden wie Magen- und Darmprobleme, Halsschmerzen oder Verletzungen im Rachenbereich durch Erbrechen, vegetative Symptome wie Herzrasen, Schwäche, Schwindel etc. berichten

In diesen Fällen ist es notwendig, die parallele Anbindung und Behandlung der körperlichen Aspekte durch einen/eine Mediziner*in zur Bedingung für die Aufnahme/Weiterführung einer Psychotherapie zu machen. Die Mediziner*in kann entweder eine schon vorhandene Hausärzt*in sein, zu der die Patient*in Vertrauen hat. Vorsicht ist bei Jugendlichen geboten, wenn es mit der Familienärzt*in schon eine Geschichte in Bezug auf die Essstörung gibt (Ignorieren, zu sehr Drängen, ...). Dann kann es sinnvoll sein, eine andere, neue Vertrauensärzt*in nur für die Jugendliche zu suchen.

Gut ist es, wenn Psychotherapeut*innen einige Mediziner*innen in ihrem Umfeld haben, die sie vorschlagen können und mit denen sie bezüglich der Zusammenarbeit bei Behandlung von Essstörungspatient*innen schon gute Erfahrungen gemacht haben. Manchmal ist es auch nötig, Mediziner*innen konkret um bestimmte Untersuchungen bezüglich der Abklärung von Komplikationen etwa bei Anorexie-Patient*innen zu bitten: Da sich etwa im herkömmlichen Blutbild erst sehr spät Anomalien ausmachen lassen, ist v. a. eine Herzuntersuchung (Herzultraschall) bei schnellem Abnehmen oder starkem Untergewicht indiziert.

Auch die regelmäßige Gewichtskontrolle bei Anorexie-Patient*innen soll von einer/einem Mediziner*in übernommen werden. Es ist strikt abzuraten, dass Psychotherapeut*innen oder Angehörige diese Kontrolle übernehmen. Dazu kann mit der/dem Ärzt*in/Arzt vereinbart werden, dass die Patient*in etwa mit dem Rücken zum Display der Waage (in Unterwäsche) gewogen wird und ihr das Gewicht nicht mitgeteilt wird, wenn sie es nicht wissen möchte (das hilft bei Anorexie-Patient*innen, denen es gerade gelingt, etwas Gewicht zuzunehmen). Die Ärzt*in soll ggf. auch beurteilen, ob eine Patient*in etwa wieder ein bestimmtes Sportangebot wahrnehmen kann, ob ihr eine anstrengende Reise zuzumuten ist etc. Dazu ist ein Kontakt und Informationsaustausch zwischen Ärzt*in und behandelnder Psychotherapeut*in Voraussetzung (s. u.). Sinkt der BMI und nimmt die Patient*in trotz ambulanter Psychotherapie weiter ab (was manchmal der Fall ist), kann die Ärzt*in auch eine stationäre Aufnahme in die Wege leiten (Überweisung für eine entsprechende Fachabteilung).

Bei Patient*innen, die zum Halten/Reduzieren des Gewichts v. a. extreme sportliche Anstrengungen verwenden, ist der Besuch bei einer Sportmediziner*in sinnvoll. Diese kann über ein sinnvolles Maß von körperlicher Anstrengung und entsprechender Kalorienzufuhr bzw. BMI-Grenzen informieren. Hier kann auch der Zuzug von Orthopäd*innen sinnvoll sein, wenn sich etwa schon Ermüdungsbrüche oder Gelenkbeschwerden zeigen.

Es ist oft nicht sinnvoll, wenn Anorexie-Patient*innen oder stark abgemagerte Bulimie-Patient*innen ein orales Kontrazeptivum einnehmen, um einen regelmäßigen Zyklus vorzutäuschen. Mögliche Verhütungsmethoden sollen hier mit einer entsprechend sensibilisierten Gynäkolog*in abgeklärt werden[42].

- Psychiater*innen

Es kann sinnvoll sein abzuklären, ob eine Patientin auch psychiatrische Unterstützung in Anspruch nehmen kann/soll. Oft können Antidepressiva, wenngleich sie nicht direkt das Esssymptom beeinflussen, stark dysphorische Zustände abfangen und so Erleichterung bringen. Auch bei sehr starkem Ess- und Brechdruck können Psychopharmaka bei manchen Patient*innen Erleichterung bringen.

- Diätolog*innen, Ernährungsberater*innen

Manchmal wollen Eltern von Jugendlichen oder Patientinnen selbst eine Ernährungsberaterin oder Diätologin konsultieren, damit diese festlegt, was und wie viel gegessen werden soll. Dies kann, muss aber nicht hilfreich sein. Gemäß dem Anti-Diät-Ansatz (Abschn. 3.3) geht es ja darum, dass von Essstörungen Betroffene wieder ihr eigenes Gefühl von Hunger und Sattsein entdecken sollen, dass sie wahrnehmen, welches Essen ihnen schmeckt und guttut, und sich nicht auf externe Expert*innenprogramme verlassen sollen.

In einigen (wenigen) Fällen, etwa bei Anorexie-Patient*innen, kann es sinnvoll sein, eine bestimmte Zeit lang einem vorgegebenen Programm der Nahrungsmittelauswahl und Kalorienmenge zu folgen, um wieder eine Idee von der nötigen Menge und Größe von Portionen zu bekommen. Es empfiehlt sich, diese Angaben nicht in Gewichtsmaßen oder Kalorienanzahl zu konzipieren, da dies die

[42] So überhaupt dafür Bedarf besteht: Oftmals wird jungen Mädchen mit Regelbeschwerden oder sog. „unreiner Haut" die Pille als Medikation für diese Probleme angeboten, ohne dass ein Wunsch nach sexuellen Kontakten besteht.

zwanghaften, perfektionistischen Züge von entsprechenden Patient*innen eher verstärkt. Oft benutzen diese die Informationen dann, um besser abschätzen zu können, wann und wie sie unter einer bestimmten Kalorienmenge bleiben können. Sie verwenden die Essenspläne dann dazu, sich noch strikter zu kontrollieren und abnehmen zu können.

Es ist auf jeden Fall sinnvoll, die Diätologin/Ernährungsberaterin bezüglich ihrer Erfahrung mit Essstörungen und dem Anti-Diät-Ansatz sorgfältig auszuwählen. Ist eine solche nicht im Umkreis auffindbar, kann es auch hilfreich sein, eine Ernährungsberatung in Anspruch zu nehmen, die nicht in herkömmlichen Essensplänen arbeitet, etwa nach traditioneller chinesischer Medizin oder ayurvedische Expertinnen. Diese Konzepte folgen anderen Kriterien als Kalorien und Nährstoffen und sind so leichter in einen Anti-Diät-Ansatz zu integrieren.

Nimmt die Patientin ein solches Angebot an, ist es vorteilhaft, sich über den erhaltenen Ernährungsplan unterrichten zu lassen und auch immer wieder gezielt nachzufragen, ob und inwieweit die Patientin diesem noch folgt, oder ihn verändert hat etc.

- Körpertherapeutische Angebote

Derartige Methoden eignen sich manchmal gut für Patient*innen mit Essstörungen, um diese in einen anderen Kontakt zu ihrer Leiblichkeit zu bringen. Es ist hier darauf zu achten, dass dies v. a. sanfte, wohltuende Arten von Anwendungen wie etwa Massagen, Shiatsu o.Ä. sind.

Statt strenger Sportprogramme können Qi Gong, sehr sanftes Yoga, Feldenkrais, Tai-Chi oder auch Entspannungsverfahren wie Autogenes Training oder Progressive Muskelentspannung, Meditationen etc. besucht werden.

- Stationäre und teilstationäre Angebote

Immer wieder ist es nötig, Patient*innen, die trotz der ambulanten Psychotherapie tiefer in die Essstörung hineingeraten, in stationäre Aufenthalte zu empfehlen. Es wird auch immer wieder vorkommen, dass Patient*innen aus stationären Aufenthalten heraus eine psychotherapeutische Weiterbehandlung in ambulanter Praxis suchen. Eine nahtlose ambulante Fortführung der Psychotherapie nach einem stationären Aufenthalt ist unbedingt empfehlenswert.

In allen Fällen der Verschränkung stationärer und ambulanter Angebote sollte zumindest ein Arztbrief auch der (weiter) behandelnden Psychotherapeut*in vorgelegt werden. So kann sich diese ein Bild machen, was im stationären Aufenthalt geschehen ist, welche Angebote gesetzt wurden und wie die Patient*in darauf reagiert hat. Selbstverständlich ist die Patient*in die erste Auskunftsperson, aber die Darstellung Dritter ist oft aufschlussreich und bringt neue Perspektiven. Klaffen die Berichte stark auseinander, ist dies auch Thema der Psychotherapie.

In Fällen, in denen die Patient*in aus der ambulanten Psychotherapie in die stationäre Behandlung geht und dann wieder zurückkehrt, ist auch der direkte Austausch mit der in der Institution behandelnden Psychotherapeut*in anzuraten. Dies kann idealiter vor der Überweisung sowie nach dem Ende des stationären Aufenthalts erfolgen.

Austausch von Informationen und Schweigepflicht

Vor allem bei der Zusammenarbeit mit Ärzt*innen oder mehreren Psychotherapeut*innen ist es sinnvoll, die Patent*in zu Beginn der Behandlung darüber zu informieren, dass es mit den Kolleg*innen bei Bedarf einen Informationsaustausch geben kann bzw. wird. Selbstverständlich bleibt das Psychotherapiegeheimnis laut Schweigepflicht unberührt, d. h., im Vertrauen berichtete Therapieinhalte werden nicht weitergegeben (Österr. Bundesministerium für Soziales, Gesundheit, Pflege und Konsumentenschutz 2021, in Deutschland: Berufsordnung der Länder-Psychotherapeutenkammern § 8). Darauf muss sich die Patient*in verlassen können.

Ein Austausch bezüglich etwa körperlicher Parameter und deren Gefährdungspotenzial oder der Einschätzung nächster Schritte (wie etwa stationärer Aufenthalt, Aufnahme bestimmter anstrengender Aktivitäten etc.) zwischen Ärzt*in und Psychotherapeut*in sind Teil des Behandlungsplans. Besonders beim Gewichtsmonitoring von Anorexie-Patient*innen ist eine enge Kooperation nötig. Diese kann z. T. auch über die Patient*in selbst laufen, in dem die Ärzt*in dieser etwa einen von ihrer Ordination abgezeichneten Gewichtsstatus für die Psychotherapeut*in mitgibt. In Krisen, oder wenn eine körperliche Gefährdung besteht, sollen und können beide Behandler*innen Kontakt miteinander aufnehmen, um sich bezüglich nötiger Schritte abzustimmen. Geraten das Gewicht oder andere somatische Parameter in einen gefährlichen Bereich, soll die Ärzt*in von sich aus die Psychotherapeut*in kontaktieren. Ist die Psychotherapeut*in unsicher, ob es nicht schon eine Gefährdung gibt, soll sie von sich aus mit der Ärzt*in Kontakt aufnehmen[43]. Weiters wird z. B. die Ärzt*in eine Empfehlung abgeben, ob bzw. unter welchen Voraussetzungen aus ihrer Sicht die Teilnahme an einer Reise, das

[43] Eine solche Kooperation muss selbstverständlich auch zuvor mit der Ärztin bzw. dem Arzt abgeklärt werden!

Aufnehmen eines bestimmten Sportprogramms oder die Teilnahme an einer bestimmten Veranstaltung möglich ist. Bei krisenhaften Verläufen kann und soll sich die Psychotherapeut*in mit einer behandelnden Psychiater*in bezüglich Medikation oder der Einschätzung selbstgefährdender Entwicklungen in Verbindung setzen.

Die Psychotherapeut*in wird die Patient*in von diesen (geplanten) Kontaktaufnahmen in Kenntnis setzen, muss allerdings dafür nicht deren Erlaubnis einholen. Der Kontakt und die Zusammenarbeit ist Teil des Settings und muss mit den Patient*innen zu Beginn der Behandlung geklärt werden.

4.9 Herausforderungen in der Behandlung von Essstörungen

Im folgenden Abschnitt möchte ich auf einige Aspekte eingehen, die die Behandlung von Patient*innen mit Essstörungen für Psychotherapeut*innen zur Herausforderung machen können. Zum Teil wurden diese Punkte in den jeweiligen Kapiteln schon angerissen, ich möchte sie hier nochmals im Sinne eines CAVE! zusammenfassen (vgl. auch Fumi und Fichter 2005).

Essstörungen können lebensbedrohliche Entwicklungen annehmen
Essstörungen sind ernsthafte psychosomatische Erkrankungen, bei denen eine Zusammenarbeit mit Ärzt*innen vielfach nötig ist (Abschn. 4.8, 4.5, 4.3.1 und 4.3.2). Bei anorektischen Patient*innen ist eine dorthin ausgelagerte regelmäßige Gewichtskontrolle unumgänglich, es wird dringend davon abgeraten, als Psychotherapeut*in diese Kontrolle selbst zu übernehmen oder sie in die Hände von Angehörigen zu geben. Schon im Erstgespräch sollte dies geklärt und zur Bedingung der Behandlung gemacht werden. Darauf muss auch bestanden werden, wenn die Patient*in immer wieder „vergisst", diese Gewichts-Kontrolltermine wahrzunehmen. Allerdings soll erforscht und bearbeitet werden, welche Aspekte hier so große Angst machen – dies liefert wieder Material für den Prozess.

Psychotherapeut*innen sind gefordert, sich nicht instrumentalisieren zu lassen, eine notwendige stationäre Behandlung noch hinauszuschieben. Patient*innen (und ihre Familien) haben oft Angst davor, ihr gewohntes Umfeld und dessen bekannte Dynamiken verlassen zu müssen, und fürchten sich vor dem Kontrollverlust – ein ständiges Thema für Essstörungs-Betroffene. Sinkt das Gewicht bei Anorexie-Patient*innen aber zu stark oder schnell ab, werden die Frequenz und Intensität der kompensatorischen Maßnahmen bei Bulimiker*innen oder die Häufigkeit und Menge der Binge-Episoden bei Binge Eater*innen zu groß, ist eine stationäre Behandlung die Methode der Wahl (Herpertz et al. 2015). Gerade bei jüngeren Patient*innen, bei denen häufig auch die Eltern einen stationären Aufenthalt umgehen wollen, gilt es hier klar zu bleiben und keine Verzögerungs- und Ausweichmanöver mitzumachen (noch diese Schularbeit schreiben, erst in den Ferien in die Klinik gehen etc.). Bei einem BMI unter 14, bei schnellem, hohem Gewichtsverlust oder sehr hoher Erbrechensfrequenz ist eine Therapiefähigkeit in ambulanter Praxis meist nicht mehr gegeben und das vorrangige Ziel ist die körperliche Stabilisierung. Es ist verantwortlich, hier die ambulante psychotherapeutische Behandlung zu unterbrechen, natürlich mit genauer Erklärung und Besprechung, warum dies geschieht. Hier hilft es z. B., auf die eigene berufliche Verantwortung zu verweisen und zu argumentieren, dass es fahrlässig wäre, hier weiter ambulant Psychotherapie anzubieten. Natürlich soll und darf die Psychotherapie sofort wieder aufgenommen werden, wenn eine gewisse Stabilisierung eingetreten ist.

Bagatellisierung der Essstörung und Motivation zur Veränderung
Es kommt immer wieder vor, dass Patient*innen nur auf Druck ihres Umfelds eine Psychotherapie in Erwägung ziehen, etwa weil Eltern, Partner*innen, wichtige Freund*innen das verlangen oder weil sie als Sportler*innen weiter trainieren und an Wettkämpfen teilnehmen wollen. Vor allem bei Patient*innen mit wenig Krankheitseinsicht muss genau hinterfragt werden, was ihre Therapiemotivation ist. Wenn eine Psychotherapie nur den Eltern zuliebe oder zur Beruhigung der Familie unternommen wird, muss zuallererst für einige Sitzungen an der Motivation gearbeitet werden. Gelingt es auch nach einiger Zeit nicht, ein gemeinsames Therapieziel zu etablieren und Mitarbeit am Problem zu initiieren, ist es besser, die Psychotherapie freundlich zu beenden, natürlich mit dem Versprechen, dass sie bei entsprechender Eigenmotivation jederzeit wieder aufgenommen werden kann. Arbeitet man zu lange mit Patient*innen, die ihre Krankheit bagatellisieren und eigentlich nichts verändern wollen, machen diese die Erfahrung: „Psychotherapie hat mir nicht geholfen!“ Das kann sich hinderlich auf spätere Aufnahme einer Psychotherapie auswirken.

Ich habe gute Erfahrungen damit gemacht, dass ich mit Patientinnen, die über 16 bis 17 Jahre alt sind, nur mit diesen persönlich einen (Erstgesprächs-)Termin vereinbare. Denn oft rufen verzweifelte Angehörige an, die für die Tochter oder Partner*in eine Psychotherapie in die Wege leiten wollen. Sie erklären dann am Telefon, die Betroffene hätte sie darum gebeten, wäre nur gerade in der Schule oder zur Arbeit. Ich biete dann an, dass diese mir mit ihrem Anliegen auch eine

SMS-Textnachricht schicken können[44] und ich mich dann direkt bei der Person melde. Auch Situationen, in denen das Telefon direkt an die Betroffene weitergegeben wird, versuche ich zu vermeiden und bitte immer um eine Bedenkpause für die Interessent*in und sage, dass sie mich später, wenn es für sie passt, telefonisch oder auch über Textnachricht kontaktieren kann. So ist zumindest eine minimale Eigeninitiative von den Betroffenen gefordert und kann schon erste Hinweise auf die Motivation geben.

Essstörungen sind wandelbar

Zu den Herausforderungen, denen man bei der Behandlung von Essstörungen begegnet, zählen u. a. Komorbiditäten und Symptomverschiebungen. Einzelne Störungsbilder können sich wandeln und ineinander übergehen, neue psychische Symptomatiken auftauchen. Depressive Verstimmungen, zwanghafte Strukturen oder hohe Impulsivität sind häufig mit Essstörungen konnotiert. Oft ändern sich die Symptome, aus einer Anorexie kann eine Bulimie werden, die sich in eine Binge-Eating-Störung verwandelt und dann – damit endlich Ruhe mit dem Essen ist – wieder in eine Anorexie zurückkehrt (Schigl 2013). Arbeitet man zu sehr symptomorientiert auf deren schnelle Verringerung hin, kann es vorkommen, dass andere psychische Probleme wie Panikstörungen und Ängste, selbstverletzendes oder ein anderes Suchtverhalten aufkommen, sobald die Symptomatik der Essstörung zurückgeht. Daher ist es nicht nur zu Beginn der Behandlung sinnvoll, eine Essanamnese zu machen. Vielmehr soll auch später im Behandlungsprozess immer wieder genau nach dem aktuellen Essverhalten gefragt werden.

Bei der Diagnosestellung sollte bedacht werden, dass es oft nicht bei der Essstörung allein geblieben ist, v. a. bei Patient*innen mit Bulimie gibt es häufig eine Komorbidität mit Alkohol-, Medikamenten- und/oder Drogenmissbrauch. Eine genaue Abklärung ist nötig, um die Behandlungsschritte in der richtigen Abfolge zu setzen. Liegt z. B. ein aktueller Alkoholmissbrauch vor, ist dieser vorrangig zu behandeln. Auch andere selbstschädigende Tendenzen, wie etwa sexuelles Risikoverhalten, sollten im Auge behalten werden. Und schließlich muss abgeklärt werden, ob die Essstörung im Vordergrund steht oder eher Begleitsymptom einer anderen Erkrankung ist (Abschn. 3.8.5.). Vor allem Frauen reagieren bei unterschiedlichen psychiatrischen Diagnosen wie Depression, Borderline-Störung oder Angststörungen auch mit Esssymptomen.

[44] Oft haben jüngere Menschen Scheu, anzurufen oder auf einen Anrufbeantworter zu sprechen, und schreiben lieber Nachrichten. Hierbei soll aus Datenschutzgründen ein datensicherer Messangerdienst (nicht etwa WhatsApp) angeboten werden.

Es muss gegessen werden

Für viele Patient*innen ist es immens schwer, den Anti-Diät-Ansatz umzusetzen und nach Hunger und Gusto zu essen. Da aber der Umgang mit Essen Teil des menschlichen Lebens ist und auf das „Suchtmittel Nahrung" nie verzichtet werden kann, muss ein neues Verhältnis dazu gefunden werden. Wie dieser, zu entwickelnde Umgang für die Patientin allerdings dann aussieht[45], das liegt in ihrer Hand. Vorgefertigten Programmen ist im Anti-Diät-Ansatz mit größter Vorsicht zu begegnen. Es kann eine Zeit lang sinnvoll sein, verschiedene Regeln auszuprobieren, um leichter aus dem Fasten oder Überessen herauszukommen. Diese sollten idealiter mit der Patientin gemeinsam erarbeitet werden und keine fremderstellten Kalorien- oder Essensprogramme sein (Abschn. 3.3 und 4.8). Auch die Dokumentation des eigenen Essverhaltens in Esstagebüchern muss sorgfältig erwogen werden: Groß ist die Gefahr, dass diese dazu benutzt werden, sich noch strikter zu kontrollieren (wenn etwa jeder Bissen zwischendurch, der früher nur halb bewusst getätigt wurde, nun schriftlich festgehalten ist, oder die Verzweiflung darüber, dass nun Schwarz auf Weiß feststeht, wie groß die verzehrten Essensmengen sind, überhandnimmt). Natürlich kann es in Einzelfällen durchaus hilfreich sein, eine Zeit lang solche Interventionen zu setzen (Benninghoven 2010), allerdings geht es darum, diese wieder abzubauen. Das Ziel muss immer sein: „Iss, wann du (echten) Hunger hast, so viel, bis du genug hast, von dem, worauf du Lust hast! Und höre auf, wenn du satt bist." Dieses Gespür gilt es wieder zu etablieren. Essen soll normalisiert werden und nicht gehasst, gefürchtet oder einzig geliebt. Es ist nur Essen!

Doing Gender in der Psychotherapie

Weibliche Patientinnen und weibliche Psychotherapeutinnen teilen Sozialisationserfahrungen in Bezug auf Leiblichkeit und Frausein in unserer Gesellschaft. Selbstredend gibt es ganz unterschiedliche social worlds mit jeweils unterschiedlichen Anforderungen an Frausein (Abschn. 2.3). In allen jedoch finden wir eine hohe Betonung weiblicher Körperlichkeit und deren Bewertung. In allen finden wir divergierende Anforderungen an Frausein, die Frauen in schwierige Situation bringen, wenn sie diesen folgen wollen. Diese Erfahrungen dürfen nicht als selbstverständlich angenommen werden und müssen

[45] Nach 30 Jahren Beschäftigung mit Essstörungen maße ich mir nicht an, zu bestimmen, was „normales" Essverhalten ist.

sorgfältig ans Licht gebracht, reflektiert und ihr emotionaler Gehalt nachgespürt werden. Psychotherapeutinnen sollten dazu in gendersensibler Selbsterfahrung ihre eigenen Erfahrungen mit Essens- und Körperthemen durchgearbeitet haben (Abschn. 4.1). Die Reflexion eigener Erfahrungen und Haltungen zum Thema Essen und Dünnsein sowie ein Hinterfragen scheinbar selbstverständlicher Weiblichkeitsannahmen sind Voraussetzung für eine gelungene gendersensible therapeutische Arbeit mit von Essstörung Betroffenen (vgl. auch Schigl 2018a und Abschn. 4.2.4). Dann können die intimen leibnahen Themen, die mit Scham, Ekel und Schuldgefühlen verbunden sind, in der geschlechtshomogenen Dyade direkter angesprochen, besser empathisch begleitet und bearbeitet werden.

... und der Entwicklung: Essstörungen als Doing Gender

Essstörungen haben in der Entwicklung von Mädchen in der Transition zur erwachsenen Frau (Abschn. 2.2 und 2.4) eine hochambivalente und paradoxe Funktion: Sie verunsichern und geben Sicherheit zugleich. In Zeiten des Erwachsenwerdens geht es um Erprobung und Bestätigung von Weiblich-Sein. Die Beschäftigung mit Essen, dem Körper, dessen Idealen und Manipulationen sind Teil normaler Entwicklung. Viele junge Mädchen machen passagere, subklinische Essstörungsphasen durch, halten Diäten und überessen sich, zählen Kalorien, experimentieren mit Essen, steigen zeitweise auf neue Ernährungsformen wie vegane Nahrungsmittel um. Das Erproben dieser Praktiken kann helfen, sich in dem so entwickelnden Körper einzufinden und ein Gefühl von Kontrolle in all den Veränderungen zu behalten. Entwickeln sich daraus dann klinische Essstörungen, so stellen diese eine lineare Dynamik im Umgang mit einer Entwicklungsaufgabe dar. Essstörungen geben Sicherheit, übererfüllen Schönheitsideale und boykottieren sie zugleich (Abschn. 3.1). Essstörungen sind „ansteckend", oft entwickeln eine ganze Reihe von Mädchen in Schulklassen oder Freundesgruppen derartige Symptome; so gehören sie dazu, unterstützen und konkurrieren sich gegenseitig und bestätigen sich in ihrer Essstörungswelt. Das schafft einen Raum und Sicherheit in herausfordernden Entwicklungszeiten. Soll die Essstörung erfolgreich behandelt werden, sind andere, Sicherheit gebende Rituale, Mechanismen und Räume vonnöten. Es gilt besonders in der Arbeit mit Mädchen und jungen Frauen zu bedenken, dass Essstörungen als eine Spielart von Doing Gender (West und Zimmerman 1987) nicht nur ein psychisches und somatisches Problem darstellen, sondern den Betroffenen auch Identität und Stabilität geben. Dasselbe gilt auch für spät, in den Wechseljahren auftretende Essstörungen, die auch hier auf eine Transition hinweisen.

Fallstricke und therapeutische Schwierigkeiten im Prozess

- Bei der Behandlung von Patient*innen mit Essstörungen ist es wichtig, ein Gleichgewicht zu halten zwischen dem Reden und der Beschäftigung mit Essen direkt und dem Ergründen der damit zusammenhängenden Lebensumstände, Gedanken und dahinterliegenden Gefühle und Probleme. Es gibt Patient*innen, die mit großer Intensität über Nahrungsmittel, Kalorien, Workout und Essensüberlegungen sprechen wollen. Andere wiederum verbergen alles, was mit der Symptomatik der Essstörung zu tun hat, und empfinden es als peinlich und schamvoll, Details preiszugeben. Hier gilt es, die Balance zu halten, zu Beginn (und immer wieder auch zwischendurch) eine genaue Essanamnese zu machen (auch mit Mengenangaben Abschn. 4.3.1), sich aber nicht in Diskussionen über Kalorien und Mengen verwickeln zu lassen. Symptome sollen deshalb deutlich benannt und erforscht werden (Abschn. 4.4), um mit den dahinterliegenden Gefühlen in Kontakt zu kommen. Es ist wichtig, sich als Behandler*in nicht verführen zu lassen, stundenlange Gespräche über Essen und Körpergewicht zu führen und ins Argumentieren und Belehren zu kommen.
- In der genderhomogenen Dyade teilen Psychotherapeutin und Patientin so manche Sozialisationserfahrungen als gendered person in unserer Gesellschaft (s. o.). Frauen kennen die Mechanismen der Verwendung von Essen und die Implikationen der Körperlichkeit oft auch aus eigener Erfahrung. Dies macht ein besonders vertieftes Verständnis möglich (Abschn. 4.2.4), hält allerdings auch Schwierigkeiten bereit: Es können intensive, positiv getönte Mutter-Tochter-Übertragungen aufkommen oder die Therapeutin fühlt sich der Patientin nahe wie einer Schwester oder guten Freundin; die richtige Distanz kann nicht mehr gut eingehalten werden. Therapeutinnen verbünden sich mit der Patientin in Bezug auf schnelle Symptomreduktion und spielen das Spiel: Beste Therapeutin behandelt beste Patientin – das ist natürlich nicht auf Dauer durchzuhalten! Nötig sind hier das Erkennen dieser Dynamiken und die Arbeit an der Übertragung im Prozess: Die heftigen positiven Übertragungen, so angenehm sie sich auch spontan anfühlen, müssen vor Therapieende einer realistischen Sicht Platz machen!

  Manchmal bewundern oder beneiden Psychotherapeutinnen ihre Patientinnen auch heimlich für deren Willensstärke oder Disziplin. Hier gilt es, eine genaue Selbstreflexion einzuleiten und sich in Supervision und Intervision auszutauschen.
- Symptome stehen oft auch für die Art, mit der Therapie umzugehen und lösen die entsprechenden Gefühle bei den Behandler*innen aus: So können

anorektische Patient*innen oft nur sehr wenig "therapeutische Nahrung" annehmen und verwerten, es geht – wenn überhaupt – nur in Mini-Schritten vorwärts, Geduld auf beiden Seiten ist geboten. Manchmal scheint selbst die 50-min-Einheit zu lange, das Gespräch stockt über Strecken, die Patient*in weiß nichts mehr zu erzählen. Bei den Psychotherapeut*innen können bei anorektischen Patient*innen leicht aversive Gegenübertragungsgefühle auftauchen; sie sind meist mit einem Gefühl der Hilflosigkeit verbunden. In manchen Therapieprozessen versucht die Therapeutin (so verzweifelt wie die Familie der Betroffenen), die Patientin zum Essen zu bringen und gut auf sie einzureden – auch dieses vergebliche Bemühen kann mutlos und wütend machen[46].

Bulimische Patient*innen wollen Erklärungen und Ursachenerforschung, sie können scheinbar viele therapeutische Interventionen aufnehmen und verlangen häufig sogar danach. Allerdings scheint es, als ob sie immer wieder von Neuem beginnen, als ob sie die Deutungen und Interventionen nicht verdauen und verwerten würden. Viele Patient*innen passen sich zu Beginn der Psychotherapie extrem an, oft erfolgt eine ganz schnelle Symptomremission, weil ja jetzt eine Psychotherapie begonnen hat: Psychotherapeut*in und Patient*in befinden sich in einer Art psychotherapeutischem Honeymoon. Negative Gefühle können nur ganz schwer an die Oberfläche kommen, die Patient*innen bemühen sich, möglichst angenehm für den/die Therapeut*in zu sein und es ihm/ihr recht zu machen. Im Laufe der Behandlung passieren dann immer mehr Rückfälle, es scheint, als ob die Patient*in nun erst richtig krank wird, bevor die Besserung einsetzen kann.

Binge-Eating-Patientinnen verlangen ebenso nach viel therapeutischer Nahrung, wollen oft Tipps und Hilfen und sind bestrebt, möglichst viel umzusetzen – allerdings ist der Erfolg selten von Dauer. Hier gilt es, sich als Behandler*in nicht in Verführung bringen zu lassen, ständig neue Ideen zu kreieren und Tipps zu finden. Oft berichten Behandler*innen gegenüber Binge Eaterinnen ein ähnliches Hilflosigkeitsgefühl wie bei anorektischen Patientinnen – stellen sie doch die beiden Pole in der Linie der Essstörungsdiagnosen dar.

[46] Es ist ja auch wirklich sehr schwer auszuhalten, dass so viel Leid und Bemühen der Umwelt sich aus der Nahrungsverweigerung ergibt – wenn das Problem doch scheinbar so simpel zu lösen wäre: Einfach nur wieder etwas essen!

- Die Gespräche mit Angehörigen können eine Herausforderung für viele Psychotherapeut*innen darstellen. Es empfiehlt sich, diese gut vorzubereiten und ebenso gut mit der Patientin nachzubesprechen (Abschn. 4.5.1 und 4.6.1).
- In gruppentherapeutischen Settings ist es immer wieder herausfordernd, die Frauen davon abzubringen, einander Tipps und Ratschläge zu geben.
- Eine heikle Frage ist, ob man als Psychotherapeutin die Körperlichkeit von Patientinnen kommentieren soll: Frauen sind ja permanenten Bewertungen ihrer Leiblichkeit ausgesetzt und gerade essgestörte Personen erhalten viele Kommentare über ihr Äußeres. Das spricht gegen eine auch noch so wohlgemeinte Äußerung. Selbst positives Feedback wie Komplimente, auch wenn sie sich „nur" auf Kleidung oder Frisur beziehen, können oft falsch verstanden und negativ konnotiert werden. Andererseits kann es auch eine gezielte Intervention darstellen, wenn einer sehr abgemagerten Patientin rückgemeldet wird, dass sie „ausgezehrt" (nicht „dünn") wirkt. Oder man einer Patientin, die sich so sehr quält wegen ihres Aussehens, ehrlich rückmeldet, dass man sie als schön wahrnimmt. Es gilt hier sorgfältig abzuwägen und auf jeden Fall sehr sparsam mit dieser Art von Interventionen zu sein.
- Immer wieder kommt es vor, dass Patient*innen mit Essstörungen Symptome selbst in der Therapie herunterspielen, beschönigen und verheimlichen. Dies passiert etwa aus Scham, aus Anpassung oder auch aus dem Wunsch sich und ggf. die Psychotherapeutin zu schonen. Wichtig ist es hier, sich als Therapeutin nicht gekränkt zu fühlen, so „belogen" worden zu sein. Je nach Symptombild und Motivation gilt es, behutsam und freundlich nachzufragen und in therapeutischer Beziehungsarbeit klarzumachen und darauf hinzuweisen, dass ein solches Verhalten womöglich mit den bisherigen Erfahrungen und Reaktionsmustern zu tun hat, in der Therapie aber nicht nötig ist.

5 Prävention von Essstörungen

Nachdem wir uns ausführlich den Fragen der Entstehung und v. a. der Behandlung von Essstörungen gewidmet haben, möchte ich am Ende dieses Buchs noch einige Überlegungen anschließen, wie Essstörungen vorgebeugt werden könnte und was schützend wirkt.

Die Antworten ergeben sich aus den Überlegungen zu Entstehung von Essstörungen auf den Ebenen von Middle und Small Range Theories (Abschn. 2.2, 2.3, 2.4 und 3.2.1).

Als ganz umfassende primäre Prävention gilt es, Mädchen zu stärken und sich als deren Bezugsperson selbst zu hinterfragen, wie realistisch die eigenen Bilder von geglücktem Frauenleben sind. Wir müssen unseren Kindern, Freund*innen und Peers vermitteln, dass ihre Körper in Ordnung sind, so wie sie sind und sie über eine natürliche Schönheit verfügen. Wir müssen unsere Anforderungen an Frauen hinterfragen und überlegen, ob die unterschiedlichen Wünsche und Aufgaben in einem Frauenleben erfüllt werden können. Es geht im individuellen Fall darum zu helfen, eine stabile Identität zu entwickeln – eine lebenslange Aufgabe, die in jungen Jahren besonders herausfordernd ist. Menschen mit einem solchen Identitätserleben zeigen auch weniger Auffälligkeiten im Essverhalten (Schneeberger 2022). Mädchen und Jungen brauchen gute Role Models aller Gewichtsklassen und Altersstufen für ihre Entwicklung.

Was sind Risikofaktoren (Jacobi und Neubert 2005; Langer und Wimmer-Puchinger 2010)**?**

- Persönliche Risikofaktoren

B. Schigl, *Psychotherapie von Essstörungen*, Integrative Modelle in Psychotherapie, Supervision und Beratung,
https://doi.org/10.1007/978-3-658-45306-0_5

Mädchen und Frauen, die viel von sich verlangen und versuchen, möglichst allen Ansprüchen gerecht zu werden, sind eher gefährdet, eine Essstörung zu entwickeln. Ein gewisser Perfektionismus und Zwanghaftigkeit können ebenfalls die Entstehung einer Essstörung begünstigen. Traumatische Erlebnisse können Essstörungen auslösen.

Essen soll nicht regelmäßig mit bestimmten Situationen verknüpft und zur Kompensation von Problemen verwendet werden – als Trost, gegen Langeweile als Zeitvertreib, zur Stressbewältigung, als Belohnung.

- Familiäre/soziale Risikofaktoren:

Wenn Kinder in einer Familie aufwachsen, in denen die Mütter /Eltern sehr besorgt um ihre Figur sind und häufig Diäten halten, lernen Mädchen einen schwierigen Umgang mit Essen. Auch wenn die Eltern über die Körperformen von anderen Frauen (und Männern) häufig abschätzige Bemerkungen machen, schlägt dies in dieselbe Kerbe. Dünn sein ist keine Leistung!

Überall dort, wo Essen, auch Vorschriften für eine gesunde, „richtige" Ernährung im Übermaß Thema sind, sind die Kinder gefährdeter.

Essen sollte nicht der Mittelpunkt des familiären Interesses sein. Anderenfalls steigt die Gefahr, Essens-Verweigerung als Machtmittel und zur Bestätigung des Selbstwerts einzusetzen. Die Entwicklung von Essstörungen kann man nicht durch das Anbieten „gesunder" Nahrung verhindern. Im Gegenteil: Die Betonung von „gesundem" Essen ist oft der Einstieg in ungesunde Diäten. Sie gelten generell als die „Einstiegsdroge" in die Essstörung. Extrem betriebenen Diäten führen nachweislich zu Essstörungen (alle klinisch auffälligen Mädchen mit Essstörungen zeigen im Vorfeld ihrer Krankengeschichte Experimentierphasen mit Diäten).

Familien, in denen viel Wert auf ein gutes Bild nach außen und die Demonstration eines harmonischen Zusammenhalts gelegt wird, in denen nicht gestritten werden darf, können Nährboden für Essstörungen sein. Angespannte Situationen bei den Mahlzeiten wirken sich ebenfalls negativ aus.

Ebenso können hohe Leistungsideale in Familie, Peergroup oder Ausbildungsstätte zu einem Faktor werden, der Essstörungen begünstigt.

Mädchengruppen, in denen viel Konkurrenz darüber herrscht, wer die Schönste und Dünnste ist, in denen sich die Peers ständig in Bezug auf ihre Körperlichkeit vergleichen, begünstigen die Entwicklung von Essstörungen. Mobbingerfahrungen, entweder direkt oder auch über soziale Medien, können Essprobleme begünstigen, insbesondere wenn Kommentare sich negativ auf die Körperlichkeit der Betroffenen beziehen.

Mädchen (und Jungen), die Sportarten wie Ballett, Akrobatik, Tanz ausüben, in denen die Role Models sehr mager sind, tun sich schwer, ihren Körper anzunehmen, wenn dieser nicht dem Ideal entspricht. Auch dort, wo Sportarten in Gewichtsklassen eingeteilt sind, besteht immer die Gefahr einer Körpermanipulation, um in eine bestimmte Klasse zu fallen.

Viel Zeit auf sozialen Medien verbringen und Themen zu Schlankheit, Schönheit, Ernährung zu konsumieren und Influencer*innen zu folgen, die solche Inhalte propagieren, kann ebenfalls Essstörungs-begünstigend wirken.

- Gesellschaftliche Risikofaktoren

Wir leben in einer Welt, in der wir viele Male am Tag mit Werbebotschaften und visuellen Eindrücken von „perfekten", d. h. einem (unrealistischem) Schönheitsideal entsprechenden Körpern konfrontiert werden (siehe Abschn. 2.4). Die Medien selbst sind dabei höchst ambivalent, um nicht zu sagen heuchlerisch: Sie berichten einerseits entsetzt über Essstörungen oder bringen berührende Schilderungen von Betroffenen, bilden auf den Modeseiten andererseits aber nach wie vor die untergewichtigen Frauen als Schönheitsideale ab oder propagieren Diäten und schönheitschirurgische Maßnahmen!

Schutzfaktoren gegen die Entwicklung von Essstörungen lassen sich folglich aus diesen Risikofaktoren ableiten (Berger 2006; Karwautz und Wagner 2008; Bauer et al. 2016):

Identität und Selbstwert stärken! Kinder (aber auch Erwachsene) sollen sich auch dann grundlegend akzeptiert fühlen, wenn sie (im Moment) bestimmte Erwartungen nicht erfüllen. Ein starkes Selbstwertgefühl entsteht, wenn liebevolle Zuwendung nicht nur bei Wohlverhalten zuteil wird. Vor allem sollte sich Lob (oder Tadel) nicht auf die Körperlichkeit beziehen. Alles, was hilft, sich als Frau gut zu fühlen und als Mädchen das Gefühl zu haben, auf einem guten Weg zu sein, sind wunderbare Präventionen gegen Essstörungen. Dazu gehört auch Mitgefühl für sich selbst zu entwickeln und nicht Unmögliches von sich zu verlangen, damit man mit sich zufrieden sein kann. Das lernt man am Beispiel und durch die Rückmeldungen der anderen. Auf dem Weg zur Identitätsfindung braucht es viele diverse Vorbilder.

Jede*r sollte ermutigt werden, eigene Gefühle benennen zu dürfen! Emotionen anzusprechen, auch wenn sie schwierig sind, und das Aushandeln von Konflikten, statt sie unter den Teppich zu kehren, helfen für eine gesunde emotionale Entwicklung. Es reicht nicht aus, darüber hinwegzugehen und alles mit einem guten Essen bereinigen zu wollen. Man darf sich gegenseitig zumuten, Wünsche auszusprechen (was nicht immer heißt, dass sie erfüllt werden), auch Nein zu sagen und klare Grenzen zu setzen, wo es nötig ist.

Schöne Erlebnisse mit physischen Freund*innen in der „real world“ ermöglichen ein gutes „In-der-Welt-Sein“ und man sollte dazu nicht zu sehr auf virtuelle Welten und soziale Medien ausweichen. Jugendliche sollten über die Produktion von Fotos zu unrealistischen Schönheitsidealen informiert werden, um nicht jedes veröffentlichte Foto für bare Münze zu nehmen[1].

Essen soll Lust sein! Die beste Prophylaxe von Essstörungen ist ein Essverhalten, so wie es der Anti-Diät-Ansatz postuliert hat: zu essen, wenn man Hunger hat; möglichst das, auf was man Lust hat, und aufzuhören, wenn der Hunger gestillt ist (Abschn. 3.3). Essen soll der Ernährung dienen und Genuss sein, egal ob es mit anderen oder allein eingenommen wird. Essen sollte nicht einfach „nebenbei“ geschehen und als Ersatz für andere Bedürfnisse dienen. Protektiv wirkt alles, was den Genuss von Essen fördert, wie (gemeinsam) zu kochen, was einem schmeckt, Experimente mit dem Essen machen zu dürfen, Verschiedenes zu probieren.

Alles, was ein gutes Körpergefühl macht, ist stärkend: Körperliche Betätigungen, bei denen erlebt werden kann, wie gut der eigene Körper funktioniert, wo man sich (durchaus auch mit Anstrengung) Fertigkeiten aneignen kann, und dann den Erfolg sieht, sind eine wunderbare Sache für Kinder, Jugendliche und Erwachsene. Protektiv wirken v. a. Sportarten, bei denen einerseits Kraft benötigt wird, es aber nicht nur um individuelle Eleganz der Ausführung geht. Besonders empfehlenswert sind hier Mannschaftssportarten, in den (v. a. Mädchen) sich körperlich stark mit anderen erleben können. Hier kann erprobt werden, wie toll man springen, laufen, werfen kann, wie gut die Zusammenarbeit mit den Mitspieler*innen funktioniert.

Passende Kleidung tragen! Es ist hilfreich, sich in das Gewand zu hüllen, das bequem ist und das man mag. Enge und zu enge Kleidung, bei der man ständig den Bauch einziehen muss, eine Hose, die nach dem Essen furchtbar kneift, wirken sich nicht gut auf das Körpergefühl aus. Alles, worin sich Mädchen oder Frauen schön fühlen, ohne sich manipulieren zu müssen, stärkt ein gutes Verhältnis zur eigenen Körperlichkeit.

Prävention von Essstörungen in Schulklassen, Jugendgruppen etc. soll nicht durch „Aufklärung“ über verschiedene Essstörungsarten erfolgen. Dies bringt eher Anregung zum Ausprobieren dieser Praktiken. Im Anhang findet sich eine kleine Sammlung passender Materialen zur Primärprävention, die am Selbstwert und Genuss ansetzen. Solche Initiativen sind zu begrüßen.

[1] Was für Menschen als visuelle Wesen sehr schwierig ist – wir glauben das, was wir sehen!

Zusammenfassung und Schlusswort 6

Essstörungen sind psychische Erkrankungen, die uns unsere Existenz als bio-psycho-sozial-ökologische Subjekte, eingebettet in unsere historische Zeit, sichtbar machen.

Ihre Entwicklung und Aufrechterhaltung wird beeinflusst durch folgende Komponenten:

- **Biologisch-somatische Gegebenheiten und Prozesse**
  - Genetische Festlegung des Körpertypus, Grundumsatz, hormonelle Regelung, Appetit und Hungeranfälligkeit.
  - Wirkweisen von Nahrungsmitteln: Fette, Kohlehydrate, Zucker etc. und deren Kombinationen auf Physis und Psyche.
  - Physiologische Mechanismen wie Setpoint, Grundumsatz, Hungerreaktion etc.
  - Konstitution des Verdauungsystems, Darmbioms.
  - Vorhandene Krankheiten wie Diabetes, Allergien, Unverträglichkeiten.
  - Das individuelle Bewegungsverhalten und Ausmaß der täglichen körperlichen Anstrengung
- **Psychisch durch Einflüsse aus der individuellen Biografie**
  - Individuelle Persönlichkeitszüge wie Perfektionismus, Zwanghaftigkeit, Ängstlichkeit, Kontrollbedürfnis.
  - Die individuelle/familiäre/soziale psychologische Bedeutung von Essen.
  - Die Situation in der Familie, inwieweit etwa körperliche Attraktivität, Schlankheit, Fitness, Diäten und Essen dort Thema sind, der Umgang in der Familie mit Konflikten, Grenzen …

B. Schigl, *Psychotherapie von Essstörungen,* Integrative Modelle in Psychotherapie, Supervision und Beratung,
https://doi.org/10.1007/978-3-658-45306-0_6

  - Zeiten der Transition wie Pubertät, Adoleszenz und Wechseljahre mit den jeweils neuen Herausforderungen.
  - In der Entwicklungspsychologie von Frauen die spezifische frühkindliche Situation einer gleichgeschlechtlichen Hauptbezugsperson und die daraus resultierende spezielle Art der Beziehung zur Mutter (Theorien von Chodorow, Gilligan, Olivier u. a.).
  - Sich daraus ergebend: die Vorbildwirkung weiblicher Verwandter, v. a. der Mutter.
  - Die Spannung zwischen einer propagierten Kultur der Autonomie vs. einer Kultur der Beziehung, in der sich besonders Frauen befinden.
  - Die wichtige Vorbild-Rolle von Freund*innen und Peers, wo auch Konkurrenz und Dazugehören Themen sind. Daraus erwachsend: ggf. Verletzungen und Probleme bei Kritik und abfälligen Bemerkungen, Mobbing und Ausschluss.
  - Stellenwert, Bedeutung und Grenzverletzungen in Bezug auf Sexualität.
  - Erlebte Traumata, schwierige Life Events, die neue Entwicklungsaufgaben stellen, und erhöhte Anpassungsanforderungen bei oft wenigen Ressourcen.
  - Die durch die Essstörung erhaltene Aufmerksamkeit, sich durchsetzen können gegenüber dem Essen (sekundärer Krankheitsgewinn, v. a. bei Anorexie)
- **Sozial durch die umgebende social world und die gesellschaftlichen Bedingungen**
  - Der Überfluss und die leichte Erreichbarkeit von Nahrungsmitteln in den Ländern des globalen Nordens.
  - Die zunehmende Verunsicherung über die Qualität der Nahrungsmittel.
  - Die Verunsicherung durch eine Unzahl einander widersprechender Ernährungsformen und Diäten.
  - Ein allgegenwärtiges unrealistisches Schönheitsideal („Photoshop-Effekt").
  - Eine neoliberale Ideologie von „Alles ist erreichbar" und „Du bist dafür verantwortlich"
  - Die Normierung von (Frauen-)Körpern durch Schönheitsideale, die Überflutung mit Bildern scheinbar perfekter Körper in den Medien.
  - Hohe narzisstische Besetzung des Körpers bei gleichzeitiger leiblicher Entfremdung („Du hast den Körper, den du verdienst").
  - Ernährung und Nahrung als „Frauenthemen", Frauen ernähren andere, sollen sich selbst aber zurückhalten.
  - Die Errungenschaften der Emanzipation und sexuellen Revolution, die Frauen in eine Wahlbiografie mit spannungsreichen, multiplen Anforderungen stellen, bei gleichzeitigem Fortbestand vieler patriarchaler Muster.

Alle diese Perspektiven können und sollen in eine psychotherapeutische Behandlung von Menschen mit Essstörungen einfließen. Für weibliche Patientinnen, und das ist ja die Mehrzahl, können ihre Essstörungen nur mit Blick auf die Bedingungen des Frauseins in unserer Gesellschaft erklärt werden. Es braucht deshalb Genderkompetenz und Gendersensibilität in der Behandlung der Betroffenen. Das beinhaltet zu wissen, welche Dynamiken in den Therapiedyaden entlang der Gender-Zusammensetzung wirksam sind, wie die Psychotherapeutin, selbst ein gendered individual, auf weibliche, männliche Patient*innen und andere Genderidentitäten reagiert. Weibliche Therapeutinnen kennen viele der Emotionen, die sich um Essen und Körper drehen, zumeist aus eigener Erfahrung, sind sie doch in den gleichen gesellschaftlichen Hintergrund eingebettet. Das eröffnet bei ausreichender Selbstreflexion und Selbsterfahrung auch die Chance für ein vertieftes Verständnis für Patientinnen. Genderkompetenz beinhaltet, dass das Essproblem nicht nur individualisiert betrachtet, sondern in der Therapie auch Bezug auf gesellschaftliche Gegebenheiten genommen wird. Dies mit in die Analyse zu integrieren wirkt lindernd auf Gefühle individuellen Versagens, Schuld und Scham. Besonders gut können solche Solidaritätserfahrungen in genderhomogen zusammengesetzten Gruppenbehandlungen gemacht werden. So kann im Rahmen einer frauenspezifischen bzw. gendersensiblen Psychotherapie nachgeholt werden, was in der gesellschaftlichen Wirklichkeit und im sozialen Umfeld der Betroffenen weitgehend fehlte: ein neues Verhältnis zu sich, zu eigenen Wünschen und Bedürfnissen und der eigenen Leiblichkeit. Aber auch das Wissen, dass diese Spannungen nie ganz harmonisiert werden können, solange die gesellschaftlichen Widersprüche existieren, soll Teil der in der Psychotherapie erarbeiteten Sicht auf die Realität sein.

Schlussbemerkung

Erwachsene Frauen, aber vor allem heranwachsende Mädchen brauchen Frauen, die vorleben, wie sie sich gegen unerfüllbare und widersprüchliche Anforderungen an ihre Körper und sich selbst abgrenzen können. Dabei sollen die im Spannungsfeld von Bezogenheit und Individuation von Mädchen und Frauen kultivierten Fähigkeiten des Eingehens auf andere und das Sich-Begreifen in Beziehungen wertgeschätzt werden. Je mehr Frauen sich auf den Weg machen und ihre ganz verschiedenen, individuell befriedigenden Antworten in diesem Spannungsfeld vorleben, umso mehr unterschiedliche Vorbilder werden Mädchen und junge Frauen vorfinden. Umso kritischer können sie krank machende Versprechungen und Anforderungen durchschauen und umso eher können sie sich in der Vielfalt des Möglichen annehmen.

Ich möchte allen Patient*innen und ihren Psychotherapeut*innen Mut machen, auch wenn der Weg noch so lang und schwierig scheint, ihn weiterzugehen und nicht aufzugeben. Essstörungen sind prinzipiell gut behandelbar und die Fachleute sind sich einig, dass Psychotherapie für Menschen mit Essstörungen die Behandlungsmethode der Wahl ist (Zeek et al. 2015, S3-Leitlinie). Ich habe erlebt, dass Patient*innen in teilweise langen Prozessen – auch nach sieben Jahren – stabil symptomfrei wurden und ein neues Verhältnis zum Essen, ihrer Leiblichkeit und ihrem Leben entwickelten. Und auch, dass Patientinnen mit der Erfahrung von seit 40 Jahren chronifizierten Essproblemen und vielen vorangegangenen Versuchen davon loszukommen, in einer Psychotherapie schließlich geheilt werden konnten.

Dieses Buch wurde geschrieben aus der Motivation, das kritisch-gendersensible Wissen dazu zur Verfügung zu stellen. Es beabsichtigt eine Integration von frauenspezifischen und feministischen Wissensbeständen, wie sie von den Psychotherapeutinnen im Umfeld der zweiten Frauenbewegung entwickelt wurden, in die Integrative Therapie. Sie sollen nicht verloren gehen, bieten sie doch einen ganz spezifischen Blick auf weibliche Entwicklung und deren Psychodynamiken, der für alle Psychotherapieverfahren von Nutzen sein kann. In diesem Sinne hoffe ich, dass meine Ausführungen Anregung für ein vertieftes Arbeiten mit Essstörungen sein können.

Der Blick auf gesellschaftliche Verhältnisse ist nicht nur in der Psychotherapie nötig. Prävention von Essstörungen (und vielen anderen seelischen Leidenszuständen) kann nur durch Analyse der sozio-kulturell-politischen Bedingungen erfolgen, unter denen Menschen leben. Dies ist besonders in Anbetracht der krisenhaften Entwicklungen der aktuellen Zeit in den Blick zu nehmen.

Anhang

Anti-Diät-Grundsätze (nach Susie Orbach):

- Ich höre mit dem Diäthalten auf
- Ich lasse meine Diätgeschichte Revue passieren
- Ich erkenne, dass Diäten wirkungslos zur dauerhaften Gewichtsreduktion sind
- Ich erkenne, dass Diäten zwanghaftes Verhalten verstärken
- Ich höre auf, mich täglich (mehrmals) zu wiegen, deponiere meine Waage bei jemandem
- Ich kaufe keine zu kleinen, engen Kleidungsstücke
- Ich identifiziere meinen Hunger: Warum habe ich Hunger, worauf habe ich Hunger?
- Ich habe nur solche Kleidungsstücke im Kasten, die mir im Moment angenehm passen
- Es gibt keine verbotenen, bösen, gefährlichen Lebensmittel mehr
- Ich schmecke mein Essen, esse langsam, ich genieße mein Essen
- Ich weiß, dass ich ein Recht auf Essen habe
- Ich esse auch mit anderen, in der Öffentlichkeit
- Ich beobachte meine Essensmuster, die Umstände und Gefühle, die ich beim Essen habe, in allen Einzelheiten
- Ich achte genau auf Hungergefühle, befriedige sie, werde meines Satt-Seins gewahr und höre dann zu essen auf
- Ich achte darauf, dass Lebensmittel, die ich mag, immer und ausreichend vorhanden sind
- Ich bin zufrieden mit kleinen Schritten, aus Rückfällen und Essdurchbrüchen lerne ich

B. Schigl, *Psychotherapie von Essstörungen,* Integrative Modelle in Psychotherapie, Supervision und Beratung,
https://doi.org/10.1007/978-3-658-45306-0

- Ich entwickle ein entspanntes Verhältnis zum Essen, werde mir über meine Motivation zum Essen klar und nehme meine Art des Essens in verschiedenen Situationen wahr
- Ich unterbreche meine Essanfälle (nicht „Ist eh schon wurscht") – denn alleine mit dem Diätende hören diese nicht von selber auf
- Ich gewöhne mich an neue Mengen, die zu meinem jeweiligen Hunger passen und an Nahrungsmittel, die zu meinem Gusto passen
- Ich lasse Essen übrig, wenn ich genug gegessen habe
- Ich weiß, warum ich esse

Leitlinien der Therapie nach dem Anti-Diät-Ansatz

- Identität, Selbstwert und Selbstbestimmung der betroffenen Frauen fördern
- Ressourcen- statt Defizitorientierung: Das Symptom als die derzeit bestmögliche Verhaltensweise sehen, die in der speziellen Lebenssituation der Klientin entwickelt werden konnte – aber jetzt durch noch bessere ersetzt werden soll.
- Die Frauen werden als Expertinnen für ihr Essverhalten gesehen, die selbst am besten wissen (wenn auch nicht immer verfügbar haben), was ihnen guttäte.
- Keine Ratschläge, keine Diätprogramme, keine Gewichtsvergleiche, Kalorien etc.
- Der Umgang mit Nahrung stellt nur einen Teil der Therapiethemen dar und dessen Änderung ist nicht unmittelbar im Blickpunkt. Das Wahrnehmen der Bedingungen und des Gewordenseins des Essverhaltens bieten viel eher Ansatzmöglichkeiten der Veränderung als ein direktes Manipulieren des Essens (wie in Diäten und Ernährungsfachbüchern).
- Die Frage nach den (unmittelbaren) Ursachen liegt nicht im Vordergrund, da Ursachenfindung allein das Problem nicht löst. Besser nach dem Wie als nach dem Warum fragen (Gestaltansatz!), Experimente machen, Neues ausprobieren: Wonach hungere ich, wie kann ich diesen Seelenhunger stillen? Was ist mir zum Kotzen, was würde mich so gut befriedigen, schützen wie Essen?

Materialien

Die folgenden Links zu Fachgesellschaften und Materialien sind Beispiele, mit denen ich selbst gearbeitet habe. Es gibt eine Vielzahl weiterer Websites, Informationen und Materialien im Netz, diese Sammlung erhebt keinerlei Anspruch auf Vollständigkeit.

ACHTUNG: Es gibt im Netz „Pro Ana“ und „Pro Mia“ Seiten, die Anorexie und Bulimie verherrlichen und Mädchen darin bestärken wollen, bei der Essstörung zu bleiben. https://www.saferinternet.at/faq/problematische-inhalte/was-sind-pro-anapro-mia-plattformen, https://www.bzga-essstoerungen.de/was-sind-essstoerungen/glossar/zeige/pro-ana-pro-mia/

Prävention von Essstörungen

Zur präventiven Arbeit mit Schulklassen https://www.give.or.at/gv2021/wp-content/uploads/Give_Esssto%CC%88rungen2021online.pdf Zugriff 25.12.2023

Zur Bewusstmachung des von unwirklichen Schönheitsideals und der Herstellung perfekter Fotos: http://www.youtube.com/watch?v=s2gD80jv5ZQ Zugriff 25.12.2023

Zu unrealistischen Schönheitsidealen – z. B. Tiktok Bold Glamour: https://www1.wdr.de/nachrichten/tiktok-filter-bold-glamour-schoenheit-social-media-100.html Zugriff 26.12.2023

Materialien zur Gestaltung von Workshops mit jungen Mädchen und Burschen. Kostenlos zum Downloaden https://fem.at/arbeitsbereiche/fem-dove-projekt-fuer-mehr-selbstwertgefuehl/ Zugriff 26.12.2023

Für Eltern: https://www.dove.com/dach/dove-self-esteem-project/help-for-parents.html Zugriff 26.12.2023

Zum Thema Mütter/Töchter/Schönheit: https://content-marketing.com/dove-zeigt-wie-sich-toechter-mit-ihren-muettern-identifizieren/ Zugriff 26.12.2023

x-act. Essstörungen: Das Institut Suchtprävention bietet ein Skriptum mit zahlreichen Informationen zum Thema Essstörungen für Pädagog*innen und Multiplikator*innen https://www.praevention.at/sucht-und-suchtvorbeugung/verhaltenssuechte/essstoerungen Zugriff 26.12.2023

4ty Four: Präventionsmagazine, auch zum Thema: Essstörungen: https://www.praevention.at/fileadmin/userupload/09Infobox/fortyfour/4tyfourNr.10.pdf Zugriff 26.12.2023.

Lehrmaterialien: Schulworkshop zur Entwicklung eines positiven Körpergefühls – Fünf Sessions. Hamburg: Dove Unilever. https://www.dove.com/dach/stories/campaigns/real-beauty-runs-deeper.html Zugriff: 16.11.2022

Für Mädchen: https://www.juuuport.de/infos/ratgeber/schoenheitsideale Zugriff 26.12.2023

Internetangebote der BZgA https://www.bzga-essstoerungen.de/weitere-informationen/weitere-informationen/ Zugriff 26.12.2023

Infos, Service + Literatur zu Essstörungen

Wiener Essstörungs-Hotline: http://www.essstoerungshotline.at/ Zugriff 26.12.2023

Bundeszentrale für Gesundheitliche Aufklärung: http://www.bzga-essstoerungen.de/index.php Zugriff 26.12.2023

Frankfurter Zentrum für Essstörungen: https://essstoerungen-frankfurt.de/essstoerungen/ Zugriff 26.12.2023

Dick & Dünn e. V. mit Sitz in Berlin-Schöneberg ist ein Beratungszentrum für Ess-Störungen https://www.dick-und-duenn-berlin.de/ Zugriff 26.12.2023

PEP Prävention Essstörungen Praxisnah, Bern: https://pepinfo.ch/de/index.php Zugriff 26.12.2023.

Netzwerk Essstörungen Österreich http://www.netzwerk-essstoerungen.at/ Zugriff 26.12.2023

Deutsche Gesellschaft für Essstörungen https://www.dgess.de/ Zugriff 26.12.2023

Österreichische Gesellschaft für Essstörungen https://oeges.or.at/ Zugriff 26.12.2023

Schweizerische Gesellschaft für Essstörungen https://sges-ssta-ssda.ch/ Zugriff 26.12.2023

Publikationen zum Download – Wiener Programm für Frauengesundheit. https://www.wien.gv.at/kontakte/frauengesundheit/publikationen.html Zugriff 26.12.2023

Infoveranstaltung des Universitätsspitals Zürich: https://www.usz.ch/veranstaltung/forum-krux-ernaehrung-wie-erkennt-man-eine-essstoerung/ Zugriff 26.12.2023

Vortrag/Infos zu Gender und Essstörungen http://www.frauengesundheits-zentrum.eu/wp-content/uploads/2014/10/Gender-und-Essst%C3%B6rungen-Graz-2014.pdf Zugriff 26.12.2023

Wiener Konsenspapier zur stationären Behandlung für Patient*innen mit Essstörungen https://www.wien.gv.at/gesundheit/beratung-vorsorge/frauen/frauengesundheit/pdf/anorexia-nervosa.pdf Zugriff 26.12.2023

Für Angehörige und Umfeld von Essstörungs-Betroffenen: https://www.uni-wuerzburg.de/fileadmin/32.500.600/Broschueren/Essstoerungen_Leitfaden.pdf Zugriff 26.12.2023

Sylvia Baeck: Essstörungen – Was Eltern und Lehrer tun können BALANCE Ratgeber ist vergriffen, aber ab April 2024 ist eine überarbeitete Version in DINA4, Spiralbindung bei Dick und Dünn Berlin erhältlich https://www.dick-und-duenn-berlin.de/informationen/informationen-f%C3%BCr-eltern-und-angeh%C3%B6rige.html

Und viele Seiten der Bundeszentrale für gesundheitliche Aufklärung (B.ZgA): z. B. https://www.bzga-essstoerungen.de/hilfe-finden/weitere-hilfestellungen/was-koennen-angehoerige-andere-tun/

Bundeszentrale für gesundheitliche Aufklärung (2021) *Essstörungen – eine Orientierung für Eltern, nahestehende Personen, pädagogische und psychosoziale Fachkräfte*. Internet https://shop.bzga.de/essstoerungen-eine-orientierung-fuer-eltern-nahestehende-personen-35.231.400/

Literatur

Andresen, Sabine; Demant, Marie; Galliker, Anna; Luzia, Rott (2021) *Sexuelle Gewalt in der Familie. Gesellschaftliche Aufarbeitung sexueller Gewalt gegen Kinder und Jugendliche von 1945 bis in die Gegenwart.* Bericht für die unabhängige Kommission zur Aufarbeitung sexuellen Kindesmissbrauchs. Eigenververlag. Internet: https://www.aufarbeitungskommission.de/wp-content/uploads/Studie_Sexuelle-Gewalt-in-der-Familie_bf.pdf Zugriff 14.3.2024

von Aster Michael, G. (2004) Elemente der Elternarbeit in der Kinderpsychotherapie. In: Remschmid, Helmut (Hg.) *Praxis der Psychotherapie mit Kindern und Jugendlichen. Störungsspezifische Behandlungsformen und Qualitätssicherung,* S 224–231. Köln: Deutscher Ärzteverlag

Bauer Media Group (Hg.) (2016) BRAVO Dr. Sommer Studie 2016. München: Bauer Media Group

Bauer, Stephanie; Kindermann Sophie; Mössner, Markus (2016) Prävention von Essstörungen: Ein Überblick. *Zeitschrift für Kinder- und Jugendpsychiatrie und Psychotherapie* 45(5) https://doi.org/10.1024/1422-4917/a000506

Becker, Kuni (1994) Die perfekte Frau und ihr Geheimnis. Reinbek b. Hamburg: Rowohlt Taschenbuch

Becker, Ruth & Kortendiek Beate (Hg.) (2010, 2. Aufl.) *Handbuch Frauen- und Geschlechterforschung. Theorie, Methoden, Empirie*. Wiesbaden: VS Verlag für Sozialwissenschaften/Springer

Behnke, Cornelia (2014) „Weil wir beide jetzt nicht die Malocher sind". Vaterschaft in unkonventionellen Arrangements in nicht bürgerlichen Milieus. In: Behnke, Cornelia; Lengersdorf, Diana; Scholz, Sylka (Hg.) *Wissen Methode-Geschlecht: Erfassen des fraglos Gegebenen,* S 299–311. Wiesbaden: Springer

Benjamin, Jessica (1993) *Die Fesseln der Liebe: Psychoanalyse, Feminismus und das Problem der Macht.* Frankfurt/Main: Fischer-Taschenbuch-Verlag

Benninghoven, Dieter (2010) Tagebuchtechniken in der Therapie der Essstörungen. Reich, Günter; Cierpka, Manfred (Hg.) *Psychotherapie der Essstörungen. Krankheitsmodelle und Therapiepraxis – störungsspezifisch und schulenübergreifend,* S 156–170. Stuttgart: Thieme Verlag

B. Schigl, *Psychotherapie von Essstörungen,* Integrative Modelle in Psychotherapie, Supervision und Beratung, https://doi.org/10.1007/978-3-658-45306-0

Berger, Uwe (2006) Primärprävention bei Essstörungen. *Psychotherapeut* 51(3), S 187–196 https://doi.org/10.1007/s00278-006-0489-7

Berkman, Nancy D.; Brownley Kimberly A.; Peat, Christin M. et al. (2015) Management and outcomes of binge-eating disorder. Rockville (MD): *Agency for Healthcare Research and Quality (US);* https://pubmed.ncbi.nlm.nih.gov/26764442/ Zugriff 13.4.2024

Bertelsmann Stiftung (2021) *Trotz Arbeit abgehängt: Armutsrisiko von Alleinerziehenden verharrt auf hohem Niveau.* Internet: https://www.bertelsmann-stiftung.de/de/themen/aktuelle-meldungen/2021/juli/armutsrisiko-von-alleinerziehenden-verharrt-auf-hohem-niveau#link-tab-201378-10 Zugriff 20.2.2024

Beyer, Kathrin (2000) *Esssucht ist weiblich. Über die gesellschaftliche Konstruktion weiblicher Konfliktlösungsstrategien.* Hannover: R.T. Verlag

Bilden, Helga (Hg.) (1992) *Das Frauentherapie Handbuch.* München: Frauenoffensive

Bratman, Steven (2017) Orthorexia vs. theories of healthy eating. *Eat Weight Disord* 22, S 381–385 https://doi.org/10.1007/s40519-017-0417-6

von Braun, Christina (1990) *Nicht Ich. Logik, Lüge, Libido.* Frankfurt/Main: Verlag Neue Kritik

von Braun, Christina (1995) „Frauenkrankheiten" als Spiegelbild der Geschichte. In Akashe-Böhme, Farideh (Hg.) *Von der Auffälligkeit des Leibes,* S 98–129. Frankfurt/M.: Suhrkamp

Bruch, Hilde (1982 und unveränderte weitere Auflagen) *Der goldene Käfig. Das Rätsel der Magersucht.* Frankfurt: S. Fischer Taschenbuch

Bruch, Hilde (1984) Magersucht. In: Schwarzer, Alice (Hg.) *Durch dick und dünn.* Köln: Emma-Frauenverlag

Bruch, Hilde (1990) *Das verhungerte Selbst: Gespräche mit Magersüchtigen.* Frankfurt: S. Fischer Taschenbuch

Bruch, Hilde (1991) *Essstörungen: Zur Psychologie und Therapie von Übergewicht und Magersucht.* Frankfurt: S. Fischer Taschenbuch

Brun, Isabel; Russell-Mayhew, Shelley; Mudry, Tanya (2020) Last Word: Ending the intergenerational transmission of body dissatisfaction and disordered eating: a call to investigate the mother-daughter relationship. *Eating Disorders*, 29(6), S 591–598 https://doi.org/10.1080/10640266.2020.1712635

Buchholz, Daniel (2019) Kultursensible Ernährung: religiöse Speisevorschriften. In: Weimann, Arved; Schütz, Tatjana; Ohlrich, Sabine (Hg.) *Ernährungsmedizin, Ernährungsmanagement, Ernährungstherapie.* Landsberg: Ecomed-stork Gmbh

Bundesinstitut für Arzneimittel und Medizinprodukte (o.J.) *ICD 11 in Deutsch Entwurfsfassung* Internet: https://www.bfarm.de/DE/Kodiersysteme/_FAQ/ICD-11/faq-liste.html?cms_fid=845432 Zugriff 20.2.2024

Bundesinstitut für Arzneimittel und Medizinprodukte (o.J.) *ICD 11 in Deutsch Entwurfsfassung* Internet: https://www.bfarm.de/DE/Kodiersysteme/Klassifikationen/ICD/ICD-11/uebersetzung/_node.html Zugriff 20.2.2024

Bundesministerium für Soziales, Gesundheit, Pflege und Konsumentenschutz (Hg.) (2022) *Childhood Obesity Surveillance Initiative (COSI), Bericht Österreich 2020.* Wien: Eigenverlag.

Bundesministerium für Soziales, Gesundheit, Pflege und Konsumentenschutz (2023): Inanspruchnahme des Pensionssplittings 2021 Internet: https://www.parlament.gv.at/dokument/XXVII/AB/10865/imfname_1463065.pdf Zugriff am 11.8.2023

Bundeszentrale für gesundheitliche Aufklärung (2010) *Essstörungen. Leitfaden für Eltern, Angehörige und Lehrkräfte.* https://www.uni-wuerzburg.de/fileadmin/32500600/Broschueren/Essstoerungen_Leitfaden.pdf Zugriff 1.11.2023

Bundeszentrale für gesundheitliche Aufklärung (2021) *Essstörungen – eine Orientierung für Eltern, nahestehende Personen, pädagogische und psychosoziale Fachkräfte.* Internet https://shop.bzga.de/essstoerungen-eine-orientierung-fuer-eltern-nahestehende-personen-35231400/ Zugriff am 29.12.2023

Bundeszentrale für gesundheitliche Aufklärung (o.J.a) *Was sind Essstörungen? Wie häufig sind Essstörungen?* Internet https://www.bzga-essstoerungen.de/was-sind-essstoerungen/wie-haeufig-sind-essstoerungen/ Zugriff 4.8.2023

Bundeszentrale für gesundheitliche Aufklärung (o.J.b) *Was können Angehörige und andere tun?* https://www.bzga-essstoerungen.de/hilfe-finden/weitere-hilfestellungen/was-koennen-angehoerige-andere-tun/ Zugriff 25.12.2023

Bundzentrale für gesundheitleiche Aufklärung o.J.c Wie häufig sind Essstörungen. Internet: https://www.bzga-essstoerungen.de/was-sindessstoerungen/wie-haeufig-sind-essstoerungen/ Zugriff am 5.8.2024

Burkart, Günter (2007) Das modernisierte Patriarchat: Neue Väter und alte Probleme. WestEnd. *Neue Zeitschrift für Sozialforschung* 4, S 82–91

Castellini, Giovanni; Lelli, Lorenzo; Ricca, Valdo; Maggi, Mario (2016) Sexuality in eating disorders patients: etiological factors, sexual dysfunction and identity issues. A systematic review. *Hormone Molecular Biology and Clinical Investigation,* 25(2), S 71–90 https://doi.org/10.1515/hmbci-2015-0055

Chodorow, Nancy J. (Erstauflage 1978, 2000) *Die Macht der Gefühle. Subjekt und Bedeutung in Psychoanalyse*. Stuttgart: Kohlhammer

Cohen, Rachel; Newton-John, Toby; Slater, Amy (2021) The case for body positivity on social media: Perspectives on current advances and future directions. In: *Journal of Health Psychology*. 26(13), S. 2365–2373, https://doi.org/10.1177/1359105320912450

Cortés-García, Laura; Takkouche, Bahi; Seoane, Gloria; Senra, Carmen (2019) Mediators linking insecure attachment to eating symptoms: A systematic review and meta-analysis. PLoS ONE 14(3), https://doi.org/10.1371/journal.pone.0213099

Cubasch-König, Cornelia; Jobst, Angelika; Böckle, Markus (Hg.) (2023) *Kreative Medien in der Psychotherapie. Perspektiven für die Praxis.* Göttingen: Vandehoeck & Ruprecht

Culbert, Kristen M.; Racine, Sarah E.; Klump Kelly L. (2015) Research Review: What we have learned about the causes of eating disorders–a synthesis of sociocultural, psychological, and biological research." *Journal of Child Psychology and Psychiatry* 56(11) S 1141–1164 https://doi.org/10.1111/jcpp.12441

Dean, Liz; Chrchill, Brendan; Ruppanner Leah (2021) The mental load: building a deeper theoretical understanding of how cognitive and emotional labor overload women and mothers community, *Work & Family* 25(1), S 13–29, https://doi.org/10.1080/13668803.2021.2002813

De Beer, Zach; Wren, Bernadette (2012) Eating disorders in males. In: Fox, John, R; Goss, Ken P. (Hg.) *Eating and its disorders*. Wiley online library https://doi.org/10.1002/9781118328910.ch27

Dechene, Markus (2008) Essstörungen bei Männern. *Blickpunkt der Mann* 6 (3), S 20–22 https://www.kup.at/kup/pdf/7322.pdf Zugriff 20.2.2024

Donath, Orna (2015) Regretting Motherhood: A sociopolitical analysis. In: *Signs: Journal of Women in Culture and Society* 2015 40(2), S 343–367 https://doi.org/10.1086/678145

Döring, Nicola (2023) Jenseits von Alpha Males und Insta Girls – Wie vielfältig sind Geschlechterbilder in Sozialen Medien? *BzKJAKTUELL 3/2023*, S 11–17. Link to journal Zugriff 26.12.2023

Douglas, Mary (1985) *Reinheit und Gefährdung: Eine Studie zu Vorstellungen von Verunreinigung und Tabu*. Berlin: Reimer

Dove (2016) *Lehrmaterialien: Schulworkshop zur Entwicklung eines positiven Körpergefühls – Fünf Sessions*. https://www.dove.com/dach/dove-self-esteem-project/school-workshops-on-body-image-confident-me/self-esteem-school-resources-confident-me-five-sessions.html Zugriff 20.02.2024

Dreas, Susanne A. (2019) Zum Verhältnis von Gender und Care oder: Warum ist Sorgearbeit weiblich? In: Kolhoff, L. (Hg.) *Aktuelle Diskurse in der Sozialwirtschaft II. Perspektiven Sozialwirtschaft und Sozialmanagement*. Springer VS, Wiesbaden, S 223–239 https://doi.org/10.1007/978-3-658-25915-0_12

Eddy Kamryn T.; Hennessey Moira; Thompson-Brenner Heather (2007) Eating pathology in east african women: the role of media exposure and globalization. *Journal of Nerv Mental Diseases, 195*(3), S 196–202 https://doi.org/10.1097/01.nmd.0000243922.49394.7d

Ehrlich, Stefan (2021) Anorexia nervosa im Kindes- und Jugendalter. *Monatsschrift Kinderheilkunde 169*, S 473–483. https://doi.org/10.1007/s00112-021-01144-6

Eichenbaum, Luise & Orbach, Susie (1984) *Feministische Psychotherapie auf der Suche nach einem neuen Selbstverständnis der Frau*. München: Frauenoffensive (engl. Orig.: Outside in .... Inside out: Women's psychology: A feminist psychoanalytic approach 1982)

Eichenbaum, Luise & Orbach, Susie (1993) *What do Women want? Exploding the myth of dependency*. New York: Berkley Books

Eliot, Lise (2010) *Wie verschieden sind sie? Die Gehirnentwicklung bei Mädchen und Jungen*. Berlin: Berlin-Verlag

Engel, Gisela & Scholz, Susanne (Hg.) (2008) Essenskulturen. *Beiträge zur Rechts-, Gesellschafts- und Kulturkritik* Bd. 8. Berlin: Trafo Verlag

Ernst, Sheila & Goodison, Lucy (1981) *In our own hands. A women´s book of self-help therapy*. London: Penguin Publishing Group

Evers-Wölk, Michaela; Opielka, Michael; Sonk, Mattias. (2019 2. Aufl.) *Neue elektronische Medien und Suchtverhalten: Forschungsbefunde und politische Handlungsoptionen zur Mediensucht bei Kindern, Jugendlichen und Erwachsenen. Baden-Baden.* Nomos Verlagsgesellschaft

Faude, Oliver & Urhausen, Axel (2023) Sportmedizinische Grundlagen: Überbeanspruchung, Übertraining und Übertrainingssyndrom, Erholung und Erholungsfähigkeit. Güllich, Arne; Krüger, Michael. (Hg.) *Bewegung, Training, Leistung und Gesundheit*, S 609–626. Berlin: Springer Spektrum

Feldman Matthew, B. & Meyer Ilan, H. (2007) Eating disorders in diverse lesbian, gay, and bisexual populations. *International Journal of Eating Disorders 40*(3), S 218–226 https://doi.org/10.1002/eat.20360

Fernandez-Lopez, Laura; Schonard, Martina (2022) An ambitious future for Europe's women after COVID-19: mental load, gender equality in teleworking and unpaid care work after the pandemic. *European Parlament* Internet: http://www.europarl.europa.eu/supporting-analyses Zugriff 11.8.2023

Fichter, Manfred & Krenn, Heidelinde (2005 2nd ed.) Eating disorders in males. In: Treasure, Janet; Schmidt, Ulrike; Van Furth, Eric (Hg.) *Handbook of Eating Disorders,* S 369–383. Hoboken NJ: Wiley

Flaake, Karin (2000) Weibliche Adoleszenz und Körperlichkeit. In: Plebuch-Tiefenbacher, Lore; Rodrian-Pfennig, Margit; Heitz, Sylvia (Hg.): *Geschlechterfrage in der Schule. Wie wird (Zwei-)Geschlechtlichkeit gelebt*? (Weinheim: Deutscher Studien Verlag, 2000), 59–72. https://doi.org/10.25595/390.

Flaake, Karin (2002) Körperlichkeit, Sexualität und Geschlecht. In: *Körper und Geschlecht. Studien interdisziplinäre Geschlechterforschung*, Bd. 1, S 15–29. Wiesbaden: VS Verlag https://doi.org/10.1007/978-3-322-95051-2_2

Flaake, Karin & King, Vera (2003) (Hg.) *Weibliche Adoleszenz. Zur Sozialisation junger Frauen*. Weinheim: Beltz

Flaake, Karin. (2005) Carol Gilligan: Die andere Stimme. In: Löw, Martina & Mathes, Bettina (Hg.) *Schlüsselwerke der Geschlechterforschung*. Wiesbaden: VS Verlag, S 158–175. https://doi.org/10.1007/978-3-322-80445-7_10

Flaake, Karin (2012) Veränderte Identifizierung und Geschlechterbilder: Adoleszente Entwicklung junger Frauen in Familien mit neuen Vätern und berufstätigen Müttern. In: Bründel, Peter; King, Vera (Hg.). *Adoleszenz: gelingende und misslingende Transformationen,* S 71–90. Frankfurt/M.: Brandes & Apel

Flaig, Maria & Valentin-Mousli, Bernadette. (1998) Begegnungen auf dem Weg zu weiblicher Freiheit

Über Feminismus und Gestalttherapie. *Gestaltkritik* 1998(2) http://www.gestalt.de/feminismus.html Zugriff 13.8.2023

Flassbeck, Jens. (2010) *Diagnose, Ursachen und Therapie für Angehörige von Suchtkranken.* Stuttgart: Klett-Cotta

Frankfurter Zentrum für Essstörungen. (Hg.) (1999) *Ambulante psychotherapeutische Behandlung im Frankfurter Zentrum für Ess-Störungen: Ergebnisse einer schriftlichen Befragung von Klientinnen und Therapeutinnen zu spezifischen Themenschwerpunkten und Veränderungen im Rahmen des Therapieprozesses.* Schriftenreihe Band 4. Frankfurt: Eigenverlag

Frauen beraten Frauen (Hg.) (2010) *In Anerkennung der Differenz.* Gießen: Psychosozial Verlag

Frewer, Andrea; Sieper, Johanna; Petzold, Hilarion (2004) Integrative Therapie und Arbeit mit kreativen Medien in Gruppen für Mädchen und junge Frauen mit Essstörungen. FPI Publikationen *Polyloge.* https://www.fpi-publikation.de/textarchiv-petzold/frewer-a-sieper-j-petzold-h-g-2004-integrative-therapie-und-arbeit-mit-kreativen-medien-in-gruppen-fuer-maedchen-und-junge-frauen-mit-ess-stoerungen/ Zugriff 20.2.2024

Friday, Nancy (1994) *Wie meine Mutter.* Frankfurt/Main: Fischer-Taschenbuch-Verlag

Frühmann, Renate (2019) *Gemeinsam statt einsam. Grundlagen der Integrativen Gruppentherapie*. Kröning: Asanger

Fuchs, Thomas (2015) Körper haben oder Leib sein. In: *Gesprächspsychotherapie und Personzentrierte Beratung 2015*/3, S 147–153 https://www.researchgate.net/publication/292964088_Korper_haben_oder_Leib_sein Zugriff 23.1.2023

Fumi, Markus & Fichter, Manfred M. (2005) Der schwierige Fall und Fallstricke. Spezifische Probleme in der Behandlung von Essstörungen. *Psychotherapie 10. Jahrg. 10*(1), S 98–105 https://sbt-in-berlin.de/cip-medien/2005-1-11-FUMI_.pdf Zugriff 18.1.2024

Gerlinghoff, Monika & Backmund, Herbert (2016) *Is(s) was? Diagnostik, Therapieformen, Therapieerleben.* Weinheim: Beltz

Gilligan, Carol (1984) *Die andere Stimme. Lebenskonflikte und Moral der Frau*, München: Piper

Gildemeister, Renate (2008) Doing Gender: Soziale Praktiken der Geschlechterunterscheidung. In: Becker, Renate; Kortendiek, Beate (Hg.) *Handbuch Frauen- und Geschlechterforschung,* S 137–145 Wiesbaden: VS Verlag für Sozialwissenschaften. https://doi.org/10.1007/978-3-531-91972-0_17

Görtler, Birgit (2012) Schönheit und Weiblichkeit – eine geschlechtsspezifische Betrachtung der sozialen Ungleichheitswirkung von physischer Schönheit. In: „*Bei mir bist Du schön…*". Feministisches Forum – Hamburger Texte zur Frauenforschung, Vol 4. Herbolzheim: Centaurus Verlag & Media https://doi.org/10.1007/978-3-86226-981-5_1

Grabhorn, Ralph; Köpp, Werner; Gitzinger, Inez; von Wietersheim, Jörn; Kaufhold, Johannes (2003) Unterschiede zwischen weiblichen und männlichen Patienten mit einer Essstörung. *Psychotherapie Psychosomatik Medizinische Psychologie, 53*(01), S 15–22 https://doi.org/10.1055/s-2003-36479

Gradl-Dietsch, Gertraud; Herpertz-Dahlmann, Beate; Degenhardt, Franziska; Hebebrand, Johannes (2020) ICD-11-Sonderserie: Fütter- und Essstörungen in der ICD-11. In: *Zeitschrift für Kinder- und Jugendpsychiatrie und Psychotherapie 49*(6). https://doi.org/10.1024/1422-4917/a000772

Griffin, Campbell (2021) *Effects of gender, race and age matching on client ratings of the therapeutic alliance*. Scripps Senior Theses. 1756 https://scholarship.claremont.edu/scripps_theses/1756 Zugriff am 14.2.2023

Greber-Bretscher, Franziska; von Albertini, Ursina; Eberle Susanne (1998) Feminismus und Gestalttherapie/Integrative Therapie. In: Petzold, Hilarion G. *Identität und Genderfragen in Psychotherapie. Soziotherapie und Gesundheitsförderung. Sonderausgabe von Gestalt und Integration* 2/1996–2 Bd.2, S 248–264 Düsseldorf: FPI-Publikationen

Grossmann, Karin & Grossmann, Klaus E. (2023) Bindungen – das Gefüge psychischer Sicherheit. Stuttgart: Klett Cotta

Habermas, Tilman (1992) Historical continuities and discontinuities between religious and medical interpretations of extreme fasting: The background to Giovanni Brugnoli's description of two cases of anorexia nervosa in 1875. *History of Psychiatry, 3,* S 431–455

Habermas, Tilmann (1994) Zur Geschichte der Magersucht: Eine medizinpsychologische Rekonstruktion. Frankfurt: Fischer Taschenbuch

Häffner, Laura & Erbas, Beate (2022 2. Aufl.) Informationspapier Essstörungen. Bayerische Akademie für Sucht- und Gesundheitsfragen, https://www.bas-muenchen.de/publikationen/informationspapiere/ Zugriff 20.2.2024

Häffner, Laura & Erbas Beate (2022 2. Aufl.) Informationspapier Essstörungen. Internet: https://www.basmuenchen.de/fileadmin/documents/pdf/Publikationen/Papiere/BAS_

UG_Informationspapier_Essst%C3%B6rungen_M%C3%A4rz_2022.pdf. Zugriff am 5.8.2024

Hager, Mariella (2006) *Kinderwunschlos glücklich? Gewollt kinderlose Akademikerinnen.* Wien: Lit Verlag

Hagemann-White, Carol (2003) Berufsfindung und Lebensperspektive in der weiblichen Adoleszenz. In: Flaake, Karin, King, Vera (Hg.) *Weibliche Adoleszenz. Zur Sozialisation junger Frauen,* S 64–83. Weinheim: Beltz

Halioua, Robin; Deutschmann, Markus; Vetter, Stefan; Jäger, Matthias; Seifritz, Erich; Claussen, Malte Christian (2019) *Muskeldysmorphie.* Zurich Open Repository and Archive, University of Zürich https://doi.org/10.5167/uzh-213280

Haller, Susanne (2006) Sexuelle Kindesmisshandlung und Ess-Störung. In: Feistner, Renate (Hg.) *Ambulante Therapie von Essstörungen. Therapeutinnen und Betroffene berichten über neue Behandlungsmethoden,* S 50–98. Geesthacht: Neuland

Hamburger Arbeitskreis für Psychoanalyse und Feminismus (Hg.) (2002) *Evas Biss. Weibliche Aggressivität und ihre Wirklichkeiten.* Gießen: Psychosozial Verlag

Hart, Ellen; Tan, Cin Cin; Chow, Cong Man (2020) Anti-fat attitudes and dietary restraint within mother-daughter dyads: An Actor-Partner Interdependence Model (APIM) analysis. *Eating and Weight Disorders – Studies on Anorexia, Bulimia and Obesity* 26, S 1417–1426 https://doi.org/10.1007/s40519-020-00949-w

Hauck-Mulaibisevic, Teresa (2020) Grenzen verbinden uns: Sichtweise zum Thema „Grenzen setzen", Abgrenzen" und „Angrenzen" in der therapeutischen Beziehung in der Integrativen Therapie. Masterthesis Psychotherapie – Integrative Therapie an der Donau Universität Krems http://webthesis.donau-uni.ac.at/thesen/200820.pdf

Heedt, Thorsten (2021) *Essstörungen. Das Kurzlehrbuch.* Stuttgart: Schattauer

Herpertz, Stephan; De Zwaan, Martina; Zipfel, Stephan. (2015 2. Aufl.). *Handbuch Essstörungen und Adipositas.* Wiesbaden: Springer

Herpertz, Stephan; Fichter, Manfred; Herpertz-Dahlmann, Beate; Hilbert, Anja; Tuschen-Caffier, Brunna; Vocks, Silja; Zeeck Almut. (2018) S3-Leitlinie Diagnostik und Behandlung der Essstörungen https://doi.org/10.1007/978-3-662-59606-7_7

Herpertz-Dahlmann, Beate; Seitz, Jochen; Dahmen, Brigitte (2022) Anorexia nervosa – Eine metabolisch-psychiatrische Erkrankung? Neue Impulse für alternative Therapieansätze *Nervenheilkunde* 41(05), S 320–325 https://doi.org/10.1055/a-1755-7554

Hill, Andrew (2004) Does dieting make you fat? *British Journal of Nutrition* 92 Supplement 1, S 15–18 https://doi.org/10.1079/bjn20041135

Hillege, Sharon; Beale, Barbara; McMaster, Rose (2006) Impact of eating disorders on family life: Individual parents' stories. *Journal of Clinical Nursing, 15*(8), S 1016–1022 https://doi.org/10.1111/j.1365-2702.2006.01367.x

Hintenberger, Gerhard (2016) Wie integriert die Integrative Therapie? In: Gahleitner, Silke; Hintenberger, Gerhard; Kreiner, Barbara; Pieh, Christoph; Reichel, René (Hg). *Integrative Entwicklungen. Das biopsychosoziale Leibkonzept in Theorie und Praxis,* S 73–83. Wien: facultas

Hoek, Hans W.; van Harten, Peter N.; Hermans, Karin M.; Katzman, Melanie A.; Matroos, Glenn E.; Susser, Ezra S. (2005) The incidence of anorexia nervosa on Curacao. *American Journal of Psychiatry. 162*, S 748–752 https://doi.org/10.1176/appi.ajp.162.4.748

Hofer-Moser, Otto (2018) *Leibtherapie. Eine neue Perspektive auf Körper und Seele.* Gießen: Psychosozial Verlag

Höfner, Claudia & Schigl, Brigitte (2012) Geschlecht und Identität. Implikationen für Beratung und

Psychotherapie – gendertheoretische Perspektiven. In: Petzold, Hilarion, G. (Hg.) *Identität Ein Kernthema moderner Psychotherapie – interdisziplinäre Perspektiven,* S 127–156. Wiesbaden: VS Verlag

Huber, Michaela (2010, 4. Aufl.). *Der innere Garten. Ein achtsamer Weg zur persönlichen Veränderung.* Paderborn: Junfermann Verlag

Huckins, Laura M.; Hatzikotoulas, Konstaninos; Southam, Lenny et al. (2018) Investigation of common, low-frequency and rare genome-wide variation in anorexia nervosa. *Mol Psychiatry* 23, S 1169–1180 https://doi.org/10.1038/mp.2017.88

Inglehart, Roland (2016) Gender, aging, and subjective well-being. In: *International Journal of Comparative Sociology, 43*(3–5), S 391–408 https://doi.org/10.1177/002071520204300309

Jackson, Debrah & Mannix, Judy (2004) Giving voice to the burden of blame: A feminist study of mothers' experiences of mother blaming. *International Journal of Nursing Practice. 10*(4), S 150–158 https://doi.org/10.1111/j.1440-172X.2004.00474.x

Jacobi, Corinna; Paul, Thomas; De Zwaan, Martina; Nutzinger, Detlef O.; Rustenbach, Stephan J.; Dahme, Bernhard (2003) Wie spezifisch sind Beeinträchtigungen des Selbstkonzepts bei Essstörungen? *Zeitschrift für Psychologie und Psychotherapie, 32*(1), S 31–40 https://doi.org/10.1026/1616-3443.32.1.31

Jacobi, Corinna & Neubert, Stefan. (2005) Psychosoziale Risikofaktoren und aufrechterhaltende Bedingungen von Essstörungen. Ein Überblick über den aktuellen Forschungsstand. Psychotherapie Jg.10, Heft 1, S 73–86 https://www.yumpu.com/de/document/view/6341895/psychosoziale-risikofaktoren-und-aufrecht-centrum-fur-integrative- Zugriff 20.2.2024

Jaite, Charlotte; Salbach, Harriet; Jacobi, Corinna (2021). *Anorexia und Bulimia im Jugendalter. Kognitiv-verhaltenstherapeutisches Bahandlungsmanual* (2., überarb. Aufl.). Weinheim: Beltz.

Jones, Bethany A.; Haycraft, Emma; Murjan, Sarah; Arcelus, Jon (2016) Body dissatisfaction and disordered eating in trans people: A systematic review of the literature. *International Review of Psychiatry, 28*(1), S 81–94 https://doi.org/10.3109/09540261.2015.1089217

Jordan, Judith V.; Kaplan, Alexandra G.; Baker Miller, Jean; Stover, Irene P.; Surrey, Janet L. (1991) *Women's growth in connection: Writings from the Stone Center.* New York: The Guilford Press

Kaman, Anne; Napp, Ann-Kathrin; Gilbert, Martha; Herpertz-Dahlmann, Beate; Ravens-Sieberer, Ulrike (2022) Essstörungen bei Kindern und Jugendlichen – Ergebnisse der BELLA-Kohortenstudie. *PiD – Psychotherapie im Dialog; 23*(01), S 77–80 https://doi.org/10.1055/a-1584-3888

von Kardorff, Ernst & Olbrecht, Heike (2007) Essstörungen im Jugendalter: eine Reaktionsform auf gesellschaftlichen Wandel. *Diskurs Kindheits- und Jugendforschung / Discourse. Journal of Childhood and Adolescence Research,* 2(2), S 155–168. https://nbn-resolving.org/urn:nbn:de:0168-ssoar-212028 Zugriff 20.2.2024

Karmasin Motivforschung im Auftrag des Wiener Programms für Frauengesundheit (2008) *Körperbilder – Einstellung zu Schönheitsoperationen und Wahrnehmung des eigenen Körpers*. Wien: Eigenverlag. www.frauengesundheit-wien.at Zugriff 3.2.2023

Karwautz, Andreas & Wagner, Gudrun (2008) Prävention von Essstörungen. In: Herpertz, Stephan; de Zwaan, Martina; Zipfel, Stephan (Hg.) *Handbuch Essstörungen und Adipositas,* S 170–175. Berlin: Springer https://doi.org/10.1007/978-3-540-76882-1_28

Karwautz, Andreas & Wagner Gudrun (2014) DFP: Essstörungen. *Österreichische Gesellschaft für Neuropsychopharmakologie und Biologische Psychiatrie*. https://oegpb.at/2014/12/16/dfp-essstoerungen/ Zugriff 20.2.2024

Kast, Verena (2020) *Väter-Tochter. Mütter-Söhne. Wege zur eigenen Identität aus Vater- und Mutterkomplexen*. Stuttgart. Kreuz Verlag

Kaufmännische Krankenkasse KKH (2023) Massiver Anstieg von Essstörungen bei jungen Frauen. Internet https://www.kkh.de/presse/pressemeldungen/essstoerungenjugendliche Zugriff 20.2.2024

Keppler, Cordula (1995) Bulimie: Wenn Körper und Nahrung die Mutter ersetzen. Solothurn, Düsseldorf: Walter Verlag

Klessmann, Edda & Klessmann, Horst A. (1990) *Heiliges Fasten – heilloses Fressen*. Bern: Verlag Hans Huber

Kern, Sabine (2013) Der Einsatz von Soziometrie in psychodramatischen Jahresgruppen.
In: Stadler, Christa (Hg.) *Soziometrie. Messungen, Darstellungen, Analysen und Interventionen in sozialen Bereichen,* S 121–148. Wiesbaden: Springer

Kern, Sabine & Spitzer-Prochazka, Sabine (Hg.) (2016) *Doing Gender.* Konzepte für ein geschlechtergerechtes Psychodrama. Wiesbaden: Springer

Keski-Rahkonen, Anna; Hoek, Hans W.; Susser, Ezra S.; Linna, Milla S.; Sihvola, Elina; Raevuori, Anu Bulik, Cynthia M.; Kaprio, Jaakko; Rissanen, Aila (2007) Epidemiology and course of anorexia nervosa in the community. *American Journal of Psychiatry 164*(8), S 1259–1265. https://doi.org/10.1176/appi.ajp.2007.06081388

Kluckner, Viktoria J. (2007) *Emotionen – Erleben und Regulation durch das Essverhalten bei Anorexia & Bulimia nervosa*. Dissertation an der Fakultät für Psychologie und Sportwissenschaften der Leopold-Franzens-Universität Innsbruck

König, Oliver (2012) Gruppendynamische Grundlagen. In: Strauß, Bernhard; Mattke, Dankwart *Gruppenpsychotherapie. Lehrbuch für die Praxis,* S 21–36. Heidelberg: Springer

Kopala, Mary & Keitel, Merle (Hg.) (2003) *Handbook of Counselling Women*. Thousand Oaks: Sage

Korte, Alexander & Wagner, Adelheid (2020) *Diagnostik und Therapie der Essstörungen. Anorexie, Bulimie, Binge-Eating-Störu*ng. CME Fortbildung 17 (4), S 51–63 Springer Medizin Verlag https://doi.org/10.1007/s11298-020-7922-z

Kortendieck, Beate; Lange, Ute; Ullrich, Charlotte (Hg.) (2017) Schwangerschaft, Geburt und Säuglingszeit: Zwischen individueller Gestaltung, gesellschaftlichen Normierungen und professionellen Ansprüchen. Schwerpunktheft *Gender* 06/2017 Jg. 9, Nr. 2–2017

Kosack, Godula (2002) *Regel-lose Frauen: Wechseljahre im Kulturvergleich*. Sulzbach: Ulrike Helmer Verlag

Kumnig, Martin (2005) *Körperwelten von essgestörten Patientinnen*. Dissertation an der Fakultät für Kulturwissenschaften, Institut für Psychologie der Universität Klagenfurt

Kunstleben Claudia; Kunstleben, Wanja (2010) Integrative Therapie auf der inneren Bühne – Intermediäre Arbeit mit inneren Anteilen. Materialien zu „Klinischer Wissenschaft". *Polyloge Materialien aus der Europäischen Akademie für psychosoziale Gesundheit* 02/2010 https://www.fpi-publikation.de/downloads/?doc=polyloge_kunstleben_inneren-buehne_02-2010.pdf Zugriff 20.2.2024

Lamb, Sharon (2009) Media Effects and the Sexualization of Girls. *Sex Roles* 60, S 439–441. https://doi.org/10.1007/s11199-008-9536-x

Langsdorff, Maja (2002) *Die heimliche Sucht, unheimlich zu essen: Bulimie – Verstehen und heilen*. Frankfurt: Fischer Taschenbuch

Langer, Michaela & Wimmer-Puchinger, Beate (2010) (Alp-)Traumkörper. Prävention von Essstörungen. *Jatros. Fachzeitschrift für Neurologie und Psychiatrie*, 5, S 28–30.

Larrabee, Mary Jane (2000) Autonomy and Connectedness. In: Fisher, Linda; Embree, Lester (Hg.) *Feminist Phenomenology. Contributions to Phenomenology,* vol 40, S 267–292. https://doi.org/10.1007/978-94-015-9488-2_15

Lautenbach, Anne & Aberle, Jens (2019) Epidemiologie, Prävention und Therapie der Adipositas. *Diabetologe 15*, S 392–399. https://doi.org/10.1007/s11428-019-0486-4

Lavender, Jason M.; Brown, Tiffany A.; Murray, Stuart B. (2017) Men, muscles, and eating disorders: an overview of traditional and muscularity-oriented disordered eating. *Current Psychiatry Reports 19*, 32. https://doi.org/10.1007/s11920-017-0787-5

Lechner, Elisabeth (2022 2. Aufl.) *Riot, don't diet. Aufstand der widerspenstigen Körper*. Wien: Kremayr & Scheriau

Lee, Sangyup Y. (2014) How do people compare themselves with others on social network sites? The case of Facebook. *Computers in Human Behavior*, 32, S 253–260 https://doi.org/10.1016/j.chb.2013.12.009

Lee, Eunjung; Greenblatt, Andrea; Hu, Ran (2021) A knowledge synthesis of cross-cultural psychotherapy research: A critical review. *Journal of Cross-Cultural Psychology 52*(6), S 511–532 https://doi.org/10.1177/00220221211028911

Leitner, Anton & Höfner, Claudia (2020 2. Aufl.) *Handbuch der Integrativen Therapie*. Berlin: Springer

Lerch, Leonore (2019) Psychotherapie im Kontext von Differenz, (Macht)Ungleichheit und globaler Verantwortung. *Psychotherapieforum* 23, S 51–58. https://doi.org/10.1007/s00729-019-0117-y

MaLisa Stiftung (2019) *Weibliche Selbstinszenierung in den neuen Medien. Ergebnisse einer Studienreihe*. Eigenverlag. https://malisastiftung.org/weibliche-selbstinszenierung-in-den-neuen-medien/ Zugriff 24.2.2024

Mangweth-Matzek, Barbara (2022) Herausforderung Gender und Essstörungen: Essstörung ist nicht (nur) weiblich *Psychotherapie im Dialog*. 23(01), S 34 – 37 https://doi.org/10.1055/a-1477-11100

Mangweth-Matzek, Barbara; Rupp Claudia I.; Vedova, Sophia; Dunst, Vanessa; Hennecke, Philine; Daniaux, Martin; Pope Harrison, G. (2021) Disorders of eating and body image during the menopausal transition: associations with menopausal stage and with menopausal symptomatology. Eat Weight Disord. https://doi.org/10.1007/s40519-021-01141-4

McBride, Hillary (2017) Feministische Therapie: Wenn unsere Sexualität durch Trauma und Misogynie geformt ist, wie können wir unsere Körper und unseren Geist zurückgewinnen? https://kritischeperspektive.com/kp/2017-05-feministische-therapie-wenn-unsere-sexualitat-durch-trauma-und-misogynie-geformt-ist-wie-konnen-wir-unsere-korper-und-unseren-geist-zuruckgewinnen/ Zugriff 20.2.2024

Meier-Gräwe, Uta (2015) Die Arbeit des Alltags – Warum wir sie gesellschaftlich neu organisieren und geschlechtergerecht verteilen müssen. In: Meier-Gräwe, Uta. (Hg.) *Die Arbeit des Alltags*. Springer VS, Wiesbaden, S 1–36 https://doi.org/10.1007/978-3-658-07376-3_1

van Mens-Verhulst, Janneke; Schreurs, Karlein; Woertman, Liesbeth; Holler, Petra (Hg.) (1996) Töchter und Mütter: Weibliche Identität, Sexualität und Individualität. Stuttgart: Kohlhammer

Meuser, Michael (2014) Körperarbeit – Fitness, Gesundheit, Schönheit. In: Bellebaum, Alfred; Hettlage, Robert (Hg.) *Unser Alltag ist voll von Gesellschaft*. Wiesbaden: Springer VS https://doi.org/10.1007/978-3-531-19134-8_5

Mitscherlich-Nielsen, Margarete (1978) Zur Psychoanalyse der Weiblichkeit. In: *psyche 32*(8), S 669–694

Moreno, Adyss & Thelen, Marc (1993) Parental factors related to bulimia nervosa. *Addictive Behaviors, 18*(6), S 681–689 https://doi.org/10.1016/0306-4603(93)90021-Z

Morgan, John F.; Reid, Fiona; Lacey, Hubert J. (2000) The SCOFF questionnaire. A new screening tool for eating disorders *West J Med. 172*(3), S 164–165 https://doi.org/10.1136/ewjm.172.3.164

Nagl, Michaela; Jacobi, Corinna; Paul, Martin; Beesdo-Baum, Katja; Höfler, Michael; Lieb, Roselind; Wittchen Hans-Ulrich (2016) Prevalence, incidence, and natural course of anorexia and bulimia nervosa among adolescents and young adults. *European Child & Adolescent Psychiatry, 25*(8), S 903–918. https://doi.org/10.1007/s00787-015-0808-z

Nipperdey, Justus & Reinholdt Katharina (Hg.) (2016) *Essen und Trinken in der Europäischen* Kulturgeschichte. Berlin: Lit Verlag

Njenga, Frank G. & Kangethe , Rachek Njeri (2004) Anorexia nervosa in Kenya. *East African Medical Journal, 81*(4). https://doi.org/10.4314/eamj.v81i4.9153

Nesi, Jacqueline; Prinstein Mitchell J. (2015) Using social media for social comparison and feedback-seeking: Gender and popularity moderate associations with depressive symptoms. *Journal of Abnorm Child Psychol. 43*(8), S 1427–1438. https://doi.org/10.1007/s10802-015-0020-0

Nutrition Hub & Bundesanstalt für Landwirtschaft und Ernährung (Hg.) (2022) *Trendreport Ernährung 2022*. Eigenverlag. https://www.nutrition-hub.de/post/trendreport-ernaehrung-10-top-ernaehrungstrends-2022 Zugriff 20.2.2024

Ogrodniczuk, John & Staats, Hermann (2002) Psychotherapie und Geschlechtszugehörigkeit: Brauchen Männer und Frauen unterschiedliche Behandlungen? *Zeitschrift für Psychosomatische Medizin und Psychotherapie 48*(3) https://doi.org/10.13109/zptm.2002.48.3.270

Olivier, Christiane (1989, div. Neuauflagen) *Jokastes Kinder. Die Psyche der Frau im Schatten der Mutter*. München: dtv

Orbach, Susie (1978) *Fat is a feminist issue: The anti-diet guide to permanent weight loss.* New York: Paddington Press

Orbach, Susie (1979) *Anti-Diätbuch. Über die Psychologie der Dickleibigkeit, die Ursachen von Eßsucht*. München: Verlag Frauenoffensive

Orbach, Susie (1984) *Antidiätbuch II. Eine praktische Anleitung zur Überwindung von Esssucht*. München: Verlag Frauenoffensive

Orbach, Susie. (2001*) Intime Beziehungen, schwierige Gefühle. Was passiert wirklich in der Therapie*. München: Verlag Frauenoffensive.

Orbach, Susie (2003) *Lob des Essens*. München: Goldmann Verlag

Orbach, Susie (2010) *Bodies. Schlachtfelder der Schönheit.* Zürich: Arche Verlag

Orbach, Susie. (2021 2. Aufl.) *Bodies. Im Kampf mit dem Körper.* Hamburg: Arche Verlag

Österreichisches Bundesministerium für Soziales, Gesundheit, Pflege und Konsumentenschutz (2021) Verschwiegenheitspflicht gemäß Psychotherapiegesetz, Psychologengesetz 2013 und Musiktherapiegesetz unter Berücksichtigung des Gewaltschutzgesetzes 2019. Wien: Eigenveröffentlichung. Internet

Ozimek, Phillip & Bierhoff, Hans-Werner (2019) All my online-friends are better than me – three studies about ability-based comparative social media use, self-esteem, and depressive tendencies. *Behaviour & Information Technology, 39*(10), S 1110–1123 https://doi.org/10.1080/0144929x.2019.1642385

Paolacci, Stefano; Kiani Aysha K.; Manara, Elena; Beccari, Tommaso; Ceccarini, Maria R.; Stuppia Liboro; Chiurazzi, Pietro; Dalla Ragione, Laura; Bertelli Matteo. (2020) Genetic contributions to the etiology of anorexia nervosa: New perspectives in molecular diagnosis and treatment. In: *Molecular Genetic & Genomic Medcine 8*(7) https://doi.org/10.1002/mgg3.1244

Pasch, Sonja (2017) Solidaritätserfahrungen in der Psychotherapie. *Resonanzen. E-Journal für biopsychosoziale Dialoge in Psychosomatischer Medizin, Psychotherapie, Supervision und Beratung 5(1)* https://www.resonanzen-journal.org/index.php/resonanzen/article/view/400

Pasch, Sonja (2023) Kreative Medien bei Essstörungen. In: Cubasch-König, Cornelia; Jobst, Angelika; Böckle, Markus (Hg.) (2023) *Kreative Medien in der Psychotherapie. Perspektiven für die Praxis,* S 225–238. Göttingen: Vandehoeck & Ruprecht

Pavlova, Barbara; Uher, Rudolf; Dragomirecka, Eva; Papezova, Hana (2010) Trends in hospital admissions for eating disorders in a country undergoing a socio-cultural transition, the Czech Republic 1981–2005. *Soc Psychiatry Psychiatr Epidemiol. 45(*5), S 541–550 https://doi.org/10.1007/s00127-009-0092-7

Pauli, Dagmar (2018) *Size zero. Essstörungen verstehen, erkennen, behandeln.* München: C. H. Beck

Pauli, Dagmar (2019) Körperkult, Schönheitsdruck, Schlankheitswahn. Auswirkungen auf die körperliche und seelische Gesundheit heutiger Frauen. *Der Gynäkologe* (nun: *Gynäkologie*) Volume 52, S 237–244 https://link.springer.com/article/10.1007/s00129-019-4396-8 Zugriff 22.12.2023

Penz, Otto (2004) *Metamorphose der Schönheit: Eine Kulturgeschichte moderner Körperlichkeit.* Wien: Turia und Kant

Petzold, Hilarion G. (1982/2022) Der Mensch ist ein soziales Atom – zur Synergie von Individuums- und Gesellschaftszentrierung. *FPI Publikationen*: https://www.fpi-publikation.de/supervision/05-2022-petzold-h-g-1982b-2022-der-mensch-ist-ein-soziales-atom-zur-synergie-von-individuums-und-gesellschaftszentrierung/ Zugriff 20.2.2024

Petzold, Hilarion G. & Lückel, Kurt (1985) Die Methode der Lebensbilanz und des Lebenspanoramas in der Arbeit mit alten Menschen, Kranken und Sterbenden. In H.G. Petzold (Hrsg.), *Mit alten Menschen arbeiten. Bildungsarbeit, Psychotherapie,Soziotherapie.* S467–499. München: Pfeiffer. https://www.fpi-publikation.de/download/10382/ (Zugriff: 16.11.2022).

Petzold, Hilarion G. (1994, 2. Aufl.) Integrative Therapie. Modelle, Theorien & Methoden schulenübergreifender Psychotherapie. Paderborn: Junfermann

Petzold, Hilarion G. & Sieper, Johanna (1998) Einige Überlegungen zur geschlechtsspezifischen Betrachtung von Identitätsprozessen. Anmerkungen zur Arbeit von Franziska Greber Bretscher, Ursina von Albertini und Susanne Eberle: „Feminismus und Gesta!ttherapie/Integrative Therapie". In Petzold, Hilarion G. (Hg). Identität und Genderfragen in Psychotherapie, Soziotherapie und Gesundheitsförderung. Bd. 1 und 2, Sonderausgabe von *Gestalt und Integration,* S 265–299. Düsseldorf: FPI-Publikationen https://www.fpi-publikation.de/polyloge/35-2019-petzold-h-g-sieper-j-1998-einige-ueberlegungen-zur-geschlechtsspezifischen-betrachtung-von-identitaetsprozessen/ Zugriff 20.2.2024

Petzold, Hilarion G. & Osten, Peter (1998/2000) Integrative Diagnostik in der Integrativen Therapie mehrperspektivische Betrachtung und dynamische Prozeßanalyse. *Polyloge Materialien aus der Europäischen Akademie für psychosoziale Gesundheit 16/2020.* https://www.fpi-publikation.de/polyloge/16-2020-petzold-h-g-osten-p-1998-integrative-diagnostik-in-der-integrativen-therapie-mehrperspektivische-betrachtung-und-dynamische-prozessanalyse/ Zugriff 27.2.2024

Petzold, Hilarion, G. (2001) Transversale Identität und Identitätsarbeit. Die Integrative Identitätstheorie als Grundlage für eine entwicklungspsychologisch und sozialisationstheoretisch begründete Persönlichkeitstheorie und Psychotherapie – Perspektiven „klinischer Sozialpsychologie". *Polyloge Materialien aus der Europäischen Akademie für psychosoziale Gesundheit 10/2001* https://www.fpi-publikation.de/polyloge/10-2001-2001p-petzold-h-g-transversale-identitaet-und-identitaetsarbeit/ Zugriff 27.2.2024

Petzold, Hilarion, G. (2002/2017) Der „ informierte Leib" – „embodied and embedded" – Leibgedächtnis und performative Synchronisationen *Polyloge Materialien aus der Europäischen Akademie für psychosoziale Gesundheit 03/2017* https://www.fpi-publikation.de/polyloge/03-2017-petzold-h-g-2002j-2017-der-informierte-leib-embodied-and-embedded/ Zugriff 26.12.2023

Petzold, Hilarion G. (2003) Aggression. Perspektiven Integrativer Therapie – Impulse zu Diskursen. *Polyloge Materialien aus der Europäischen Akademie für psychosoziale Gesundheit* 05/2003 https://www.fpi-publikation.de/polyloge/05-2003-petzold-h-g-2003c-aggression/ Zugriff 21.12.2023

Petzold, Hilarion, G. (2011) Integrative Therapie Kompakt (update 2011) Definitionen und Kondensate von Kernkonzepten der Integrativen Therapie – Materialien zu „Klinischer Wissenschaft" *Polyloge Materialien aus der Europäischen Akademie für psychosoziale Gesundheit* 01/2011 https://www.fpi-publikation.de/polyloge/01-2011-petzold-h-g-upd-2011e-integrative-therapie-kompakt-2011-definitionen-und-kondensate/ Zugriff 13.11.2023

Petzold, Hilarion G. (2012a) „Transversale Identität und Identitätsarbeit". Die Integrative Identitätstheorie als Grundlage für eine entwicklungspsychologisch und sozialisationstheoretisch begründete Persönlichkeitstheorie und Psychotherapie – Perspektiven „klinischer Sozialpsychologie". In: Petzold, H.G. (Hg.) *Identität,* S 407–603. Wiesbaden: VS Verlag für Sozialwissenschaften. https://doi.org/10.1007/978-3-531-93079-4_17 Zugriff 20.12.2023

Petzold, Hilarion G. (2012b) Integrative Therapie – Transversalität zwischen Innovation und Vertiefung Die „Vier WEGE der Heilung und Förderung" und die „14 Wirkfaktoren" als Prinzipien gesundheitsbewusster und entwicklungsfördernder Lebensführung. *Polyloge Materialien aus der Europäischen Akademie für psychosoziale Gesundheit* https://www.fpi-publikation.de/polyloge/15-2012-petzold-h-g-2012h-transversalitaet-innovation-vertiefung-vier-wege/ Zugriff 23.1.2023

Petzold, Hilarion G. (2012c) Psychotherapie – Arbeitsbündnis oder „Sprache der Zärtlichkeit“ und gelebte Konvivialität? Intersubjektive Nahraumbeziehungen als Prozesse affilialer „Angrenzung“ statt abgrenzender „Arbeitsbeziehungen“. *Textarchiv H. G. Petzold et al.* 2012 Hückeswagen: FPI-Publikationen, Verlag Petzold + Sieper http://www.fpi-publikationen.de/textarchiv-hg-petzold Zugriff 15.12.2023

Petzold, Hilarion G. (2007/2018) Integrative Psychotherapie im Modell des „Tree of Science“ – Wissen polyzentrisch vernetzt. *Polyloge Materialien aus der Europäischen Akademie für psychosoziale Gesundheit* 13/2018 https://www.fpi-publikation.de/polyloge/13-2018-petzold-h-g-2007a-2018-integrative-psychotherapie-tree-of-science-wissen/ Zugriff 30.12.2022

Petzold, Hilarion, G. (2017) Das Ko-respondenzmodell als Grundlage Integrativer Therapie, Agogik, Supervision und Kulturarbeit. *Polyoge Materialien aus der Europäischen Akademie für psychosoziale Gesundheit* https://www.fpi-publikation.de/supervision/07-2017-petzold-h-g-1978c-1991e-2017-das-ko-respondenzmodell-als-grundlage-integrativer/ Zugriff 29.9.2023

Petzold, Hilarion G.; Orth, Ilse; Sieper, Johanna (2008/2010/2019b) Integrative Therapie mit Kreativen Medien, Komplexen Imaginationen und Mentalisierungen als „intermediale Kunsttherapie“ – ein ko-kreativer Ansatz der Krankenbehandlung, Gesundheitsförderung, Persönlichkeitsbildung und Kulturarbeit *Polyloge Materialien aus der Europäischen Akademie für psychosoziale Gesundheit.* https://www.fpi-publikation.de/textarchiv-petzold/petzold-h-g-orth-i-sieper-j-2008-2010-2019b-integrative-therapie-mit-kreativen-medien-komplexen-imaginationen-und-mentalisierungen-als-intermediale-kunsttherapie-e/ Zugriff 20.2.2024

Petzold, Hilarion G. & Sieper, Johanna (2012) “Leiblichkeit“ als “Informierter Leib“ embodied and embedded – Körper-Seele-Geist-Welt-Verhältnisse in der Integrativen Therapie. *Polyloge Materialien aus der Europäischen Akademie für psychosoziale Gesundheit.* https://www.fpi-publikation.de/textarchiv-petzold/petzold-h-g-sieper-j-2012a-leiblichkeit-als-informierter-leib-embodied-and-embedded/

Petzold, Hilarion G.; Ellerbrock, Bettina; Hömberg, Ralf (Hg.) (2019) Die Neuen Naturtherapien. Handbuch der Garten-, Landschafts-, Wald- und Tiergestützten Therapie, Green Care und Green Meditation. Band I: Grundlagen. Bielefeld: Aisthesis Verlag

Posch, Waltraud (2009) *Projekt Körper. Wie der Kult um die Schönheit unser Leben prägt.* Frankfurt: Campus Verlag

Prengel, Anneliese (1985) Raum schaffen, in dem weibliche Imagination entstehen kann In: Frühmann, Renate *Frauen und Therapie,* S 103 -122. Paderborn: Junferman

Proksch, Christina (2022) *„Es tut weh, wenn Kinder krank werden.“ Anorexia nervosa: Die Sicht von Vätern auf die Erkrankung ihrer Tochter.* Masterarbeit Psychologie. Karl Landsteiner Universität für Gesundheitswissenschaften Krems. Unveröffentlichte Hochschulschrift unter Betreuung von B. Schigl

Pudel, Volker & Westenhöfer, Joachim (2003) *Ernährungspsychologie: Eine Einführung.* Göttingen: Hogrefe

Reddemann, Luise (2001) *Imagination als heilsame Kraft. Ressourcen und Mitgefühl in der Behandlung von Traumafolgen.* Stuttgrart: Klett-Cotta

Reich, Günter & Cierpka, Manfred (2010) (Hg.) *Psychotherapie der Essstörungen. Krankheitsmodelle und Therapiepraxis – störungsspezifisch und schulenübergreifend.* Stuttgart: Thieme Verlag

Reich, Günter (2015) Familientherapie der Essstörung. In: Herpertz, Stephan; de Zwaan, Martina; Zipfel, Stephan (Hg.) *Handbuch Essstörungen und Adipositas,* S 255–262. Wiesbaden: Springer

Reich, Günter & von Boetticher, Antje (2017) Hungern, um zu leben – die Paradoxie der Magersucht: Psychodynamische und familientherapeutische Konzepte. Gießen: Psychosozial Verlag

Riegler, Julia & Ruck, Nora (2011) Dressur des Körpers und Widerstand des Leibes? Der schöne Körper und der sexuelle Leib als Orte gegenwärtiger Selbstdisziplinierungen. In: Wiedlack, Katharina; Lasthofer, Katrin (Hg.), *Gendered Subjects. Körperregime und Geschlecht*, S 35–58. Innsbruck/Wien: Studien-Verlag

Rihs-Middel, Margret (2008) Verhaltensabhängige Suchtformen und Gender. Zweite nationale Tagung zum Thema Sucht und Gender. https://www.infodrog.ch/files/content/tl_files/templates/InfoDrog/old/txt/conf/2008/Praesentation_M_Rihs-Middel.pdf Zugriff 20.2.2024

Rommelspacher, Birgit (Hg.) (1987) *Weibliche Beziehungsmuster. Psychologie und Therapie von Frauen.* Frankfurt/M.: Campus

Ruck, Nora (2018) Psychotherapie und Geschlecht – Zur Bedeutung von Geschlecht, feministischer Therapie und feministischer Ökonomie für die Psychotherapie. *Psychologie & Gesellschaftskritik*, 42 (2/3), S 49–73

Ruck, Nora; Köhne, Maria; Beck, Max; Knasmüller, Florian, Luckgei, Vera; Parzer, Elisabeth (2019) Feministische Therapie – frauenspezifische Therapie – gendersensible Therapie. Historische Entwicklung und Kernmerkmale einer Querschnittperspektive. *Psychotherapie Forum* 23, S 4–10. https://doi.org/10.1007/s00729-019-0111-4

Sarwan, Gurpreet & Rehman Anis (2022) *Management Of Weight Loss Plateau.* https://www.ncbi.nlm.nih.gov/books/NBK576400/ Zugriff 20.2.2024

Scheffler, Sabine (2010) … und sie bewegt sich doch! Entwicklung und Zukunft frauenspezifischer Psychotherapie und Beratung. In: Frauen beraten Frauen (Hg.) *In Anerkennung der Differenz. Feministische Beratung und Psychotherapie,* S 45–60. Gießen: Psychosozial Verlag

Schigl, Brigitte (2006) Doing gender by doing therapy. Überlegungen zu einer gendersensiblen Gestalttherapie. *Gestalttherapie. Forum für Gestaltperspektiven. 20*(2), S 97–107 https://www.researchgate.net/publication/350950480_Brigitte_Schigl_FrauenspezifischeFeministische_Arbeit_mit_Integrativer_Gestalttherapie Zugriff 20.2.2024

Schigl, Brigitte (2007) Geschlechtskrankheiten-Geschlechtsgesundheiten: Gender-typische Konstruktionen von Gesundheit und Krankheit. *Integrative Therapie*, Vol. 33(3), S 299–322

Schigl, Brigitte (2010): Frauenspezifische/Feministische Arbeit mit integrativer Gestalttherapie. In: Frauen beraten Frauen (Hg.) In *Anerkennung der Differenz,* S 135–146. Psychosozial Verlag Gießen

Schigl, Brigitte (2011a) Frauenspezifische Psychotherapie. In: Stumm, Gerhard (Hg.): *Wege zur Psychotherapie*. S 428–431 Wien: Falter Verlag.

Schigl, Brigitte (2011b) Feministische + Gendertheorie – Diskurse und ihre Bedeutung für das psychosoziale Feld. In*: Journal für Psychologie* 3/2010 http://www.journal-fuer-psychologie.de/index.php/jfp/article/view/32/190

Schigl, Brigitte & Abdul-Hussain, Surur (2012) Menschenbildannahmen im feministischen Diskurs – Perspektiven für die Psychotherapie. In: Petzold, Hilarion G. (Hg.): *Die Menschenbilder in der Psychotherapie. Interdisziplinäre Perspektiven und die Modelle der Therapieschulen,* S 165–192 Wien: Kramer Verlag

Schigl, Brigitte (2013) Gendersensible integrative Therapie in der Behandlung von Essstörungen. In: Reichel, René; Hintenberger, Gerhard (Hg.) *Die Praxis der Integrativen* Therapie. Österreichische Perspektiven, S 198–207 Wien: Facultas-WUV

Schigl, Brigitte; Gahleitner, Silke (2013) Fehler machen – aus Fehlern lernen? – Perspektiven zur Klassifizierung von psychotherapeutischen Fehlern und dem Umgang damit. In: *Psychotherapiewissenschaft* Bd. 3/1 https://www.psychotherapie-wissenschaft.info/index.php/psywis/article/view/180 Zugriff 24.8.2023

Schigl, Brigitte (2014) Gendered Risk: Risikofaktor Geschlecht? In: Leitner Anton; Schigl ,Brigitte; Märtens , Michael (Hg.) (2014) *Wirkung Risiken und Nebenwirkungen von Psychotherapie. Ein Beipackzettel für PatientInnen und TherapeutInnen,* S 51–65 Wien: facultas.wuv.

Schigl Brigitte (2015) Doing Gender im psychotherapeutischen Prozess – braucht Dekonstruktion. *Psychosozial* 2/2015, S 39–54

Schigl, Brigitte (2018a 2. Aufl.) *Psychotherapie und Gender. Konzepte. Forschung. Praxis.* Wiesbaden: Springer

Schigl, Brigitte (2018b) Psychotherapie- und feministische Wissenschaft – eine notwendige Verknüpfung. *Psychologie & Gesellschaftskritik* 42. Jg., Nr. 165, S 81–102

Schigl, Brigitte; Siller, Bernhard; Hofer-Moser, Otto (2022) Körperliche Berührung in der Psychotherapie. *Journal für Psychologie* 30 (2), 2022, S 29–49 https://doi.org/10.30820/0942-2285-2022-2-29

Schigl, Brigitte & Ahlers, Corina (2023): Genderkompetenz: Leer- oder Lehrstelle? Gendersensibilität und Genderkompetenz von österreichischen Psychotherapeut:innen. *Psychotherapieforum* 1–2/2023, S 32–37 https://doi.org/10.1007/s00729-023-00226-y

Schlack, Robert; Neuperd, Laura; Junker, Stephan; Eicher, Sophie; Hölling, Heike; Thom, Julia; Ravens-Sieberer, Ulrike; Beyer, Ann-Kristin (2023) Veränderungen der psychischen Gesundheit in der Kinder- und Jugendbevölkerung in Deutschland während der COVID-19-Pandemie – Ergebnisse eines Rapid Reviews. Robert Koch Institut https://edoc.rki.de/handle/176904/10681 Zugriff 7.4.2023

Schmidt, Marcel (2017) Zur Bedeutung von Zeit, Raum und Leib für die gesellschaftliche Praxis einer ‚Entfremdung zweiten Grades'. In: *Widersprüche: Zeitschrift für sozialistische Politik im Bildungs-, Gesundheits- und Sozialbereich, 37*(144), S 115–126 https://nbn-resolving.org/urn:nbn:de:0168-ssoar-69283-1 Zugriff 23.1.2023

Schneeberger, Nina (2022) Der Einfluss des subjektiven Identitätserlebens junger weiblicher Erwachsener anhand der 5 Säulen der Identität auf deren Essverhalten. Master-Thesis zur Erlangung des akademischen Grades Master of Science (Psychotherapie). Donau Universität Krems link webthesis

Scholz, Sylka (2019) Männlichkeitsforschung: die Hegemonie des Konzeptes „hegemoniale Männlichkeit". In: Kortendiek, Beate; Riegraf, Birgit; Sabisch, Katja (Hg.) *Handbuch Interdisziplinäre Geschlechterforschung. Geschlecht und Gesellschaft, 65,* S 419–428. Wiesbaden: Springer VS https://doi.org/10.1007/978-3-658-12496-0_38

Schutzbach, Franziska (2021) *Die Erschöpfung der Frauen. Wider die weibliche Verfügbarkeit.* München: Droemer

Selvini-Palazzoli, Mara (1982) *Von der Behandlung einzelner zur Familientherapie.* Stuttgart: Klett Cotta

Selvini-Palazzoli, Mara, S.; Cirillo, Stefano; Selvini, Matteo; & Sorrentino, Anna M.; Laermann Klaus. (1999) *Anorexia nervosa und Bulimie: Neue familientherapeutische Perspektiven.* Stuttgart: Klett-Cotta

Seiberl, Sabine (2013) Auf den Leib geschrieben? Anorexie, Leiblichkeit und Adoleszenz bei Mädchen und jungen Frauen. *Resonanzen E-Journal für biopsychosoziale Dialoge in Psychotherapie, Supervision und Beratung, 1*(2), S 186–197 http://www.resonanzen-journal.org Zugriff am 7.4.2023

Seiffge-Krenke, Inge (2001) Väter und Söhne, Väter und Töchter. *Forum der Psychoanalyse,* 17, S 51–63. https://doi.org/10.1007/s004510100080

Seiffge-Krenke, Inge (2016) *Väter, Männer und kindliche Entwicklung. Ein Lehrbuch für Psychotherapie und Beratung.* Berlin: Springer

Siegel, Jaydin, A.; Winter, Virgninia R.; Cook, Mackenzie (2021) „It really presents a struggle for females, especially my little girl": Exploring fathers´experiences discussing body image with their young daughters. *Body Image, 36*(4), S 84–94 https://doi.org/10.1016/j.bodyim.2020.11.001

Siegler, Robert; Saffran, Jenny R.; Gershoff, Elizabeth T.; Eisenberg Nancy (2022 5. Aufl.) *Entwicklungspsychologie im Kindes- und Jugendalter.* Berlin: Springer.

Simchen, Helga (2016) *Essstörungen und Persönlichkeit: Magersucht, Bulimie und Übergewicht – Warum Essen und Hungern zur Sucht werden.* Stuttgart: Kohlhammer

Speck, Sarah (2022) Ungleiche Gleichheit in Paarbeziehungen. Paradoxale Umschlage und immanente Kritik. In. Honneth, Axel; Maiwald, Kai-Olaf; Speck, Sarah; Trautmann, Felix (Hg.) *Normative Paradoxien. Verkehrungen des gesellschaftlichen Fortschritts,* S 337–366 Frankfurt: Campus Verlag https://doi.org/10.12907/978-3-593-44695-0

Springmann, Marie-Luise (2018) Kritik des Geschlechtermodells in der Psychologie am Beispiel der Forschung zu Essstörungen und Geschlecht. *Psychologie & Gesellschaftskritik 42*(4), S 53–74.

Stadler, Christian & Kern, Sabine (2010) Psychodrama. Eine Einführung. Wiesbaden: VS Verlag für Sozialwissenschaften

Statistika (2023a) *Frauen in Deutschland nach Zustimmung zur Aussage „Ich wäre wirklich froh, wenn ich etwas abnehmen könnte" im Vergleich mit Männern im Jahr 2021* https://de.statista.com/statistik/daten/studie/290419/umfrage/umfrage-unter-frauen-in-deutschland-zum-wunsch-nach-gewichtsabnahme/ Zugriff 20.2.2024

Statistika (2023b) Prävalenz von Essstörungssymptomen unter Kindern und Jugendlichen in Deutschland nach Altersgruppen und Geschlecht im Jahr 2017 https://de.statista.com/statistik/daten/studie/1338021/umfrage/praevalenz-von-essstoerungssymptomen-bei-jugendlichen-nach-alter-und-geschlecht/ Zugriff 20.2.2024

Steiner-Adair, Catherine (2003) Körperstrategien. Weibliche Adoleszenz und die Entwicklung von Essstörungen. In: Flaake Karin, King Vera (Hg.)(2003) *Weibliche Adoleszenz. Zur Sozialisation junger Frauen,* S 240–253. Weinheim: Beltz

Steinhilber, Kylie. M.; Ray, Sukana; Harkins, Debra. A.; & Sienkiewicz, Megan (2020) Father-daughter relationship dynamics & daughters' body image, eating patterns, and empowerment: An exploratory study. *Women Health,* 60(10), S 1083–1094 https://doi.org/10.1080/03630242.2020.1801554

Stern, Marilyn & Karraker, Katherine H. (1989) Sex stereotyping of infants. A review of gender labeling studies. *Sex Roles*, *20*(9–10), S 501–522 https://doi.org/10.1007/BF00288198

Stoll, Oliver & Ziemainz, Heiko (2012) Lauftherapie in der praktischen Behandlung von Essstörungen. In: Laufen therapeutisch nutzen. In: Stoll, Oliver; Ziemainz Heiko (Hg.) *Laufen psychotherapeutisch nutzen. Grundlagen, Praxis, Grenzen,* S 63–88 Berlin: Springer

Strahler, Jana (2018) Orthorexia nervosa: Ein Trend im Ernährungsverhalten oder ein psychisches Krankheitsbild? Aktuelle wissenschaftliche Erkenntnisse. Psychotherapeutenjournal 1/2018. https://www.psychotherapeutenjournal.de/ptk/web.nsf/gfx/A7ABCB6549EEB1FCC125825E0041EE6C/$file/PTJ_1_2018_Artikel%20Strahler.pdf Zugriff 20.2.2024

Tasca; Giorgio A & Balfour Louise (2014) Attachment and eating disorders: a review of current research. *International Jouranl of Eating Disorders 47*(7), S 710–717 https://doi.org/10.1002/eat.22302

Taube, Christoph O. & Hartmann, Andrea S. (2018) Die Assoziation sexueller Orientierung mit dem Körperbild, Essstörungen und der Körperdysmorphen Störung bei Männern https://doi.org/10.1024/1661-4747/a000368

Thiessen, Barbara (2017) Mutterschaft: zwischen (Re-)Naturalisierung und Diskursivierung von Gender und Care. In: Kortendiek, Beate, Riegraf, Birgit; Sabisch, Katja (Hg.) *Handbuch Interdisziplinäre Geschlechterforschung. Geschlecht und Gesellschaft*, Bd. 65, S 1–9. Wiesbaden: Springer VS https://doi.org/10.1007/978-3-658-12500-4_64-1

Toubøl, Annemarie; Koch-Christensen, Helle; Bruun, Poul; & Nielsen, Dorthe (2019). Parenting skills after participation in skills-based training inspired by the New Maudsley Method: A qualitative study in an outpatient eating disorder setting. *Scandinavian Journal of Caring Sciences, 33*(4), S 959–968 https://doi.org/10.1111/scs.12694

Tsai, Grace (2000) Eating disorders in the far east (2005) *Eat Weight Disord 2000* (5), S 183–197 https://doi.org/10.1007/BF03354445

Treasure, Janet; Smith Gráinne; Crane, Anna (2020) Unterstützung für Angehörige von Menschen mit Essstörungen. Ein Leitfaden für Eltern, Geschwister, Partner und Fachpersonal. Wien: Facultas

Vandereycken, Walter &Van Deth, Ron (1989) Who was the first to describe anorexia nervosa: Gull or Lasègue? In: *Psychological Medicine* 19(4), S 837–845 https://doi.org/10.1017/S0033291700005559

Vanderlinden, Johan & Vandereycken, Walter (1997) *Trauma, dissociation, and impulse dyscontrol in eating disorders.* Brunner/Mazel https://doi.org/10.1002/erv.416

Vasterling, Veronika & Stoller, Sylvia (2005) Feministische Phänomenologie und Hermeneutik. In: Stoller, Silvia; Vasterling, Veronica; Fisher Linda (Hg.) *Feministische Phänomenologie und Hermeneutik,* S 7–28. Würzburg: Königshausen & Neumann

Vogelsang, Verena (2021) Diskussionsfelder der Medienpädagogik: Sexualisierung und Pornografisierung. In: Sander, Uwe; von Gross, Friedericke; Hugger, Kai-Uwe (Hg.) *Handbuch Medienpädagogik.* Springer VS, Wiesbaden. https://doi.org/10.1007/978-3-658-25090-4_77-1

Wardetzki, Bärbel (1996) *Iß doch endlich mal normal!: Hilfen für Angehörige von essgestörten Mädchen und Frauen.* München: Kösel Verlag

Wember, Carla & Rückert-John, Jana (Hg.) (2022) Ernährungspraxis im Wandel. *Gender* 3/22

West, Candance & Zimmerman, Don H. (1987) Doing Gender. *Gender and Society 1*(2), S 125–151 https://doi.org/10.1177/0891243287001002002

Wick, Madeline R.; Brown, Tiffany A.; Fitzgerald, Elizabeth H.; Keel, Pamela K. (2021) How changing life roles predict eating disorder pathology over 30-year follow-up. *J Abnorm Psychol. 130*(4), S 388–398. https://doi.org/10.1037/abn0000669

Wiener Programm für Frauengesundheit (2011) *Indikationen zur stationären Behandlung von PatientInnen mit Anorexia nervosa. Konsensuspapier*. Wien: Eigenverlag. https://www.wien.gv.at/gesundheit/beratung-vorsorge/frauen/frauengesundheit/pdf/anorexia-nervosa.pdf Zugriff 25.8.2023

Wiener Programm für Frauengesundheit (2015) *„Problemzone" Körper? Eine Befragung von Wiener Schülerinnen und Schülern.* Wien: Eigenverlag https://www.wien.gv.at/kontakte/frauengesundheit/publikationen.html Zugriff 3.2.2023

Wimmer-Puchinger, Beate (2016) Weiblicher Selbstwert auf dem gesellschaftlichen Prüfstand. In Wimmer-Puchinger, Beate; Gutierrez-Lobos, Karin; Riecher-Rossler, Anita (Hg) *Irrsinnig weiblich- Psychische Krisen im Frauenleben: Hilfestellung für die Praxis,* S 3–18. Wiesbaden: Springer

Winkler, Julia & Schigl, Brigitte (2024) Was macht mich krank? – Konstruktionen bulimischer Patientinnen über Einflussfaktoren auf die Entwicklung ihrer Essstörung. Psychotherapiewissenschaft. Vol 14(2). https://psychotherapie-wissenschaft.info/issue/archive

Willenberg, Hans; Porsch, Udo; Krauthauser, Helmut; Hoffmann Sven Olaf (2000) Zusammenhänge zwischen sexuellen Grenzverletzungen und psychogenen Essstörungen. Sind sexuelle Grenzverletzungen ein ätiologischer Faktor für die Anorexia nervosa und Bulimia nervosa? *System Familie 13,* S 51–58 https://www.systemagazin.de/zeitschriften/system-familie/2000/heft_2/Willenberg.pdf Zugriff 20.2.2024

Wirtz, Ursula (2001) Feministische Ethik und Psychotherapie. In: Hutterer-Krisch, Renate (Hg.) *Fragen der Ethik in der Psychotherapie.* Wien: Springer. https://doi.org/10.1007/978-3-7091-6750-2_24

Wolf, Gisela (2004) Sexuelle Übergriffe durch Therapeutinnen an Klientinnen. Internet: http://bidok.uibk.ac.at/library/wolf-uebergriffe.html Zugriff 29.12.2023

Wunderer, Eva (2019) *Therapie-Tools. Essstörungen.* Weinheim Basel: Beltz

Zeeck, Almut; Herpertz, Stephan; Deutsche Gesellschaft für Essstörungen (Hg) (2015) Patientenleitlinie „Diagnostik und Behandlung von Essstörungen". Ein Ratgeber für Patienten und Angehörige. https://register.awmf.org/assets/guidelines/051-026p_Essstoerungen_2015-06_01.pdf Zugriff 1.11.2023

Zehetner, Bettina (2012) *Krankheit und Geschlecht. Feministische Philosophie und psychosoziale Beratung*. Wien, Berlin: Turia&Kant

Zehetner, Bettina (2018) Woran erkenne ich feministische Psychotherapie? *Psychologie & Gesellschaftskritik. 42*(165) S 103–123. https://homepage.univie.ac.at/bettina.zehetner/publikationen.html Zugriff 6.3.2023

Zondervan-Zwijnenburg, Maria A. J.; Veldkamp, Sabine A. M.; Neumann, Alexander; Barzeva, Stefania A.; Nelemans, Stefanie A.; van Beijsterveldt, Catharina E. M.; Branje, Susan J. T.; Hillegers, Manon H. J.; Meeus, Wim H.J.; Tiemeier, Henning; Hoijtink, Herbert J. A.; Oldehinkel, Albertine J.; Boomsma, Dorret I. (2019) Parental age and offspring childhood mental health: A multi-cohort, population-based investigation. *Child Development 91*(3) S 964–982 https://doi.org/10.1111/cdev.13267

GPSR Compliance
The European Union's (EU) General Product Safety Regulation (GPSR) is a set of rules that requires consumer products to be safe and our obligations to ensure this.

If you have any concerns about our products, you can contact us on

ProductSafety@springernature.com

In case Publisher is established outside the EU, the EU authorized representative is:

Springer Nature Customer Service Center GmbH
Europaplatz 3
69115 Heidelberg, Germany

www.ingramcontent.com/pod-product-compliance
Lightning Source LLC
LaVergne TN
LVHW050844051026
849532LV00006BA/2097
* 9 7 8 3 6 5 8 4 5 3 0 5 3 *